KOMPENDIUM
DER
FRAUENKRANKHEITEN

EIN KURZES LEHRBUCH FÜR ÄRZTE
UND STUDIERENDE

VON

DR. MED. HANS MEYER-RÜEGG
PRIVATDOZENTEN DER GEBURTSHILFE UND
GYNÄKOLOGIE AN DER UNIVERSITÄT ZÜRICH

MIT 161 TEILS FARBIGEN FIGUREN

DRITTE UMGEARBEITETE AUFLAGE

LEIPZIG
VERLAG VON VEIT & COMP.
1917

Druck von Metzger & Wittig in Leipzig

Vorwort

Diese 3. Auflage hat in verschiedener Weise Umarbeitung und in manchen Kapiteln Erweiterungen erfahren. — Sie erscheint mit fast durchweg neuen Figuren. — Die in den letzten Jahren gewonnenen Anschauungen über die Menstruationsvorgänge in der Uterusschleimhaut und über die Endometritis, sowie manche therapeutische Neuerungen haben Berücksichtigung gefunden.

Zürich, im Oktober 1917

Hans Meyer-Rüegg.

Inhalt

Allgemeiner Teil

Spezieller Teil

I. Die Erkrankungen der äußeren Geschlechtsteile

II. Die Erkrankungen der unteren Harnwege

III. Die Erkrankungen der Scheide

IV. Die Erkrankungen des Uterus

V. Die Erkrankungen der Eileiter

VI. Die Erkrankungen der Eierstöcke

VII. Die Entzündung des Beckenbindegewebes Parametritis

VIII. Die Entzündung des Beckenbauchfells Perimetritis

IX. Die Blutergüsse im Becken

X. Die Tuberkulose der weiblichen Geschlechtsteile

XI. Die Gonorrhöe der weiblichen Geschlechtsteile . . 325

XII. Die Mißbildungen der Geschlechtsteile

XIII. Der Verschluß des Geschlechtskanals und seine Folgen

Allgemeiner Teil

I

Die gynäkologische Untersuchung

Die Kranke bringt ihre Klagen vor. Man komme ihr dabei mit Freundlichkeit und Interesse entgegen; Weitschweifigkeit wird am besten durch bestimmte Fragenstellung eingedämmt. — Man erkundigt sich über den Verlauf der Menstruation, Häufigkeit, Dauer, Stärke derselben, ob Gerinnsel dabei abgehen, ob sie von Schmerzen begleitet sei; man fragt über Ausfluß, Beschaffenheit desselben, Beschwerden in der Zeit zwischen den Perioden, über Stuhl- und Urinentleerung, allfällig duschgemachte Krankheiten und Geburten, forscht nach nervösen Symptomen usw. Diese oder jene Seite der Anamnese kann genauer erörtert oder nach der Untersuchung ergänzt werden.

Da auch der Spezialist stets das Allgemeinbefinden ins Auge zu fassen hat, so muß mit der Untersuchung des Unterleibes häufig eine solche des ganzen übrigen Körpers verbunden werden.

Die gynäkologische Untersuchung wird im Sprechzimmer auf einem eigens dazu konstruierten Untersuchungsstuhle vorgenommen. Der Steiß der Kranken liegt am Rande des Stuhles, während die Beine, in Hüft- und Kniegelenken gekrümmt und stark gespreizt, auf besonderen Haltern ruhen oder mit den Füßen auf Tritten aufstehen. Dadurch ist dem Untersucher, welcher zwischen den Beinen der Kranken sitzt oder steht, eine freie Besichtigung der äußeren Genitalien und ein unbehindertes Einführen des untersuchenden Fingers sowie von Instrumenten in die Scheide ermöglicht. — Die verschiedensten Modelle erfüllen diesen Zweck. Das umstehend in Figur 1 abgebildete ist ein leicht und doch solide gebauter Stuhl, welcher durch Aufklappen eines beweglichen Teiles zur Untersuchung in gestreckter Lage verlängert werden kann. Die für manche Frauen unangenehmen Beinhalter können leicht durch einen vorgestellten zweistufigen Tritt, den die Kranken zum Erklimmen des Lagers benutzen, ersetzt werden, wie Fig. 1a es andeutet.

Die für die Untersuchung und Behandlung notwendigen Instrumente, Utensilien und Medikamente müssen in erreichbarer Nähe zur Hand liegen. Am besten hält man sie in einem, wie es Fig. 1a zeigt, auf Rollen beweglichen Glasschrank bereit und stellt den Schrank so auf, daß man während der Unter-

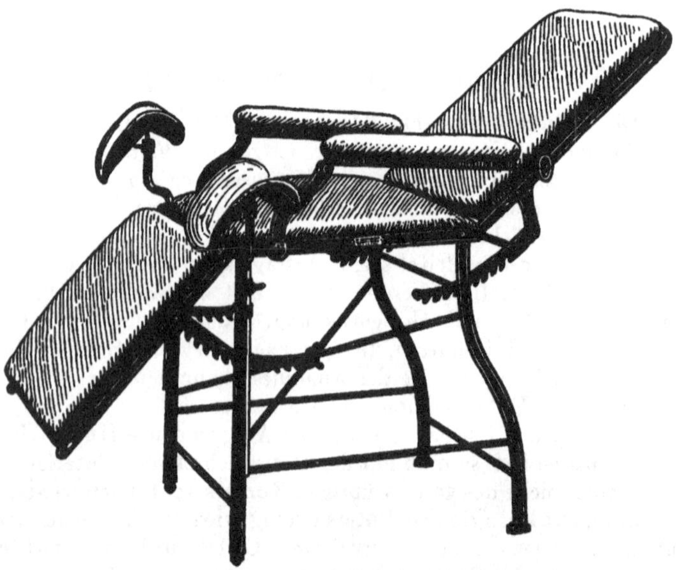

Fig. 1. **Einfacher Untersuchungsstuhl.**
Statt der (leicht abnehmbaren) Kniestütze kann als Stütze für die Füße ein zweistufiger Tritt dienen.

suchung und Behandlung ohne Platzänderung alle nötigen Gegenstände leicht erlangen kann. Das obere Fach ist verschließbar. Während des Gebrauchs wird der Deckel aufgeklappt und die vordere, in Scharnieren bewegliche Wand horizontal gestellt, um sie als Tisch für die gerade verwendeten Instrumente zu benützen. Im untern Abteil befinden sich zwei offene Gestelle für seltener benützte Gegenstände.

Im Privathause eignet sich auch ein gewöhnliches Bett oder Sofa oder ein langer Stuhl zur Untersuchung. Man setzt sich bei Benützung der rechten Hand an den rechten Rand des Lagers (bei sehr hohem Lager muß man stehen), dem Antlitz der Frau zugekehrt, läßt die Knie so stark beugen und auswärts legen, daß der Oberkörper des Untersuchers dazwischen ungehindert Platz findet. Sinkt der Steiß auf der Unterlage ein, so muß er

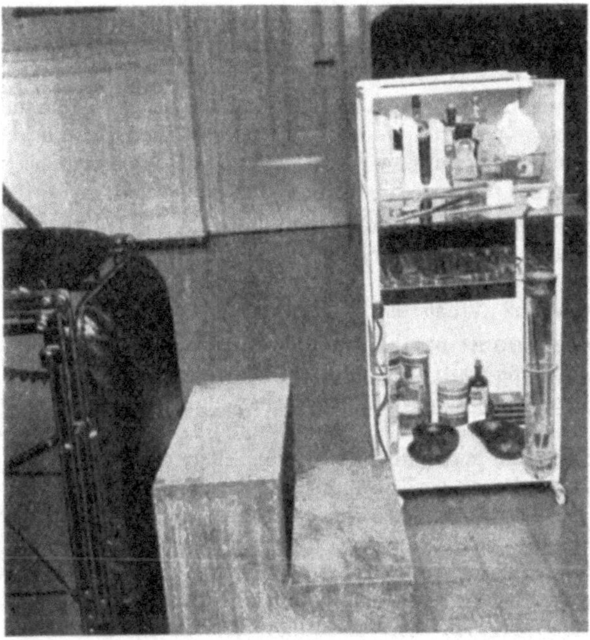

Fig. 1a. **Zweistufiger Tritt vor dem Untersuchungsstuhl statt der Kniestützen.**

Rechts daneben Glaskasten mit Utensilien für den Bedarf der Sprechstundenbehandlung.

durch ein hartes Kissen erhöht werden. Falls diese Erhöhung zur Einführung von Instrumenten nicht genügt, so ist die Frau auf das Querbett zu lagern. —

Die Kleidung, wenn sie nicht gar zu eng ist, bildet für die gynäkologische Untersuchung nicht ein absolutes Hindernis.

Überall aber, wo bestimmte Angaben der Anamnese aufs Abdomen als Sitz der Krankheit hinweisen oder Tastung deutliche Schmerzhaftigkeit oder Tumorbildung im Leib erkennen läßt, darf eine gänzliche Entblößung des Abdomen nicht umgangen werden. —

Während der Menstruation wird gewöhnlich nicht untersucht. Ausnahmsweise gewährt diese Zeit einen Vorteil dadurch, daß sich der Muttermund etwas öffnet und man z. B. manche submuköse Myome dann eher zu tasten bekommt. Atypische Blutungen fordern im Gegenteil energisch zur Untersuchung auf.

In nüchternem Zustande der Kranken ist die Untersuchung gründlicher auszuführen als während der Verdauungszeit. Viel Gas und Stuhl in den Därmen, besonders Anfüllung des Mastdarms so wie der Blase sind hinderlich. —

Die Inspektion gibt Aufschluß über Ausdehnung und Form des Leibes, lokale Vorwölbungen oder Einziehungen, erweiterte Venen, Pigmentierungen, Spannungszustand der Bauchdecken, Aussehen des Nabels usw. —

Die Palpation klärt am bestimmtesten über den Inhalt der Leibeshöhle auf. Sie muß mit weicher Hand ausgeführt werden, damit die Frau alle Angst verliert, in gänzliche Sorglosigkeit gerät und die Bauchmuskeln entspannt. Besonders soll sehr sanft begonnen und nur allmählich tiefer eingedrückt werden; jeder plötzliche Druck, welcher die Frau schmerzt oder erschreckt, hat zur Folge, daß sie im nächsten Augenblick wieder gedrückt zu werden fürchtet und dem wirklichen oder nur eingebildeten Schmerz durch Kontraktion der Bauchmuskeln zuvorzukommen sucht. — Manche nervöse Frau ist auch beim schonendsten Vorgehen nicht imstande, ihre Bauchmuskeln zu entspannen. Man läßt die Beine noch mehr anziehen, redet ganz unbefangen mit ihr, sucht ihre Aufmerksamkeit abzulenken, empfiehlt ihr ruhig und tief zu atmen, besonders auch vollständig zu exspirieren, läßt den Mund öffnen, Schultern, Kopf und Kreuz zurücklegen. Manchmal kommt man so zum Ziele. Für hartnäckige Fälle bleibt die Narkose übrig.

Bei der Ausführung der Palpation werden beide Hände flach aufgelegt, die ganze Fingerlänge muß zur Tastung benützt werden. Vom Epigastrium ausgehend rücken die Hände nach und nach über das ganze Abdomen vor. —

Die Perkussion soll die Palpation ergänzen. Sie klärt uns darüber auf, ob Vorwölbungen oder Resistenzen bloß durch aufgetriebene Darmschlingen verursacht sind, oder ob wirkliche Tumoren dahinterstecken und gestattet ein Urteil über den Grad eines Meteorismus und über den Zwerchfellstand. Ausschlaggebend ist sie für die Unterscheidung eines Abdominaltumors von frei beweglicher Flüssigkeit in der Bauchhöhle. — Nur den Bauchdecken innig anliegende größere Geschwülste geben leeren Schall. Kleinere Tumoren und solche mit Darmverwachsungen, insbesondere auch zwischen den Därmen abgekapselte Exsudate oder Blutergüsse lassen Tympanie durchtönen. — Am besten beginnt man die Perkussion auf dem höchsten Punkte des Leibes und verfolgt sie radiär allseitig. —

Die Auskultation findet hauptsächlich Anwendung, wo Schwangerschaft in Frage kommt. Über Myomen, selten auch über Ovarialtumoren kann man mitunter „Uteringeräusch" hören. Bei ileusartigen Zuständen besitzt der Charakter der Darmgeräusche hie und da prognostische Bedeutung. —

Der inneren Exploration schicke man, wenn immer es angeht, eine Besichtigung der äußeren Genitalien voraus. Da sie am meisten das Schamgefühl verletzt, verfahre man recht schonend und unauffällig dabei und beschaue sie nur bei einer ersten Untersuchung genauer, oder wenn die Patientin durch bestimmte Angaben unsere Aufmerksamkeit darauf lenkt. Wir orientieren uns über allfälligen Ausfluß (nur wenn er vermehrt und pathologisch beschaffen ist, verklebt er die Schamhaare, auch bei sonst reinlichen Frauen), über Farbe der Schleimhaut, allfällige Ausschläge, Geschwüre, Geschwülste, Ödeme, über Affektionen der Harnröhre, Entzündung der Bartholinischen Drüsenausführungsgänge usw., dann über den Zustand des Hymen, des Dammes, sowie die Schlußfähigkeit des Introitus oder allfälliges Heraustreten der Scheidenwände.

Zur inneren Untersuchung wird der Zeigefinger, und, wenn die Weite des Introitus vaginae es gestattet, auch der Mittelfinger der einen Hand in die Scheide eingeführt. Beim Einführen muß die andere Hand die kleinen Schamlippen auseinander halten, damit nicht Schamhaare oder allenfalls lange und schlaffe Nymphen in die Scheide hineingestülpt werden. Die Hände müssen durchaus rein, mit warmem Wasser und Seife frisch gewaschen sein. Zum eigenen Schutz gegen Infektion, sowie zum Schutze der Schleimhaut kann man die eingeführten Finger mit einer antiseptischen Salbe einfetten. Um nicht Schmerz oder Kitzel zu verursachen, muß die Berührung der Teile unter dem Schambogen vermieden und deshalb eher gegen den Damm gedrückt und derselbe nach hinten zu gedrängt werden. Die Einführung der Finger geschehe langsam, schonend; die einmal eingeführten Finger werden möglichst ruhig gehalten. Der Daumen wird aufgestellt, die übrigen Finger eingeschlagen, oder nach dem Steißbein zu gestreckt, wie Fig. 2 es zeigt.

Wohl ist es ein Vorzug, wenn der Arzt gleich gewandt ist, mit der einen wie mit der andern Hand zu untersuchen. Derjenige jedoch, welcher sich nur auf eine und zwar die geschicktere Hand einübt, gerät gewiß nur sehr selten in wirkliche Verlegenheit; wegen der Lagerung der Kranken kann man sich wohl in jedem Falle helfen und die Abtastung beider Seiten mit der gleichen Hand wird auch bald keine Schwierigkeiten mehr bereiten.

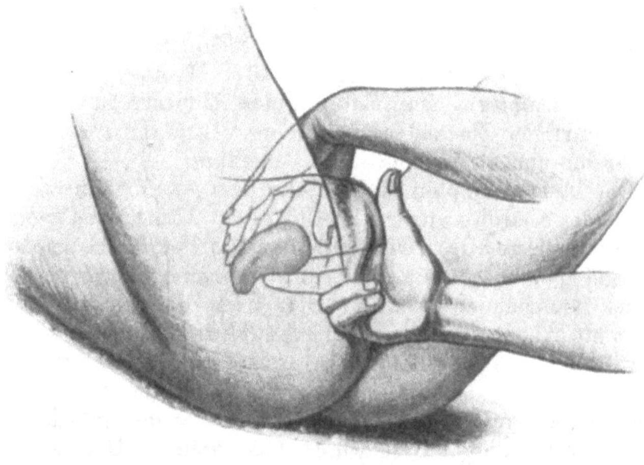

Fig. 2. **Bimanuelle Tastung des normal liegenden Uterus.**

Man orientiert sich über Weite, Dehnbarkeit der Scheide und Beschaffenheit ihrer Schleimhaut; dann über Form, Größe, Richtung, Beweglichkeit der Portio vaginalis, Weite des Muttermundes, Beschaffenheit seiner Ränder usw. Hierauf palpiert man die Scheidengewölbe rings um die Portio; ob sie sich normal anfühlen oder durch Tumoren vorgewölbt und resistent seien. Dabei erhält man auch schon vorläufigen Aufschluß über die Lage des Corpus uteri.

Unterdessen hat sich die andere Hand auf die Bauchdecken gelegt und so beginnt die kombinierte Untersuchung. Zunächst folgt die Abtastung des Uterus. Der eingeführte Finger drängt die Portio nach hinten, der Kreuzbeinaushöhlung zu; dadurch wird der Uterus um seine Hauptbefestigungspunkte, am Kollum in dem Sinne gedreht, daß der Fundus der Schamfuge sich nähert. Jetzt greift die andere Hand mit sanft gebogener Fingerhaltung ungefähr handbreit über der Symphyse von den Bauchdecken aus hinter den Fundus uteri hinunter und drängt ihn aufs Scheidengewölbe nieder. Wenn nun der innere Finger mit seiner Spitze die Portio berührt und seine Palmarfläche in voller Länge dem vorderen Scheidengewölbe aufliegt, so ist das Corpus uteri zwischen ihm und der äußern Hand gefaßt und kann deutlich getastet werden. Man erkennt ihn an seiner Gestalt und Konsistenz und daran, daß er die direkte Fortsetzung der Portio bildet. Zwei Finger in der Scheide können noch genaueren Aufschluß verschaffen, wenn sie den Uterus zwischen sich nehmen und seine Seitenkanten befühlen; auf diese Weise entwischt er auch weniger leicht der bimanuellen Tastung (Fig. 2). Zudem gelingt es derart leicht mit beiden gespreizten, hakenartig in die seitlichen Scheidengewölbe eingesetzten Fingern die Zervix etwas zu heben, den ganzen Uterus dadurch der vorderen Bauchwand zu nähern und der Tastung zwischen beiden Händen noch zugänglicher zu machen, zugleich seine Beweglichkeit zu prüfen. — Die Tastung der hinteren Uterusfläche hat die äußere Hand zu besorgen. Bei bimanueller Tastung soll der normale Uterus keine Fingereindrücke annehmen. Nur im Beginn der Schwangerschaft, manchmal auch unmittelbar vor Eintritt der Menstruation, läßt er sich deutlich eindrücken. Seine Oberfläche soll glatt und regelmäßig sich anfühlen.

Ein großer Uterus ist natürlich leichter zu tasten als ein kleiner. Dicke, gespannte Bauchdecken, ebenso enge, wenig dehnbare Scheidengewölbe erschweren die Untersuchung oftmals in höchstem Grade. Häufig liegt die Schwierigkeit darin, daß das Corpus uteri trotz leerer Blase etwas aufgerichtet, d. h. annähernd in der Körperachse der Frau liegt oder mit seinem Fundus gegen das Promontorium gerichtet oder weit nach hinten in die Kreuzbeinhöhlung gesunken ist. Unter solchen Umständen greift die äußere Hand gern vor dem Fundus ein und drängt ihn von dem vorderen Scheidengewölbe und dem inneren Finger weg. Gerade jetzt ist es wichtig, einerseits zuerst durch Einwirkung auf die Portio vaginalis den Fundus nach vorn zu hebeln, anderseits mit der äußeren Hand recht weit oben und tief nach dem Promontorium zu einzugreifen. Dabei ist nicht zu vergessen, daß durch die massierenden Bewegungen der Hände alle kontraktilen Gewebe allmählich sich zusammenziehen und mehr Turgor gewinnen; die Bänder des Beckenbodens (Ligg. lateralia und sacro-uterina) heben die Zervix etwas, die Ligg. rotunda ziehen den Fundus nach vorn. Dies muß man sich zunutze machen und in schwierigen Fällen mit dem Drucke zeitweise nachlassen oder nach kurzer Unterbrechung nochmals untersuchen. Darin liegt auch der Hauptgrund, weshalb ein zweiter Untersucher in der Regel den Uterus leichter in die Hände bekommt als der erste.

Gelingt es durchaus nicht, den Uterus aufs vordere Scheidengewölbe niederzudrücken und dort zu tasten, so kommt man meist auch zu genügendem Aufschluß, wenn der eingeführte Finger unter die Portio greift, den Uterus in toto nach Möglichkeit hebt, während die äußere Hand auf dem Fundus aufliegt, so daß der Uterus der Länge nach zwischen den Händen liegt. — Dabei ist jedoch zu berücksichtigen, daß ein stärkeres Heben des Uterus durch Anspannung der Ligg. sacro-uterina in der Regel empfindlich ist und nicht übertrieben werden darf.

Bei der kombinierten Untersuchung noch mehr als bei bloß äußerer Palpation ist zu betonen, daß brüskes, unruhiges, stoßweises Eindrücken nur Mißerfolge zeitigt. Allmähliche, dem Widerstand der Bauchdecken und dem Schmerzgefühl der Kranken angepaßte Steigerung des Druckes, ruhiges taktvolles Vorgehen führen am ehesten zum Ziele. Nicht derjenige, welcher über die größte Kraft verfügt, sondern der, welcher schmerzlos zu untersuchen versteht, wird die beste Auskunft über Lage, Größe, Form, Konsistenz, Beweglichkeit, Empfindlichkeit des Uterus bekommen.

Es folgt die Tastung der seitlichen Scheidengewölbe. Man findet dort das Ovarium, indem die äußeren Finger sowohl wie die inneren von der Uterusecke aus längs der meist als dünner Strang fühlbaren Tube und des Lig. ovarii nach außen gleiten; näher der seitlichen Beckenwand, unterhalb der Linea innominata liegt es als länglicher, beweglicher, meist empfindlicher Körper, welcher leicht entgleitet. Gelingt es nicht auf diese Art seiner habhaft zu werden, so muß der ganze seitliche Beckenraum von hinten nach vorn durchtastet werden. Liegt es tief und ist es sehr beweglich, so hat man oft Schwierigkeit, es zwischen beide Hände zu bekommen, jedoch gelingt es dann häufig, dasselbe mit den inneren Fingern gegen die hintere oder die seitliche Beckenwand anzudrücken und auf diese Weise sich ein Urteil über seine Größe, Härte, Beweglichkeit, Empfindlichkeit zu verschaffen. Am leichtesten werden die Ovarien mit Kotknollen oder linkerseits mit der Flexura sigmoidea oder ihren Fettanhängen verwechselt. — Kleinheit des Ovarium und weiter Beckenraum, enges Scheidengewölbe, Narben und Verwachsungen erschweren das Auffinden. Gelingt die Tastung trotz sorgfältigen Suchens nicht, so darf man sich sagen, daß es nicht vergrößert und deshalb wahrscheinlich nicht krank sei, wenn auch Atrophie damit nicht ausgeschlossen ist.

Die Tuben, von den Uterushörnern aus bimanuell zu tasten, gleiten als weiche, nicht empfindliche, zarte Stränge zwischen den Fingern durch. Wo die Untersuchung sonst auch erschwert ist, kann ihre Palpation unmöglich werden.

Auch die Ureteren sind bei einiger Übung fast immer zu fühlen. Beide zusammen bilden mit dem Lig. interuretericum, welches ihre Mündungsstellen in der Blase miteinander verbindet, einen die Vaginalportion umfassenden Halbkreis, dessen Enden nach den Hüft-Kreuzbein-Fugen zu auslaufen. Schwellung, Verhärtung, Empfindlichkeit an ihnen sind mit Bestimmtheit zu konstatieren.

Eine genaue Tastung verlangt das hintere Scheidengewölbe, wo häufig Tumoren, Strangbildung, Verdickung und Verkürzung der Douglas'schen Falten, bzw. der in ihnen verlaufenden Ligg. sacro-uterina gefunden werden. Bei gefülltem Mastdarm tastet man sehr deutlich die eindrückbaren Kotmassen. Der leere Mastdarm ist nur an seinem untern Ende durch die hintere Scheidenwand als weicher, verschieblicher, fingerdicker Strang fühlbar.

Deutlicheren Aufschluß über die hinter dem Uterus, in der Tiefe des Beckens liegenden Abschnitte bringt die Mastdarmuntersuchung. Sie findet zudem Anwendung bei unverletztem Hymen, starker Verengerung oder Verschluß des Scheideneinganges oder hochgradiger Stenose und Rigidität der Scheide, ebenso bei ausgesprochenem Vaginismus. Der Mastdarm muß entleert sein. Zum Schutze des Fingers wird ein dünner Gummifingerling übergestreift. Die Frau liegt wie zur gynäkologischen Untersuchung, mit erhöhtem Steiß; sie muß vorher durch wenige Worte verständigt worden sein. Einfettung des Fingers ist unerläßlich. Die Einführung von zwei Fingern ist schmerzhaft, verursacht starken Tenesmus und oft kleine Fissuren. Drängen von Seiten der Frau erleichtert die Einführung. Etwa 6 cm weit dringt der Finger ungehindert ein, dann stößt er auf eine stark vorspringende Schleimhautfalte (Kohlrauschsche Falte), welche den Darm verengt und über welche hinauf der Finger oft nur schwierig den Weg findet. Die Vorteile der Rektaluntersuchung machen sich geltend, wenn der Finger über diese Falte hinaufdringt. Jetzt erst vermag er ganz ungehindert alle Beckenorgane zu tasten und durch die dünne, dehnbare Mastdarmwand fast direkt zu befühlen.

Vom Mastdarm aus kann bimanuell untersucht werden in ähnlicher Weise, wie von der Scheide aus. Die Portio fühlt sich dabei in der Regel so umfangreich an, daß sie der Unkundige leicht für den ganzen Uterus oder einen Tumor hält. Am sichersten entgeht man solchem Irrtum, wenn man den Muttermund durch die Mastdarmscheidenwand hindurch tastet oder zu gleicher Zeit den Daumen per vaginam an die Portio legt.

Wertvolle Resultate liefert die Rektaluntersuchung auch, wenn der Uterus dabei an der Portio angehakt und von einem Assistenten tief herabgezogen wird. Jetzt fühlt man die Ligg. sacro-uterina als gespannte Stränge von der Cervix zur hinteren Beckenwand ziehen. Die hintere Uteruswand kann genau abgetastet, ja bis über den Fundus weg umfaßt werden.

Die Untersuchung per rectum auszuführen, ist durchaus angezeigt bei Virginität und intaktem Hymen. Nur wo die Art der Erkrankung es unbedingt erfordert oder eine vaginale bzw. uterine Behandlung unumgänglich erscheint, darf der Hymen geopfert werden. Ein dehnbarer Hymen erleidet zwar bei sorgfältiger Einführung eines nicht zu dicken Fingers keine Einrisse, dagegen bleibt seine Öffnung dadurch dauernd erweitert. —

Wo sehr dicke Bauchdecken, die Unmöglichkeit den Leib zu entspannen, große Empfindlichkeit der Untersuchung hinderlich sind, wo es sich auch bei schwierigerer Diagnose darum handelt, genau und ausgiebig zu explorieren, wendet man die Narkose an. Dabei hüte man sich aber, zu derb zu drücken, weil sonst allfällig bestehende Entzündung frisch angefacht werden und Eiterherde durchbrechen könnten.

Die Untersuchung mit dem Mutterspiegel.

Die Scheide zu öffnen und zu entfalten und die Portio vaginalis sichtbar zu machen, gibt es röhrenförmige und rinnenförmige Mutterspiegel (Spekula).

Die röhrenförmigen Spekula werden aus Holz, Glas, Porzellan, Zelluloid, Metall hergestellt. Am besten dient das Fergusson'sche Spekulum: ein vorn schräg abgeschnittenes,

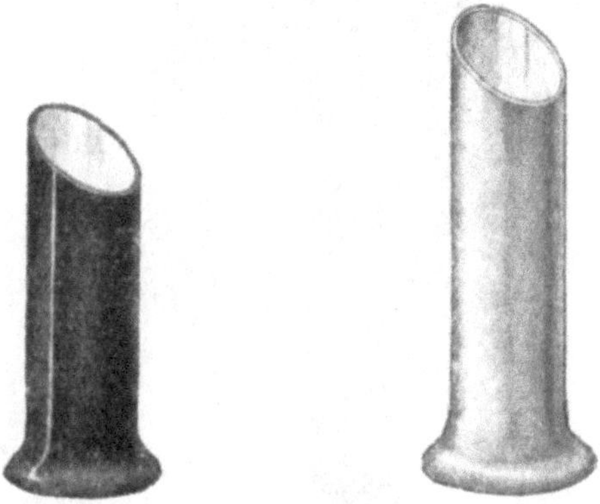

Fig. 3. Fergusson-Spekulum.
12 und 15 cm lang.

hinten trompetenartig erweitertes Glasrohr (Fig. 3), welches mit einer Spiegelmasse belegt und darüber mit einer Lack- oder Zelluloidschicht überzogen ist. — In ihm erscheinen die Scheidenwände und die Portio am besten beleuchtet. Dagegen wird der Mantel durch Chemikalien leicht angegriffen, so daß er abbröckelt; auch verträgt er das Auskochen nicht. Milchglasspiegel zeigen diese Nachteile nicht; jedoch beleuchten sie nur sehr matt. — Man suche sich dünnwandige Spiegel aus, damit das Lumen möglichste Weite besitze; man achte auch darauf, daß sie genau zylindrisch und nicht konisch, d. h. an dem einen oder andern Ende enger seien. — Die gewöhnliche Länge der Röhrenspiegel beträgt 15 cm; für zahlreiche Gelegenheiten ist ein

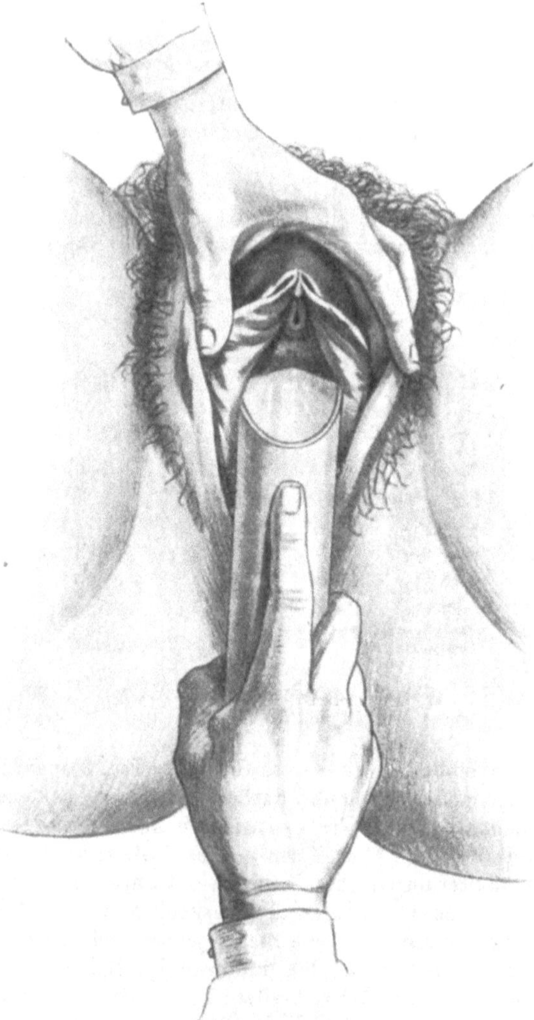

Fig. 4 zeigt, wie das Fergusson'sche Spekulum in den Introitus vaginae eingesetzt und unter der Harnröhre durch eingeführt wird.

2—3 cm kürzeres Spekulum vorzuziehen und bei nicht zu großen und fettleibigen Frauen auch völlig ausreichend.

Beim Einführen faßt man den am vorderen Drittel mit einer Salbe bestrichenen Spiegel voll in die rechte Hand, so daß der Zeigefinger auf der kürzeren Wand der Länge nach ausgestreckt und mit seiner Spitze etwa 3 cm weit vom Rande entfernt liegt; dann setzt man den vorspringenden Rand, während die linke Hand den Introitus vaginae spreizt, tief auf die hintere Scheidenwand auf (Fig. 4), drängt sie samt dem Damm durch kräftigen Druck so stark nach hinten, daß der vordere Umfang der Spiegelöffnung leicht und ohne Verletzung unter der Harnröhrenmündung weg in die Scheide hineingleitet. Es ist nötig, daß man dabei die Harnröhre genau sieht und deshalb das hintere Ende des Spiegels stark senkt; erst wenn der vordere Rand unter ihr durch ist, wird der Spiegel in die Scheidenachse gebracht. Rotierende Bewegungen erleichtern das Einführen. Auch beim weiteren Vorschieben und zur Einstellung der Portio ist das Drehen von Vorteil. Gelingt die Einstellung im ersten Moment nicht, so glaube man ja nicht durch noch tieferes Einschieben des Spiegels zum Ziele zu gelangen; im Gegenteil; wahrscheinlich ist man — besonders mit dünnen Spiegeln — schon an der Portio vorbei in ein seitliches Scheidengewölbe geraten und muß den Spiegel wieder eine Strecke weit zurückziehen, um sie in die Öffnung zu bekommen. Geht die Richtung der Portio sehr stark nach hinten, so stellt sie sich öfters erst dann richtig ins Spekulum ein, wenn man sie mit einem Haken hineinzieht. Die Scheidenschleimhaut übersieht man am besten bei langsamem Zurückziehen des Spekulum.

Man benütze stets ein möglischt weites Spekulum, um gut und viel zu sehen. Dabei gibt natürlich die Weite und Empfindlichkeit des Introitus den Ausschlag. Drei Größen sind stets vorrätig zu halten.

Kontraindiziert ist die Einführung des Spekulum bei stark ulzerierenden, weit ausgebreiteten Karzinomen der Cervix wegen Verletzungen der rigiden Scheidengewölbe und Blutungen; bei akuten Entzündungen in der Nähe der Scheidengewölbe; bei frischen Blutergüssen in der Umgebung des Uterus. Bei Verengerung der Scheide durch Narben oder im Klimakterium muß wegen der Gefahr von Zerreißungen mit größter Sorgfalt vorgegangen werden.

Rinnenspekula sind in verschiedensten Modifikationen hergestellt worden.

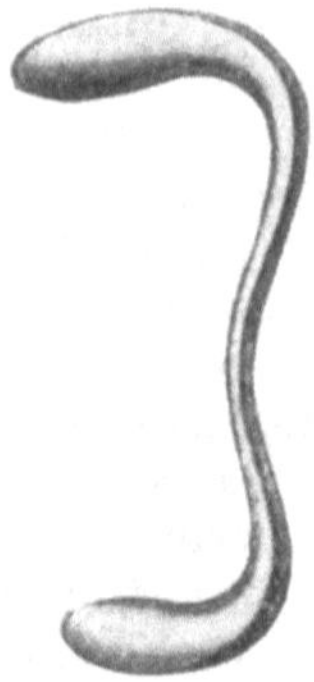

Fig. 5. **Sims'sches entenschnabelförmiges Spekulum.**

Das einfache entenschnabelförmige Spekulum nach Sims (Fig. 5) dient ausschließlich dazu, den Damm zurückzuhalten. In Rückenlage wird es allerdings nur dann seinen Zweck erfüllen, d. h. einen Einblick in die Scheide gewähren, wenn zugleich die vordere Scheidenwand durch eine besondere Platte abgehalten wird. Es ist eigentlich nur für die Anwendung in „Simsscher Seitenlage" oder in Knieellenbogenlage bestimmt.

Die Simssche Seitenlage ist in Fig. 6 dargestellt. Die Frau liegt auf ihrer linken Seite, Wange auf dem Kissen, linker Arm hinten am Rücken, so daß die linke Brustseite auf dem Lager aufruht. Die Beine sind in den Knien gebeugt und stark an den Leib angezogen, und zwar das rechte etwas mehr als das linke, so daß das rechte Knie über dem linken der Unterlage

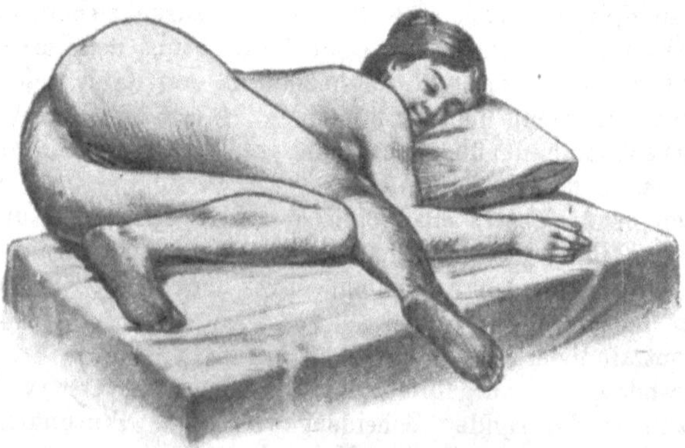

Fig. 6. Sims'sche Seitenlage.

aufliegt. Das Abdomen mit seinem Inhalte fällt jetzt nach links oben, auch die Beckeneingeweide folgen, so daß die Beckenhöhle entleert wird. Sobald nun mit dem Spekulum der Damm zurückgezogen und die Scheide geöffnet wird, dringt Luft ein und bläht den Scheidenschlauch auf. Allfällig noch gebliebene Falten werden mit einem spatelartigen Instrument, dem Depressor, zurückgehalten.

In noch stärkerem Grade fällt der Eingeweidesack nach dem Zwerchfell und den oberen Bauchgegenden zu bei Knieellenbogenlage (Fig. 7). Das Gesicht liegt dabei dem Kissen auf, die obere Brustgegend ebenfalls. Unten ruht der Körper auf den Knien, welche aufgestellt sind, so daß der Steiß möglichst

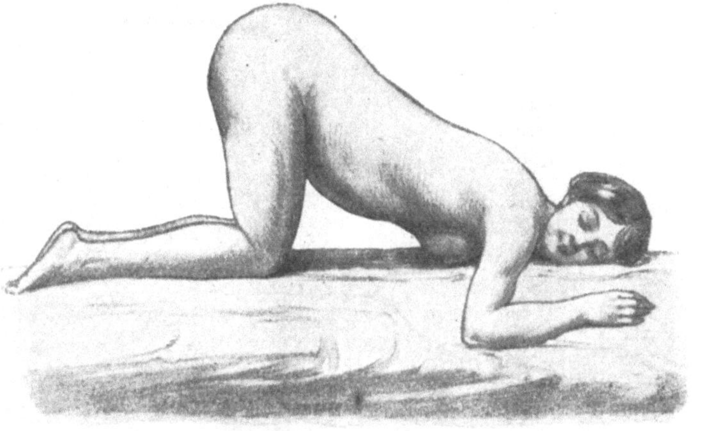

Fig. 7. **Knieellenbogenlage.**

hoch zu liegen kommt. Öffnet man jetzt mit dem Spiegel die Scheide, so wird sie sofort durch die aspirierte Luft aufgebläht und kann vortrefflich übersehen werden. Die eingesaugte Luft entweicht jeweilen bei der Umlagerung mit flatusartigem Geräusch. — Auch Rektum und Blase können auf ähnliche Weise in Knieellenbogenlage mit Luft aufgebläht werden, wenn man den After bzw. die Harnröhre öffnet. —

Das Simonsche Spekulum (Fig. 8) besteht aus einer Rinne und einer Platte mit Griffen. In Steißrückenlage oder auf dem Querbette wird zuerst die Rinne in die Scheide eingeführt und damit Damm und hintere Scheidenwand nach abwärts gezogen; die Platte dient zum Abheben der vorderen Wand; zwischen beiden Instrumenten erscheint dann die Portio. — Verschiedene Größen der Rinnen und Platten können nach zweckmäßigster Herstellungsart in rascher Weise auf je einem Halter befestigt werden. —

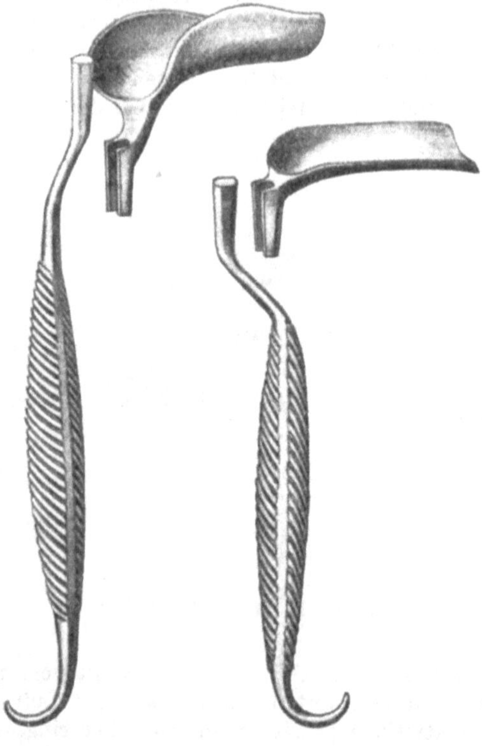

Fig. 8. **Simon'scher Rinnenspiegel mit Keilverschluß.**

Die hintere Rinne kann, wie das entenschnabelförmige Spekulum bei allen intravaginalen oder intrauterinen Eingriffen gebraucht werden.

Eine praktische Modifikation stellt das Neugebauersche Spekulum dar, welches aus zwei Rinnen besteht, von denen die eine in der anderen läuft (Fig. 9).

Die zwei-, drei-, vierklappigen Spekula (Fig. 10) werden mit geschlossenen Klappen eingeführt; nach der Öffnung, die gewöhn-

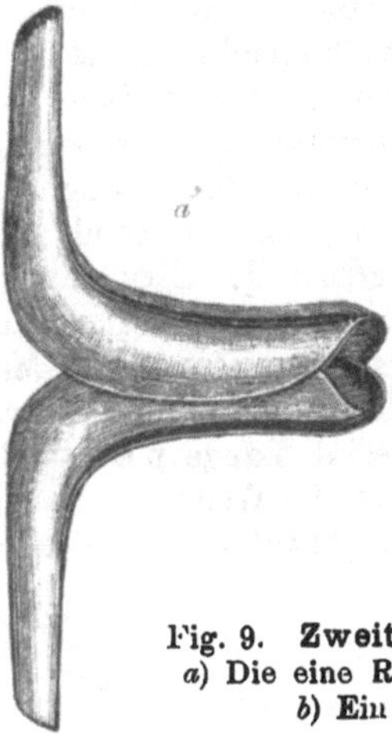

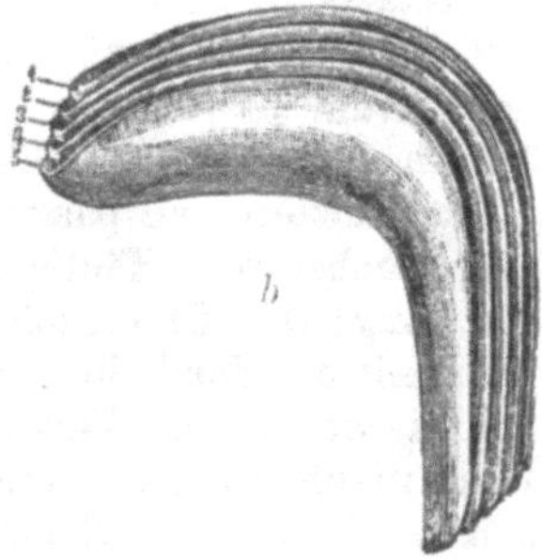

Fig. 9. **Zweiteiliges Spekulum** (nach Neugebauer).
a) Die eine Rinne wird in die andere hineingeschoben.
b) Ein ganzer Satz Rinnen, Größe 1—5.

lich durch Schrauben bewerkstelligt wird, spreizen sie die Scheidengewölbe auseinander. Sie halten sich von selbst; aber die Ein-

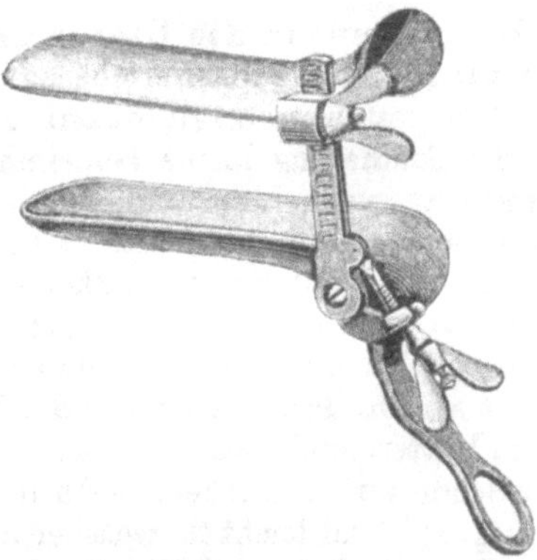

Fig. 10. **Zweiklappiges Spekulum** (nach Trélat).
Die Rinnen bleiben beim Öffnen parallel.

sicht ist eine beschränktere und die Einstellung der Portio meist schwieriger; sie muß fast stets mittels Haken vorgezogen werden.

Die Untersuchung mit der Sonde.

Die Uterussonde (Fig. 11) ist ein etwa 30 cm langer, dünner, am Ende geknöpfter, vorn mit abgeplattetem Griff versehener Metallstab; biegsam, um ihre Krümmung ungefähr der des vorher getasteten Uterus anpassen zu können. 7 cm vom Ende entfernt bezeichnet gewöhnlich eine Verdickung die Normallänge des Cavum uteri. Aus dem Abstande dieser Verdickung vom äußern Muttermund läßt sich beurteilen, ob die Sonde den innern Muttermund passiert habe, oder erst in den Zervikalkanal eingeschoben sei. Häufig trägt sie eine Zentimetereinteilung, um die Länge der Uterushöhle direkt ablesen zu können. — Man kann mit der Sonde in zweifelhaften Fällen die Lage und Beweglichkeit des Uterus bestimmen, ferner seine Länge messen, die Beschaffenheit der Innenfläche des Uterus, die Weite des Kavum und der Orifizien ergründen. — Schwangerschaft und akute

Fig. 11. **Uterussonde.**

entzündliche Erkrankungen des Uterus und seiner Umgebung, sowie virulente Katarrhe, ebenso zerfallende Neubildungen und Abortresten müssen dabei ausgeschlossen sein. — Da bei der Sondierung kleine Schleimhautverletzungen nie mit Sicherheit zu vermeiden sind, müssen stets Sonde, Hände, Portio desinfiziert werden. Am besten reibt man sie vor dem Gebrauch tüchtig mit einem in Alkohol oder Äther oder Benzin getränkten Wattebausch ab, wenn die Gelegenheit zum Auskochen fehlt. Um Infektion von der Scheide aus sicherer auszuschalten, empfiehlt es sich, durchs Spekulum die Sonde wenigstens bis an den inneren Muttermund hinaufzuschieben, und hierauf den Spiegel über der Sonde zurückzuziehen. — Ohne irgend welche Kraftanwendung, spielend leicht sie zwischen den Fingerspitzen haltend, muß sie durch Senken des Griffes über das Orificium uteri internum hinaufgeschoben werden. Erleichtert wird das Eingleiten dadurch, daß man die Sondenkrümmung zuerst nach hinten richtet, dann den Griff, in einem Kreisbogen drehend, senkt. — Alle Schwierigkeit wird gewöhnlich beseitigt, wenn man im Spekulum die vordere Muttermundslippe anhakt und herabzieht. — Hat man den Sondenknopf bis an den Fundus vorgeschoben, so kann man die Länge des Kavum direkt ablesen oder, falls die Portio nicht sichtbar ist, oder eine Einteilung fehlt, mit der Spitze des Zeigefingers an der Sonde markieren und nach dem Herausziehen messen. Die auf den Bauchdecken leicht aufliegende Hand kann den Uterus und die ihm durch die Sonde mitgeteilten Bewegungen fühlen; sie vermag auch die Dicke der Uteruswand zu taxieren, doch ist dabei an Perforationsgefahr zu denken. Bei einiger Übung ist man imstande durch Tastung mit dem Sondenknopfe ein Urteil über den Zustand der Innenfläche des Uterus zu bekommen. — Die Sondierung ist bei schonender Ausführung wenig empfindlich; doch bekommen viele Frauen mit gesteigerter Erregbarkeit (Nervosität) auch bei ganz gesunder Gebärmutter kolikartige Schmerzen, oft verbunden mit Übelkeit, ja Ohnmachtsanfällen danach. Wohl zu unterscheiden davon ist der Zerrungsschmerz, der bei vorhandenen peritonitischen Adhäsionen dann entsteht, wenn man dem Uterus mit der Sonde starke Exkursionen mitteilt.

Der Gebrauch der Sonde kann durch gute bimanuelle Untersuchung auf ein Minimum eingeschränkt werden. Sie ist in unkundigen Händen ein gefährliches Instrument. Viele Fälle von Endometritis und Salpingitis haben nach Sondierung, infolge Einschleppung virulenter Keime, ihren Anfang genommen; zahlreiche Aborten sind in unbeabsichtigter Weise durch sie hervorgerufen worden. Schon öfters ist Durchbohrung des Uterus vorgekommen. Besonders leicht und widerstandslos dringt die Sonde nach Geburt oder Abort durch die Wand des puerperalen Uterus hindurch. Perforation hat zwar bei Beobachtung strenger Antisepsis, wenn man sie sofort erkennt, keine Gefahren im Gefolge; doch sind auch schon böse Komplikationen dadurch entstanden. Man merkt eine erfolgte Perforation daran, daß die Sonde ungehindert bis zum Griff eingeschoben werden kann. In solchem Falle zieht man sie zurück, vermeidet jeden weiteren Eingriff und läßt die Frau 2—3 Tage ruhig liegen. Die Sonde kann auch durch das Ostium tubae in die Tube und bis in die Bauchhöhle vordringen, ein Ereignis, das gewöhnlich ebenfalls ohne Folgen abläuft. —

II

Die Menstruation und ihre Störungen

Mit der Pubertät treten die Genitalien aus ihrer kindlichen Form heraus; sie holen den übrigen Körper, hinter dem sie bisher im Wachstum zurückgeblieben waren, in kurzer Zeit ein und beginnen ihre physiologischen Funktionen. Im Klimakterium erlöschen diese wieder und die Genitalien gehen früher und rascher als der übrige Körper eine Schrumpfung ein. —

Ausnahmsweise setzen regelmäßig wiederkehrende Genitalblutungen schon bei Mädchen im frühen Kindesalter ein. Diese Menstruatio praecox ist ein Zeichen von abnormer Frühreife und als krankhaft aufzufassen. Die Genitalien und Brüste sind in der Regel entsprechend entwickelt, Schamhaare vorhanden; meist besteht Fettsucht und frühzeitige Dentition; häufig sind andere pathologische Zustände, wie Hydrokephalus, hochgradige Rhachitis, Riesenwuchs, Zystom- und Sarkombildung der Eierstöcke damit verbunden.

Die Pubertät beginnt in unseren Gegenden durchschnittlich im 13.—15. Altersjahre; in südlichen Ländern schon früher (im 10.—12.), in nördlichen erst später (Lappländerinnen im 18.). Üppige, beschauliche Lebensweise beschleunigt den Eintritt; strenge Arbeit, knappe Kost, verspäten ihn eher. Erblichkeit spielt dabei eine deutliche Rolle. — Das Klimakterium beginnt meist um das 46. Altersjahr herum. Eine Abhängigkeit ihres Eintrittes von demjenigen der Pubertät besteht nicht; frühreife Frauen können erst spät ins Klimakterium eintreten und umgekehrt. Die Zeit der Geschlechtsreife der Frau dauert im Durchschnitte etwa 30 Jahre; sie ist kurz im Vergleiche zu derjenigen des Mannes, welche bis ins höhere Greisenalter andauern kann.

Mit der Pubertät beginnt der Haarwuchs an den äußeren Genitalien und in den Achselhöhlen; die Brüste entwickeln sich, die Hüften werden breiter und voller. Der Uterus, bisher ein unscheinbares Organ, dessen Zervix doppelt so massig war wie das Korpus (Fig. 49), wächst beträchtlich und nimmt die jungfräuliche Gestalt an. Das Epithel im Korpus und den Tuben bekommt eine von innen nach außen i. e. von den Ovarien gegen den Muttermund gerichtete Flimmerung. Es beginnt die Menstruation (Menses, Periode, Regel), die monatliche Blutung aus der Mucosa uteri. Nicht immer erscheint sie von Anfang an regel mäßig; recht häufig macht sie, besonders bei anämischen Mädchen, in der ersten Zeit Pausen von 2 oder mehr Monaten, um erst nach längerer Frist, manchmal erst nach Jahren den regelmäßigen 4wöchigen Typus anzunehmen. — Bei vielen Frauen tritt sie pünktlich auf die Stunde nach 28 Tagen ein; bei anderen jeweilen 1—3 Tage früher oder später. Manche Frauen menstruieren auch ganz regelmäßig in 3wöchigen, wieder andere in $4^1/_2$ oder 5wöchigen Abständen.

Die normale Dauer der Menstruation beträgt 4—6 Tage, doch kommt eine Dauer von bloß 1—2 Tagen, anderseits von 8 Tagen vor, ohne daß man deswegen von einem krankhaften Zustande reden muß. Sie beginnt allmählich, ist am 2. und 3. Tage gewöhnlich am stärksten und hört nach und nach auf.

Das Menstruationsblut ist flüssig und zeigt bräunliche Farbe. Wenn es spärlich fließt, meist auch im Beginn und am Schluß, ist es durch Beimengung von Schleim- und Scheidensekret heller und klebrig. Der fade Geruch desselben rührt von Zersetzungsvorgängen her. Bei starker Menstruation ist das Blut arterieller und enthält oft auch kleine fetzige Gerinnsel.

Zur Bestimmung der Menge des ausgeschiedenen Blutes gibt es kein für die Praxis brauchbares Maß. War die Periode seit Beginn der Pubertät gleichmäßig stark, fehlen Gerinnsel, bleiben anämische Erscheinungen jeweilen nach der Menstruation aus, trocknet das Blut in einer vorgelegten Kompresse vorweg ein, durchtränkt es die Vorlage nicht, so ist das erlaubte Maß nicht überschritten.

Über die anatomischen Vorgänge bei der Menstruation sind wir in befriedigender Weise aufgeklärt. Wir wissen, daß die Uterusschleimhaut in der Zeit der Geschlechtsreife in beständigem Wandel sich befindet. In periodischer Folge lösen sich Wucherung, Zerfall und Wiederaufbau ab. Die Menstruation selbst ist der Ausdruck des Zerfalls. Das in Fig. 12 abgebildete Schema stellt diese Vorgänge graphisch dar.

Eine etwa 1 mm dicke Schicht, die Basalis, bildet den bleibenden Bestand der Mukosa, die an diesem Wandel nicht teilnimmt; sie kennzeichnet sich durch ein festeres Gefüge des Stroma. In ihr verlaufen die Enden der Drüsenschläuche mit ihren gabelig geteilten, oft hakenförmig umgebogenen Ausläufern, von denen viele verschieden tief zwischen die Muskelbündel der Uteruswand eindringen, sich dort verankern und bei jeglichem Schleimhaut-

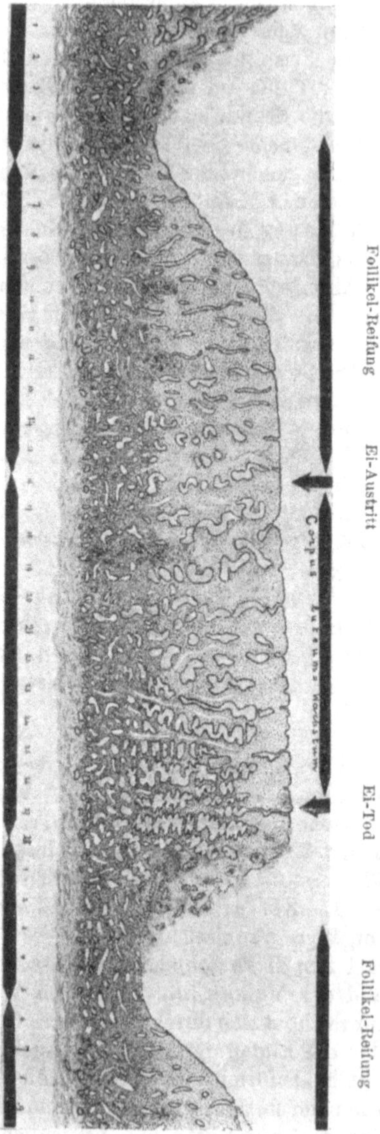

Fig. 12. Übersicht der menstruellen Schleimhautveränderungen.

verlust einen gewissen Restbestand, aus dem Regeneration stattfindet, retten.

Nach Beendigung der Menstruation keimt aus dieser zurückgebliebenen Basalis eine lockerer gefügte Schleimhautschicht, die vorgängliche Schicht, auf. In fortschreitendem Wachstum verdickt sie sich, bis zum 10. Tage schnell, von da an nur langsam und erreicht schließlich eine Dicke von 2—4 mm. Im Beginn blutarm, graurötlich anzusehen, wird sie mit der Reife immer blutreicher, zugleich sukkulenter. Am auffallendsten beteiligen sich bei diesem Wachstum die Drüsen. Ihre

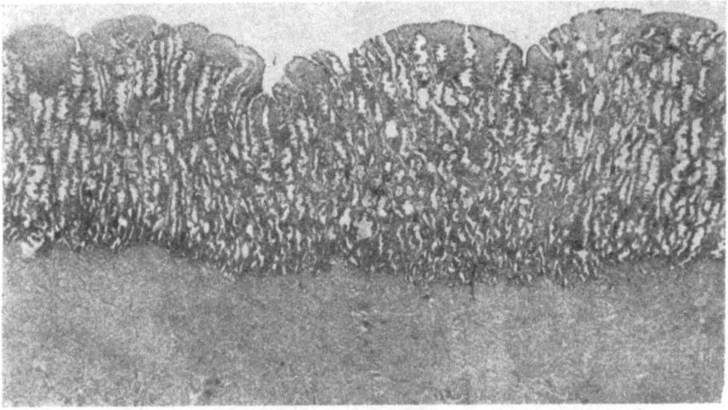

Fig. 13. **Etwas hypertrophische prämenstruelle Uterusschleimhaut mit starker Drüsenwucherung.**

Epithelien namentlich vermehren sich gewaltig, so daß Platzmangel entsteht und sie sich „drängeln". Die Drüsenwandungen vergrößern sich deshalb, indem sie geschlängelten Verlauf annehmen, papillenartige Vorsprünge und Ausbuchtungen bilden. — Vom 15. Tage an beginnen die Epithelien, lebhafter abzusondern. Ihr Sekret sammelt sich in den Drüsenschläuchen an und dehnt sie stark aus, so daß das Stroma zwischen ihnen auf schmale Gewebsbrücken zusammengedrängt wird.

In der oberflächlichen Schicht sind unterdessen die Stromazellen zu etwas dickleibigeren Elementen ausgewachsen; viele von ihnen ähneln jungen Deziduazellen. Auch ihre Interzellularsubstanz hat zugenommen und bildet stellenweise Ödem, das die Stromazellen auseinanderdrängt. Die oberflächlichen Drüsengänge erscheinen deshalb eingeengt. — Die ganze Schleimhaut läßt jetzt, ähnlich einer jungen Dezidua, drei Schichten erkennen: Die stromareiche Kompakta, die Spongiosa mit den üppig gewucherten Drüsen, die sich stets gleichbleibende Basalis, wie Fig. 13 es zeigt.

Siedelt sich in dieser geschwellten, blut- und saftreichen Schleimhaut ein befruchtetes Eichen an, so wächst sie im angegebenen Sinne weiter und entwickelt sich zur eigentlichen De-

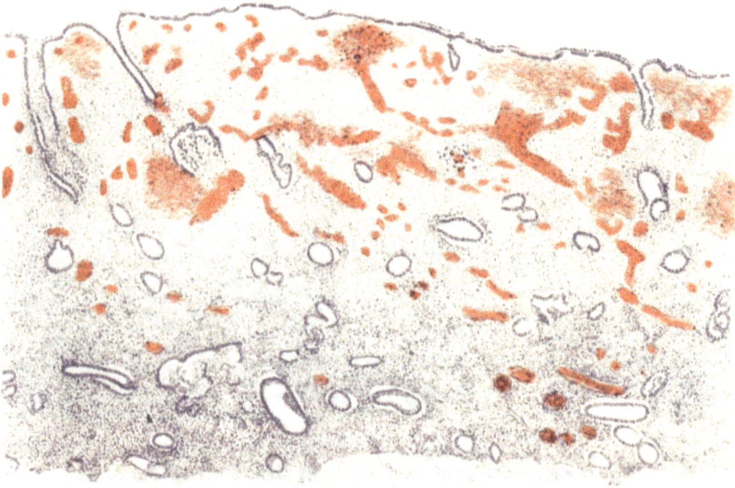

Fig. 14. **Drüsenarme Uterusschleimhaut im Beginn der Menstruation.**

zidua. — Erfolgt bis zum 27. Tage keine Befruchtung, so stirbt das Ei ab und löst sich auf. Jetzt hat der vergängliche Teil der Schleimhaut, der sich durch sein Wachstum zur Aufnahme des Eichens vorbereitet hatte, seinen Zweck verfehlt; er zerfällt wieder bis auf die Basalis. Strotzende Anfüllung und riesige Erweiterung der Kapillaren in der funktionellen Schicht (Fig. 14) leiten den Zerfall ein. Unter ihrem Einflusse werden die zarten Kapillaren, die namentlich subepithelial ein reiches Gefäßnetz bilden, durchlässig. Es kommt zu Blutaustritten, vorerst ins subepitheliale Gewebe, dann auch in tiefere Schichten und in die Drüsenlumina hinein. Das dem Untergang geweihte, durchblutete Gewebe stößt sich, ähnlich wie bei frühzeitigem Abort, als Dezidua menstrualis ab, wie Fig. 15 es zeigt. Oder sein Zellgefüge fällt auseinander; die Elemente entarten und bröckeln ab (Fig. 16). Nur verhältnismäßig wenige Zellen oder Zell-

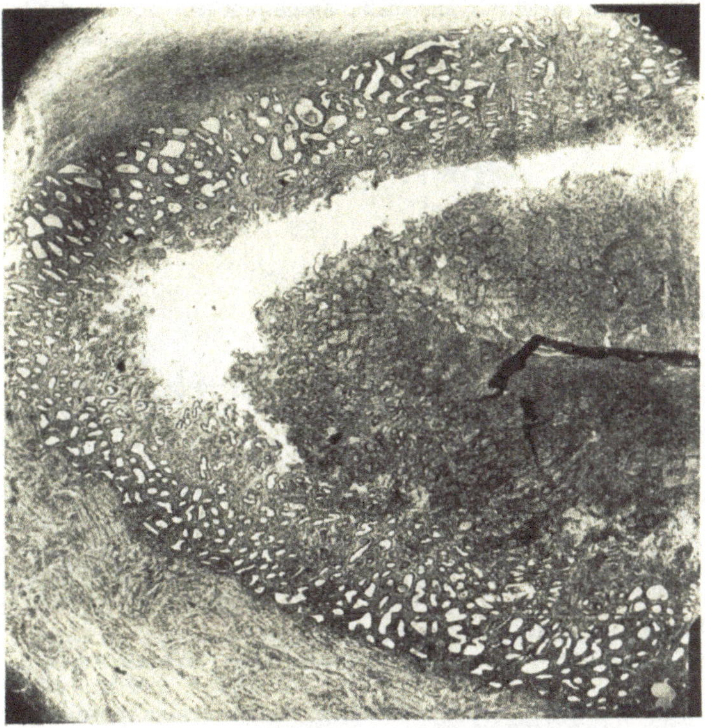

Fig. 15. **Abstoßung der funktionellen Schicht während der Menstruation bei einer Nulliparen.** Sie hat sich an der vorderen Wand abgelöst, während sie an der hinteren noch haftet.

komplexe mischen sich in noch gut erhaltenem Zustande dem Menstruationsblute bei. — Im Verlaufe einiger Tage ist die ganze vergängliche Schicht zertrümmert und weggeschafft. — Die zurückbleibende Basalis zeigt zunächst, wie nach Abort, eine unregelmäßig zerfetzte Oberfläche, aus der zahlreiche abgerissene Gefäß- und Drüsenstummel hervorragen. Sie reinigt sich aber schnell, und damit kommt auch die Blutung und Transsudation zum Stehen. Schon am 5. Tage nach Beginn der Menstruation ist die Basalis wieder epithelisiert und kann der Zyklus von vorne anfangen.

Diese Wandlungen der Schleimhaut sind nicht bei allen Frauen in gleichstarkem Maße ausgesprochen. Sowohl der ursprüngliche Drüsenreichtum als auch das Wachstum, die Schlän-

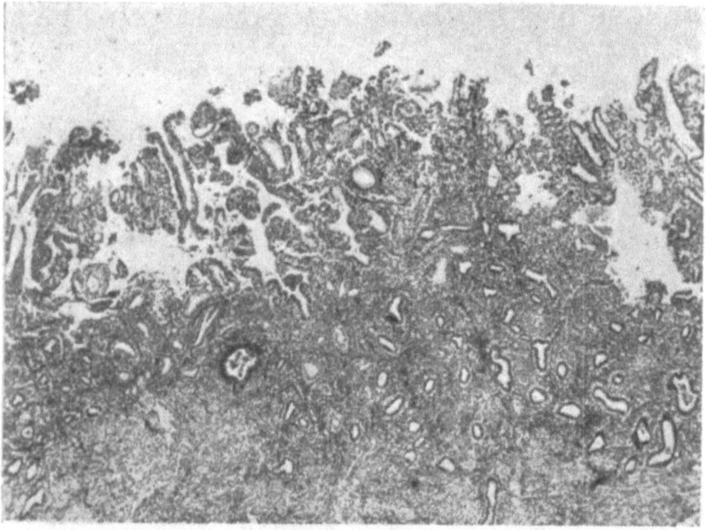

Fig. 16. Starke Abbröckelung der funktionellen Schichte während der Menstruation bei einer Pluriparen.

gelung und Erweiterung der Drüsenschläuche, die Vergrößerung der Stromazellen und die Vermehrung ihrer Zwischensubstanz sind Schwankungen unterworfen; dementsprechend ist auch die Dicke der funktionellen Schicht und die Ausdehnung des Zerfalls, nicht minder die Stärke und Dauer der Blutung verschieden.

Experimentelle Untersuchungen und die tägliche Beobachtung haben erwiesen, daß diese zyklischen Vorgänge in der Mukosa unter dem Einflusse bestimmter Tätigkeiten im Ovarium vor sich gehen und in letzter Linie an die Reifung und Entwicklung des Eichens gebunden sind. Das Heranreifen des Eichens im Follikel gibt den Anstoß zur Proliferation in der Uterusschleimhaut. Etwa am 15. Tage tritt das Eichen aus dem Follikel aus, und begibt sich auf die Wanderung nach dem Uterus. Der geborstene Follikel wächst zum Corpus luteum aus. Unter seinem Einfluß setzt eine vermehrte Wucherung und verstärkte Sekretion der Drüsen ein. Mit dem Tode des Eichens am 27. Tage hat das Corpus luteum seine Rolle ausgespielt; es bildet sich zurück; zugleich beginnt der Zerfall und Abbau der funktionellen Schleimhaut. Jetzt wird auch die Hemmung gelöst, welche das Corpus luteum auf die Follikelreifung ausübte: die Reifung des nächsten Follikels ist freigegeben, der Zyklus beginnt von vorn. Nebenstehendes Schema sowie Fig. 12 veranschaulichen diese Vorgänge.

	Ovarium	Mucosa
1. bis 5. Tag	Ruhe	Menstruation
6. bis 15. Tag	Follikelreifung	Wucherung
16. Tag	Ei-Austritt	Wucherung
17. bis 27. Tag	Corpus luteum	Absonderung
28. Tag	Schwund des Corp. lut.	Abbau

Als sogenannte vikariierende Menses bezeichnet man Blutungen aus anderen Organen, welche an Stelle der völlig fehlenden oder stark verminderten uterinen Menstruation auftreten. Sie sind selten. Am häufigsten hat man Blutungen aus Nasen-, Lungen- und Darmschleimhaut, seltener aus dem Zahnfleisch, Brustdrüsen, Ohren, Blase, Nieren bei sonst ganz gesunden Frauen beobachtet. Die sogenannte Tuben-Menstruation ist auch hierher zu rechnen und ebenso jene zur Zeit der Menstruation bei manchen Frauen auftretenden Blutflecken der Haut an irgend einer Stelle des Körpers, besonders den Oberschenkeln.

Die Menstruation kann ganz beschwerdelos verlaufen, bei der Mehrzahl der Frauen aber ist sie von stärkeren oder geringeren Störungen im Allgemeinbefinden oder von unbehaglichen Gefühlen im Unterleib und Kreuz begleitet (s. auch das Kapitel „Dysmenorrhöe"). Die volkstümliche Bezeichnung „Unwohlsein" hat deshalb ihre volle Berechtigung. Die Frauen sind häufig reizbar und verstimmt, zeigen weniger Arbeitslust und Lebensfreude und empfinden eine allgemeine Mattigkeit. Kopfweh, Migräne, Verdauungsstörungen mit Appetitlosigkeit, Diarrhöe, Brechreiz; andere Male Heißhunger sind recht oft Begleiterscheinungen der Menstruation. Viele Frauen bekommen Hauteruptionen, namentlich gerne einen bläschenförmigen Ausschlag im Gesicht, besonders um den Mund herum (Herpes menstrualis) oder es entstehen blau-rote, oft sehr große Flecken (s. oben) an den Beinen oder am Rumpf; die Augen werden zerniert, die Konjunktivae gerötet. Nicht selten schwellen die Mammae an und werden empfindlich. Oft wird auch die Stimme etwas rauher und zeigt die Nasenschleimhaut deutliche Anschwellung. — Die lokalen Beschwerden bestehen in einem Gefühl von Schwere und Ziehen im Leib und Kreuz, in Drang nach unten, oft in förmlich wehenartigen Schmerzen.

Beruhen diese Erscheinungen auf vasomotorischen Einflüssen, soll man sie als Reflexneurosen bezeichnen, oder sind sie auf Bildung und Aufspeicherung gewisser Stoffe im Blute durch die „innere Sekretion" der Ovarien und des Corpus luteum oder durch den Tod des Eichens und den Zerfall der Schleimhaut zurückzuführen? — Fortgesetzte Untersuchungen haben gezeigt, daß die Menstruation in Zusammenhang steht mit wellenartiger (periodischer) Anschwellung der Körperwärme, des Pulses, des Blutdruckes, der Lungenkapazität, der Muskelkraft, der Erregbarkeit der Nerven, daß also die wichtigsten Lebensvorgänge in Mitleidenschaft gezogen werden.

Die Behandlung der einzelnen Symptome ist gerade so wohl gestattet wie in der Zwischenzeit. Man hüte sich nur vor Medikamenten, welche leicht Verdauungsstörungen machen und bei starker Menstruation vor solchen, welche den Blutzufluß zum Unterleib noch erhöhen, wie Chinin, Salizyl, Kali hypermanganicum etc. Allgemeine Kräftigung und Abhärtung des Körpers, Vermeidung geistiger Überanstrengung, Schonung während der Menstruationszeit sind am ehesten geeignet, die Beschwerden zu mildern und die Frauen gegen sie zu feien.

Psychische Erregungen, körperliche Überanstrengungen, heftiger Schmerz, plötzliche Erkrankung, starke Erkältung können die eingetretene Menstruation hemmen (Suppressio mensium), ebensogut aber verstärken.

Die Menstruation ist ein physiologischer Vorgang. Eine

gesunde Frau darf sie ungestraft ignorieren und, ohne böse Folgen befürchten zu müssen, über diese Zeit ihrer gewohnten Beschäftigung obliegen. — Hingegen ist es Pficht des Arztes, vor Exzessen jeder Art während der Periode zu warnen. Nicht bloß die Genitalien, sondern der ganze Organismus befindet sich über die Zeit der Menstruation in einem Zustand veränderter Tätigkeit; gerade deshalb treten plötzliche Störungen um so leichter ein. Bäder, sportliche Anstrengungen jeder Art, größere Touren, längeres Fahren, andauerndes Stehen, anstrengendes Singen, außergewöhnliche Anlässe, namentlich jene Lustbarkeiten, bei welchen es ohne Abbruch am Schlaf, überlanges Zurückhalten des Urins, Schädigung der Verdauungsorgane, Erkältung, nervenreizende Getränke, gar geschlechtliche Erregungen usw. nicht abgeht, sind zu meiden.

Anderseits ist übertriebene Schonung während der Menstruation durchaus zu verurteilen. Wer die Regel aufstellt, daß jede menstruierende Tochter oder Frau als krank zu betrachten und danach zu behandeln sei; wer sie deshalb für einen oder mehrere Tage ins Bett beordert, macht sich geradezu einer Vernachlässigung der Hygiene des Weibes, deren oberster Grundsatz es sein soll, gesunde und kräftige Mütter zu erziehen, schuldig. So viel Widerstandskraft soll das gesunde Weib besitzen, daß es sein Unwohlsein vor den Mitmenschen verbergen kann. — Freilich Krankheit, namentlich Unterleibsleiden, heftige Dysmenorrhöe, große Blutverluste erfordern besondere Maßregeln, außergewöhnliche Pflege. — Es gibt Frauen, welche während der Menstruation auf gewisse Speisen stark reagieren, Verdauungsbeschwerden, Kopfweh, Hautausschläge bekommen. Sie mögen diese, falls nicht bloß suggestive Wirkung im Spiel ist, vermeiden.

Ein Gebot der Reinlichkeit ist es, daß menstruierende Frauen die äußeren Geschlechtsteile durch Waschungen mittels Watte oder Tuch (nicht mit Schwamm) sauber halten. — Das Vorurteil, daß frische Wäsche das Blut nachziehe, soll endlich fallen; selbstverständlich sieht man nur in sauberer Wäsche frische Blutflecken. Die Verunreinigung wird bedeutend eingeschränkt durch das Tragen von sogenannten Menstruationsbinden, d. h. Gaze- oder Holzwolle- oder nur Tuchkissen, welche vorn und hinten an einem leichten Gurte befestigt und vor den Geschlechtsteilen getragen werden. Nur soll die Binde nicht zu fest anschließen, damit sie nicht als Tampon wirkt und Stauung des Blutes in der Scheide und starke Zersetzung bedingt.

III

Das Klimakterium (die Wechselzeit)

Nachdem schon von Ende des 3. Dezennium an die Konzeptionsfähigkeit allmählich abgenommen hatte, beginnt mit durchschnittlich dem 46. Altersjahre das Geschlechtsleben zu erlöschen (Klimax, Klimakterium, Wechseljahre, Abänderung). Die Periode fängt an in 6—8 wöchigen und noch längeren Intervallen aufzutreten; oft sind diese selteneren Menstruationen um so stärker und länger dauernd. Nach und nach werden auch diese weit voneinander abliegenden Blutungen schwächer, bis durchschnittlich gegen das 48. Jahr Menopause eintritt. In einer Minderzahl von Fällen bleibt die Periode regelmäßig 4wöchentlich, bis sie plötzlich sistiert, oder allmählich immer schwächer werdend ganz aufhört. Andere Male stellen sich länger dauernde leichte Blutabgänge ein, die Karzinomverdacht erregen und eine Untersuchung verlangen. — Die Klimax tritt in heißen Zonen früher ein als in kalten. In unseren Gegenden läßt ein frühes Auftreten der Menstruation eher ein spätes Aufhören erwarten.

Mit der Klimax beginnt eine Rückbildung der Genitalien, die nach dem Aufhören der Menstruation langsam, aber stetig fortschreitet. Die Brüste werden schlaff und welk und verlieren fast alle Drüsensubstanz. Die äußeren Genitalien schrumpfen zusammen, die Schamhaare ergrauen; die Scheide verengt und verkürzt sich, ihre Wandungen werden sehr dünn, die Schleimhaut ganz atrophisch, glatt, blaß, trocken. Die Portio vaginalis verkümmert und schwindet oft völlig, so daß der kleine Muttermund im Grunde der trichterförmig zulaufenden Scheide sitzt; häufig ist er nach einer Seite verzerrt. — Der Uterus schrumpft zu einem oft kaum zwetschgengroßen Gebilde zusammen und retroflektiert sich gewöhnlich, weil sein Kollum durch Verkürzung der Scheide nach vorn gezogen wird. Seine Wandungen sind dünn und enthalten mehr Bindegewebe als Muskelfasern. — Allerdings entwickeln sich recht häufig gegen das klimakterische Alter zu Myome im Uterus und vereiteln auf viele Jahre hinaus eine Involution. — Die Mukosa (s. Fig. 98) wird dünner; an Stelle des zellreichen Interglandulargewebes treten dicht gedrängte magere Spindelzellen und Fibrillen. Die Drüsen verkümmern und zeigen ungeregelten, oft zur Oberfläche parallelen Verlauf und häufig zystische Entartung. Das Oberflächenepithel wird niedrig, stellenweise geradezu platt. Es fällt leicht ab; infolgedessen kann es zu gänzlicher Obliteration und Verklebung gegenüberliegender Flächen kommen. — Auch die Adnexe schrumpfen; die Tuben werden äußerst dünn; die Eierstöcke haben die Follikel verloren und bekommen kleinhöckerige Oberfläche. — Hand in Hand mit diesen Veränderungen an den Geschlechtsteilen erlischt der Geschlechtstrieb. — Das Fettpolster nimmt meist zu, bleibt aber schlaff.

Selten ist es, daß eine Frau vollständig ohne Beschwerden über die Wechseljahre hinwegkommt; jedoch herrscht darin große individuelle Verschiedenheit. Zwischen leichten Belästigungen und fast unerträglichen Erscheinungen kommen alle Abstufungen vor. Im allgemeinen leiden kräftige und vollblütige Individuen mehr; auch sind die Belästigungen der klimakterischen Zeit stärker ausgesprochen in den besseren Ständen und bei nervösen Frauen; während schlecht genährte und schwächlich konstituierte meist leicht darüber hinwegkommen. Die gewöhnlichsten Klagen betreffen Blutwallungen, namentlich Kongestionen gegen den Kopf, allgemeine Schweißausbrüche, Herzklopfen, Schwindelanfälle; auch an Schlaflosigkeit, gemütlicher Verstimmung, Gedächtnisschwäche, Angstgefühle leidet manche Frau in der Abänderungszeit. In der Regel dauert die Wechselzeit nicht über zwei Jahre hinaus. Sehr kurze und viel längere Übergänge sind ziemlich selten. Die klimakterischen Erscheinungen können jedoch lange Zeit vor der Menopause beginnen und dieselbe mehrere Jahre lang überdauern.

Kräftigung des Allgemeinbefindens durch Wechsel von angemessener Beschäftigung mit Ruhe, Aufenthalt im Freien, Luftwechsel, Bäder und Wasserbehandlung, nahrhafte, reizlose, einfache Kost, Vermeidung von Alkohol, von viel Tee und Kaffee, Sorge für regelmäßige Stuhlentleerung haben am ehesten Erfolg gegen die klimakterischen Beschwerden. — Die Ovarin- oder Oophorin- oder Luteinpräparate (i. e. Ovarialsubstanz von Schweinen oder Kühen in Pillenform), welche wohl den Ausfall der Produkte der sogenannten inneren Sekretion der Ovarien decken sollten, lassen meist im Stiche. Von Medikamenten wirken leichte, nicht verstopfende Eisenpräparate am besten. Bei stark nervösen Erscheinungen muß man vor allem versuchen, durch psychische Beeinflussung Erleichterung zu bringen; Brompräparate, Baldrian usw. können nur unterstützend wirken. Man denke aber auch daran, daß gerade diese Jahre eine gewisse Vorliebe für Geisteskrankheit zeigen. Überhaupt gehe man nicht leichtfertig über die Klagen weg. Bei unregelmäßigen Blutungen darf niemals eine genaue Untersuchung auf Karzinom versäumt werden. Gegen heftige, längerdauernde Blutungen selbst läßt man Spülungen machen und reicht Styptizin, Hydrastis, Tct. Cinnamomi etc. Im Notfalle darf man wiederholt tamponieren oder eine Ausschabung vornehmen. Die Blutungen sind eine Folge mangelhafter Regeneration der Schleimhaut, die mit Epitheldefekten, kleinen Wunden und Geschwürchen verbunden ist. Man denke deshalb daran, daß nach einer Ausschabung in dieser Zeit die Mukosa nur schwierig sich wieder regeneriert und epithelisiert und deshalb der Erfolg der Abrasio oft zu wünschen läßt.

IV

Die Störungen der Menstruation

1. Amenorrhöe

Unter Amenorrhöe versteht man das Fehlen der Menstruation in der Zeit der Geschlechtsreife; Schwangerschaft muß ausgeschlossen sein; es darf sich auch nicht um Verschluß des Genitalkanals mit Retention des Menstrualblutes oder um verfrühte Menopause handeln. Die Ursache kann eine Anomalie der Genitalien sein, z. B. primäre Atrophie oder Superinvolution des Uterus nach einem Wochenbette, wie sie bei zu lange fortgesetzter Laktation, oft auch nach tiefen Zervikalrissen, bei Urinfisteln, nach schwerem septischem Puerperalfieber, lange dauernden Blutungen manchmal eintritt. Sklerose der Mukosa nach zu starker Kauterisation (z. B. mit Chlorzink) oder zu gründlicher Abrasio oder Atmokausis; ferner völlige Entartung oder Schrumpfung der Eierstöcke können zu Amenorrhöe führen. — Funktionelle Amenorrhöe bei normalem Bau der Genitalien veranlassen mitunter psychische Erschütterungen, heftige Erkältungen, gründliche Änderung der Ernährungsweise und der Lebensgewohnheiten (Kriegsamenorrhöe), Klimawechsel; auch Hysterie, progressive Paralyse, Epilepsie und manche Geisteskrankheiten sind hier und da von Amenorrhöe begleitet; bei eingebildeter Schwangerschaft beobachtet man sie. — Endlich kommt es häufig zu Amenorrhöe bei Allgemeinerkrankungen, wie Chlorose und Anämie, Tuberkulose, Typhus, Albuminurie, Diabetes, Alkoholismus, Morphinismus, Saturnismus, Morbus Adissonii, Myxödem, Akromegalie, Leukämie und vielen Kachexien; auch bei Fettsucht, ferner nach starken Blutverlusten, erschöpfenden Krankheiten, sogar nach geistigen und körperlichen Überanstrengungen wird Amenorrhöe beobachtet. Hier und da kann eine bestimmte Ursache nicht herausgefunden werden.

Die Menstruation bleibt je nach der Ursache dauernd oder nur vorübergehend aus. Es kommt vor, daß sogenannte vikariierende Menstruation (s. oben) sie ersetzt. Mitunter zeigt sich zu der Zeit, da die Regel eintreten sollte, ein vermehrter Ausfluß. Manche Frauen leiden dabei an Schmerzen im Leib und Kreuz, Kongestionen, Herzklopfen, Kopfschmerz d. h. an sogenannten Molestiae oder Molimina menstruationis.

Da die Menstruation durch periodisch sich wiederholende Veränderungen der Uterusschleimhaut bedingt ist, die ihrerseits wieder von innersekretorischer Tätigkeit der Eierstöcke abhängen, so sind die Aussichten, bei Amenorrhöe die menstruelle Blutung künstlich in Gang zu bringen, von vornherein recht gering. — In der Tat versagen denn auch alle jene Arzneien, die von altersher einen Ruf als Emenagoga besaßen, wie Kali hypermang., Salizyl, Aloë, Eumenol, Yohimbin usw. Auch lokale Eingriffe sind regelmäßig nutzlos oder höchstens imstande, durch den direkten Reiz eine einmalige menstruelle Blutung hervorzurufen. In manchen Fällen sieht man sich aber genötigt, aus psychischen Rücksichten etwas gegen die Amenorrhöe zu unternehmen, weil sie als Mangel voller Weiblichkeit empfunden wird und die Stimmung beeinflußt.

Am ehesten wird es gelingen, die physiologische Tätigkeit der Eierstöcke und der Uterusschleimhaut durch Hebung des Allgemeinbefindens und Kräftigung des Organismus in Gang zu bringen. Vernünftige Lebensweise, Erholung von anstrengender Betätigung, Wasser-, Luft-, Sonnenbäder, mäßig anstrengendes Turnen, nichtstopfende Eisenmittel, Arsenpräparate, sind angezeigt. — Muß eine Genitalerkrankung als Ursache der Amenorrhöe angesprochen werden, so trachte man sie zu heilen. Bei Mädchen und Unverheirateten sei man aber zurückhaltend mit lokalen Eingriffen, um nicht einen zweifelhaften Erfolg mit einem hartnäckigen, psychischen Genitalkomplex erkaufen zu müssen. Zum Glück besitzt die Amenorrhöe nicht die schlimme Bedeutung, die ihr im Volke gewöhnlich zugeschrieben wird. Ob eine Frau menstruiere oder nicht, ist an und für sich gleichgültig; wir betrachten die monatliche Blutung ja nicht mehr als Reinigung. Im Gegenteil kommt es mancher Anämischen zugute, wenn sie nicht allmonatlich eine gewisse Menge Blutes verliert.

Gegen heftige Molestien in Form von Leibweh, Kopfschmerz, Blutkongestion gegen den Kopf usw. tun heiße Wickel auf den Leib, Aspirin, Phenazetin, Pyramidon usw. gute Dienste. — Im Notfalle kann man bei Verheirateten eine Blutentziehung an der Portio vornehmen. Das geschieht entweder durch Skarifikation, oder noch besser durch Stauung, indem man das Rohr einer größeren Spritze nach Entfernung des vordern Verschlusses ähnlich einem Röhrenspiegel ins Scheidengewölbe einschiebt und durch Anziehen des Stöpsels die Portio aspiriert hält bis nach einigen Minuten etwas Blut kommt.

In neuerer Zeit genießen auch die Ovarialextrakte und das Pituitrin einen gewissen Ruf in der Behandlung der Amenorrhöe.

2. Menorrhagie

Als Menorrhagie bezeichnet man eine zu starke Menstruation; zwischen den Perioden auftretende Blutungen nennt man Metrorrhagien. — Die Stärke des Blutabganges bei der Menstruation ist sehr verschieden; nicht weniger aber auch der Begriff der Frauen von der Menge des abgehenden Blutes. Es fällt deshalb häufig schwer, aus den Angaben der Kranken ein der Wirklichkeit entsprechendes Urteil über die Stärke der Menstruation sich zu bilden. Die Zahl der in einem Tage verbrauchten Vorlagen gibt nur ungenaue Anhaltspunkte; denn die eine Frau wird die Binde sehr oft, die andere erst, wenn sie ganz durchtränkt ist, wechseln, abgesehen von ungleicher Größe derselben. Die große Mehrzahl der Frauen, namentlich auf dem Lande, trägt gar keine Binden. Angaben, daß „das Blut nur so heraus-riesle“, „große Klumpen enthalte“ u. a., entspringen oft ängstlich veranlagter Phantasie. Den richtigsten Aufschluß gibt uns der eigene Augenschein: man läßt sich die Vorlagen oder die Wäsche von 24 Stunden vorlegen. Nach kurzer Erfahrung besitzt man ein richtiges Augenmaß für die Beurteilung der Menstruationsstärke. — Natürlich muß man auch berücksichtigen, wie lange der Blutverlust andauere und ob er die ganze Zeit über gleich stark sei. Manche Frau menstruiert 8—10 Tage lang, verliert dabei aber nur während 1—2 Tagen nennenswert viel Blut; sie hat es seit dem Eintritt der Periode so gehabt und sich dabei immer wohl befunden. — Der Abgang größerer Blutgerinnsel weist darauf hin, daß die Alkaleszenz der Sekrete nicht hinreicht, die Gerinnung zu hemmen, daß also wahrscheinlich das ergossene Blut zu reichlich ist und in einer erweiterten Uterushöhle mit schlaffen Wandungen liegen bleibt. — Deutliche Zeichen von Anämie, Sinken des Hämoglobingehaltes des Blutes und Zunahme der Leukozyten jeweilen nach der Menstruation lassen keinen Zweifel an der Diagnose Menorrhagie aufkommen. Natürlich werden die Folgen eines zu großen Blutverlustes bei der einen Frau früher, bei der andern erst später zutage treten.

Ätiologie. — Leider ist es häufig nicht möglich, die Ursache einer Menorrhagie zu erklären. Die Stärke der menstruellen Blutung kann bedingt sein einerseits durch den anatomischen Bau der Schleimhaut und Wandung des Uterus, anderseits durch gewisse innersekretorische Einflüsse der Eierstöcke. Zahl, Größe, Füllungszustand der Gefäße, sodann Tonus der Gefäß- und Uterusmuskulatur, sowie Gerinnbarkeit des Blutes, endlich mehr oder weniger rasche Regenerationsfähigkeit der Schleimhaut nach der Desquamation beeinflussen sie.

Es ist deshalb begreiflich, daß Endometritis und die hypertrophischen Zustände der Schleimhaut, daß interstitielle und submuköse Myome, Hypertrophie oder Subinvolution des Uterus die Menstruation verstärken. Die erste Periode nach Geburt oder Abort zeigt gewöhnlich Verstärkung, weil die Schwangerschaftshypertrophie der Gefäße noch nicht vollständig sich zurückgebildet hat. Die Menorrhagien bei chronischen Herz-, Leber-, Nierenleiden, bei Schnürleber usw. beruhen auf venöser Stauung in den Unterleibsorganen. Fieberhafte Krankheiten, besonders die eigentlichen Infektionskrankheiten, machen verstärkte Menstruation durch aktive Hyperämie der Unterleibsorgane. Sitzende Lebensweise, geistige Überanstrengung, dauernder Aufenthalt in hygienisch mangelhaften Lokalen, ebenso sexuelle Überreizung durch wollüstige Vorstellungen oder Masturbation, dann Exzesse beim geschlechtlichen Verkehr, habitueller Gebrauch antikonzeptioneller Mittel verstärken die menstruellen Blutungen gewöhnlich. Bei anämischen und chlorotischen Mädchen kann man schwacher oder aussetzender Menstruation begegnen. Ebenso oft aber bestehen Menorrhagien. In den Reifungs- wie in den Verwelkungsjahren, wenn die Ovarialtätigkeit anhebt und wenn sie erlöscht, sieht man oft bald schwache oder aussetzende Menstruation, bald Menorrhagien; es erweckt den Eindruck, als ob die Ovarialhormone ihren regulierenden Einfluß noch nicht oder nicht mehr richtig ausübten. — Dyskrasien des Blutes, wie sie bei Hämophilie, Skorbut, Purpura, Werlhoff, Bright, gewissen chronischen Vergiftungen bestehen, verursachen Menorrhagien wohl wegen der mangelhaften Gerinnbarkeit des Blutes.

Therapie. — Da nur eine kausale Behandlung dauernde Beseitigung der Menorrhagie erreichen kann, bleiben, nach dem oben Gesagten, unsere Mittel oft unzureichend. — Man beseitigt Myome und Retroflexionen, behandelt endometritische Prozesse, Erschlaffung und Subinvolution des Uterus, eifert gegen geistige Überanstrengung, zu langes Schulbanksitzen, andauerndes Arbeiten in gesundheitswidrigen Räumen, belehrt über die Schädlichkeit sexueller Reizungen jeder Art und den Koitus interruptus, schenkt seine Aufmerksamkeit konstitutionellen Leiden und Organaffektionen, die Blutstauungen im Unterleib verursachen.

Zahlreich sind die Arzneimittel, die gegen Menorrhagie empfohlen werden. Auf ihre Wirkung ist aber kein sicherer Verlaß. Wenn wir mit dem einen wie mit dem andern gelegentlich Erfolge erzielen, so muß es uns oft den Eindruck erwecken, daß die günstige Wirkung ebensowohl andern mit der Medikation zufällig verbundenen Maßregeln zu verdanken sei. Die gebräuchlichsten sind: Ergotin, besonders Sekakornin (subkutan, 2mal wöchentlich 1 g, oder 3mal täglich 1 Tablette à 0,05 g) Extraktum hydrastis canadensis (4mal täglich 30 Tropfen), Styptizin (4—6mal täglich 1 Tablette à 0,05) oder eine Kombination beider: das Erystyptikum (3mal täglich 20 Tropfen). — Auch Pituitrin wird verwendet und zwar 15—20 subkutane Einspritzungen in Abständen von 2—3 Tagen.

Gegen die Blutungen selbst läßt man die Patientinnen das Bett hüten, verordnet reizlose Diät, sorgt für regelmäßige Stuhlentleerungen, läßt dabei heiße Scheidenspülungen von 50° C. 4—5mal im Tag, oder solche abwechselnd mit kalten machen. — Am promptesten wirkt eine feste Tamponade der Scheide, die beim Durchschlagen erneuert wird.

Bleiben diese Mittel nutzlos, oder hat man die begründete Überzeugung, daß Wucherungen der Schleimhaut oder Polypen der Menorrhagie zugrunde liegen, so tritt eine Abrasio mucosae in ihr Recht. Es muß ernstlich davor gewarnt werden, sie kritiklos von vornherein als unfehlbares Mittel gegen jede starke Periode anzuwenden. Erfolge wird man nur erleben, wenn die verstärkte Blutung wirklich durch abnorme anatomische Beschaffenheit der Schleimhaut oder durch Atonie der Uteruswand verursacht ist.

Besonders zurückhaltend sei man mit der Ausschabung bei Virgines. Man denke daran, daß Masturbation, geschlechtliche Reizung anderer Art, unzweckmäßige Lebensweise in solchen Fällen eine große Rolle spielen und deshalb psychische Beeinflussung, Ablenkung der Gedankenrichtung vom Genitale durch zweckmäßige Inanspruchnahme des Geistes und Körpers die Causa prima eher treffen als eine Ausschabung, die bei Virgines einen bedeutenden Eingriff darstellt und leider oft psychische Schäden setzt statt sie zu heilen.

Über die Ausführung der Abrasio s. S. 196.

3. Dysmenorrhöe

Von Dysmenorrhöe spricht man, wenn die mit der Menstruation verbundenen Beschwerden sich zu ausgesprochenen Schmerzen steigern. Bald handelt es sich um ein andauerndes Gefühl von Schwere und Druck oder von Bohren und Ziehen in der Tiefe des Beckens; bald um Schmerzen im Kreuz und Leib, ausstrahlend in die Leisten und Beine, mit wehenartigem Charakter. Sie setzen meist stunden- oder tagelang vor dem Blutabgang ein und hören mit dem Eintritt der Blutung häufig auf. Sie können aber auch erst mit dem Bluteintritt, selbst am 2. oder 3. Tage der Menses oder noch später auftreten. Durchschnittlich halten sie einen Tag über an; mitunter dauern sie aber auch nur wenige Stunden oder Bruchteile einer Stunde, in andern Fällen dagegen während der ganzen Menstruation an. Manchmal setzen sie zeitweise aus und kehren in mehreren Schüben wieder. — Ihre Heftigkeit kann sich derart steigern, daß die Betroffene mitleiderregend stöhnt und vor Schmerz sich windet. Nicht selten kommt es dabei zu Übelkeit, Erbrechen, heftigem Kopfweh, selbst zu ohnmachtähnlichen Zuständen.

Mädchen mit chlorotischer Konstutution bilden das Hauptkontingent der an Dysmenorrhöe Leidenden, doch kommt sie auch recht oft bei ganz gesunden, kräftig entwickelten Individuen vor. In der Regel tritt sie nicht schon bei der ersten Menstruation auf, sondern bildet sich erst später aus und ist dann nicht selten auf eine Erkältung, Überanstrengung, psychische oder geschlechtliche Überreizung vor oder während der Menstruation zurückzuführen. — Zwischendurch kann die Periode wieder ein oder mehrmals schmerzlos verlaufen. Unzweckmäßiges Verhalten während der Menstruation scheint üblen Einfluß auf den Verlauf der folgenden zu haben. — Nicht selten hört die Dysmenorrhöe mit dem Eintritt in die Ehe und mit dem Geschlechtsverkehr auf; Wechsel des Klima, der Lebensweise und der Beschäftigung kann denselben Einfluß haben. Gegen das 40. Altersjahr verliert sich die Dysmenorrhöe häufig.

Regelmäßig verschwindet die Dysmenorrhöe mit der ersten Geburt. Gestützt auf diese Tatsache, auch weil sie gerne bei Atrophia uteri und starker Anteflexion vorkommt und meist sistiert, sobald das Menstrualblut abfließt, führte man früher die Dysmenorrhöe auf eine Behinderung des Blutabflusses am innern Muttermund zurück. Die Kranken selbst äußern häufig, „daß das Blut den Ausweg nicht finde". Aber noch nie war man imstande, trotz darauf grichteter Untersuchungen, während der heftigsten Schmerzen eine Blutretention im Uterus nachzuweisen. Auch fehlen manchmal bei wirklicher Verengerung des innern Muttermundes, sowie bei Aplasie oder hochgradiger Anteflexion alle und jede Menstruationsbeschwerden, während sie umgekehrt bei nachweisbar ungewöhnlich weitem innerem Muttermund und gut gelagertem Uterus und durchaus flüssigem Menstrualblut im höchsten Grade vorhanden sein können.

Wenn wir uns die Anschoppung der Gefäße in der funktionellen Schichte der Schleimhaut im Beginn und die ausgedehnte Ablösung und den Zerfall im Verlaufe der Menstruation vergegenwärtigen, so begreifen wir jene Schwere im Leib, jenen Drang nach unten, jenes Kreuzweh, jene wehenartigen Schmerzen, über die so viele Frauen während der Menstruation klagen. Die Mattigkeit, das Kopfweh, die Verstimmung etc. sind wohl als toxische Wirkung der Abbauprodukte zu deuten. Da der Grad der menstruellen Vorgänge offenbar ein verschiedener, der Verlauf der Abstoßung der Schleimhaut ein unregelmäßiger ist, so sind daraus auch alle Varianten der Dysmenorrhöe zu erklären.

Tatsächlich sind die dysmenorrhoischen Schmerzen wohl aus den auffallenden anatomischen Veränderungen der Schleimhaut während der Menstruation (s. S. 21ff.) zu erklären. Kurz vor Eintritt der Menstruation gerät die funktionelle Schichte der

Schleimhaut infolge von reichlicher Sekretansammlung in den Fundi der Drüsen sowie Blutüberfüllung ihrer Gefäße und Transsudation in einen förmlichen Erektionszustand, der durch die rasch folgende Durchblutung des Gewebes noch eine Steigerung erfährt. Daß dieser Schwellungszustand, namentlich in einem nulliparen Uterus, ein Gefühl von Spannung, Schwere, Drang, hervorrufen kann, ist gewiß verständlich. — Der Durchbruch des Blutes in die Uterushöhle bringt Entlastung und Erleichterung. Bröckelt jetzt die dem Abbau verfallene funktionelle Schichte der Schleimhaut prompt ab, so ist ein schmerzloser Verlauf der weitern Menstruation garantiert. Erfordert aber die Abstoßung heftigere Kontraktionen der Muskularis, so begleiten sie wehenartige Schmerzen. Hartnäckig haftende Reste werden in besondern Schüben nachträglich abgestoßen: ganz wie bei Abort. — Tatsächlich wird denn auch die Dysmenorrhöe bald als ein dauerndes Gefühl von Spannung in der Tiefe des Beckens, bald als ein wehenartiger Schmerz oder ein Gemisch beider empfunden. — Nullipare Uteri mit ihrem engen Kavum und ihrer straffen Wandung werden auf die Schwellung der Schleimhaut eher reagieren, zumal gerade bei ihnen nach verschiedenen Beobachtern die wegen Dysmenorrhöe vorgenommene Ausschabung ungewöhnlich starke Verdickung der Mukosa ergibt. Es scheint auch, daß die Abstoßung der Schleimhaut bei ihnen im allgemeinen langsamer sich vollzieht als bei solchen, die schon Schwangerschaft und Geburt durchgemacht haben, daß deshalb stärkere wehenartige Zusammenziehungen der Uteruswand die Lösung der Mucosa menstrualis besorgen müssen. — Geringe prämenstruelle Schwellung, mäßige Erektion und Durchblutung der Schleimhaut, günstige Raumverhältnisse des Kavum, rasch einsetzende Abbröckelung der funktionellen Schichte geben die besten Aussichten für schmerzlosen Verlauf der Periode.

Aber ein anderer Faktor ist beim Zustandekommen der Dysmenorrhöe auch noch in Rechnung zu ziehen: die Sensibilität und Erregbarkeit des Uterus. Zwei Tatsachen beweisen es. Bei Frauen, namentlich nulliparen, mit heftiger Dysmenorrhöe löst eine Sondierung des Uterus in der intermenstruellen Zeit den gleichen Schmerz, wie er bei der Menstruation auftritt, aus. Sobald die Sonde den innern Muttermund passiert, rufen sie aus: „ja, ja, das ist der gleiche Schmerz wie bei der Periode"; oft tritt dabei auch Übelkeit, Erbrechen, ohnmachtähnlicher Zustand ein wie manchmal bei der Menstruation. Sodann leiden nervöse Frauen häufiger und stärker an Dysmenorrhöe als solche, deren Nervensystem sich in völligem Gleichgewicht befindet. Ihre Dysmenorrhöe ist auch meist der Suggestivbehandlung zugängig.

Ähnliche Unterschiede zeigen Aborte in den ersten Schwangerschaftswochen: manche verlaufen durchaus schmerzfrei, während andere die heftigsten Wehen verursachen. Die anatomischen Verhältnisse, die mechanischen Vorgänge, die nervösen Erscheinungen, vielleicht auch die biologischen Ursachen sind bei der Menstruation ähnliche wie bei Abort. —

Alle Umstände, welche den menstruellen Blutzufluß steigern, müssen demnach zum Zustandekommen der Dysmenorrhöe beitragen. Dazu gehören habituelle Masturbation, geschlechtliche Aufregungen und Überreizungen anderer Art, mangelhafte geschlechtliche Befriedigung bei Impotenz des Mannes, regelmäßig fortgesetzter Koitus interruptus, Erkältungen, körperliche Überanstrengungen, Entzündungen der Beckenorgane usw.

Je nach Art und Sitz des Schmerzes, der Zeit seines Auftretens, seiner Dauer und seiner Ursache, bestimmte Formen der Dysmenorrhöe unterscheiden und darnach die Therapie einrichten zu wollen, geht nicht an. Denn es ist unmöglich, in jedem Falle zu erkennen, wieviel die Schwellung der Schleimhaut, die Raumbeschränkung im Uterus, die mehr oder weniger rasche Einschmelzung der funktionellen Schichte, entzündliche Komplikationen, Nervosität an der Dysmenorrhöe teilhaben. —

Die Behandlung der Dysmenorrhöe hat die Aufgabe, einerseits die menstruelle Kongestion und das Mißverhältnis zwischen Schleimhautschwellung und Uterusraum zu heben, anderseits die Reizbarkeit des Uterus sowie nervöse Hyperästhesie herabzusetzen. — Das erstere erreichen wir im allgemeinen auf andern Wegen bei verheirateten Frauen als bei Virgines. Bei Frauen steht uns die lokale Behandlung frei. Wir werden also Retroflexionen beseitigen, verdickte Uterusschleimhaut ausschaben, Stenosen erweitern, Aplasie des Uterus allenfalls durch Massage behandeln usw. — Haben wir die Berechtigung, auch bei Virgines von vornherein eine längerdauernde, zum mindesten die Intaktheit des Hymen opfernde und häufig die Psyche schädigende lokale Behandlung durchzuführen, nur in der Absicht, periodisch auftretende Schmerzen, die der Gesundheit sonst nichts anhaben und nach der ersten Geburt fast mit Sicherheit verschwinden, zu mildern? Man könnte die Frage mit Ja beantworten, wenn die lokale Behandlung zuverlässig Heilung brächte. Dem ist aber nicht so, und deshalb sollen wir Zurückhaltung üben. Zum allermindesten ist es unsere Pflicht, in der Behandlung staffelweise vorzugehen: erst Mittel anzuwenden, welche die Genitalien nicht angreifen. — Durch Luft-, Bade- und Sonnenkuren, Ausschaltung geschlechtlicher Reizungen, mäßig anstrengende Körperbewegung und Turnen, einfache Kost, regelmäßige Beschäftigung, kurz durch streng hygienische Lebensweise müssen wir trachten, einen möglichst gesundheitsgemäßen Ablauf aller Menstruationsvorgänge zu erzielen. — Die beruhigende Versicherung, daß den Schmerzen kein gefährliches Leiden zugrunde liege, daß es landauf-landab bei jugendlichen Individuen vorkomme und durch manche Mittel zu mildern sei, mäßigen häufig vorher unerträgliche Schmerzen, so daß sie kaum noch erwähnenswert scheinen.

Gewisse Erfolge sind der „nasalen“ Behandlung nicht abzusprechen und diese deshalb wegen ihrer Einfachheit nicht unversucht zu lassen. Nach Reinigung der Nasenhöhle pinselt man die Schleimhaut der Choanen mit einer 10 % Novakainlösung tüchtig aus. Der Erfolg ist manchmal staunenerregend. Übrigens sollen Pinselungen der Backenschleimhaut und des harten Gaumens den gleichen Erfolg haben. Die Wirkung ist vielleicht auf einen gefäßverengenden Einfluß des resorbierten Kokain im Uterus zurückzuführen. — Ähnliche Wirkung übt Einträufelung von Äther, Kölnisch-Wasser usw. in die Nase; nur ist die Anwendung schmerzhaft.

Zahlreich sind die gegen Dysmenorrhöe empfohlenen innern Mittel. Unter ihnen erfreut sich das Extractum canadensis eines gewissen Rufes. Es soll durch gefäßverengenden Einfluß die menstruelle Kongestion herabsetzen. Pituitrin, Adrenalin, Ergotin, Extractum Viburni prunifolii wirken im nämlichen Sinne, während Atropin, Kali hypermanganicum, Uzara den Spasmus des Uterus lösen sollen. — Die Verabreichung dieser Medikamente muß einige Tage vor Eintritt der Blutung beginnen und über die ganze Periodenzeit andauern. Auf sichere Wirkung darf man sich bei keinem verlassen.

Gegen die Schmerzen selbst genügen, wenn ihre Dauer nur kurz ist, Ruhe, heiße Umschläge auf den Leib oder Kreuzwickel, Regelung des Stuhlganges und leichte sedative Mittel, wie Phenacetin, Aspirin, Salipyrin, Pyramidon in den gewöhnlichen Dosen ein oder mehrmals im Tage. — Nur als letzte Zuflucht greife man zu Kodein oder Morphium usw. Bloß alle 4 Wochen, in kleinen Dosen angewendet, wird man damit nicht großen Schaden anrichten.

Erst wenn es mit all diesen Mitteln nicht gelingt, die Patientin über große Schmerzen hinwegzubringen, darf bei Virgines an lokale Behandlung gedacht werden. Es genügt dann manchmal je ein paar Tage vor der Menstruation einfach eine Sonde oder noch besser ein mit Watte umwickeltes, in Formalin oder Jodtinktur getränktes Menge'sches Stäbchen über den innern Muttermund hinaufzuführen und etwa eine Minute lang liegen zu lassen. — Gründlicher und nachhaltiger wirkt die Erweiterung des Muttermundes mit Laminariastift und allenfalls angeschlossene Ausschabung. Sie kommt in ihrem Einfluß auf die Dysmenorrhöe beinahe einem Abortus gleich. Dilatation mit Hegarstiften oder dergleichen kann die Erweiterung mit Quellmitteln nicht ersetzen.

Mittelschmerz nennt man einen regelmäßig, fast genau in der Mitte zwischen zwei Menstruationen auftretenden Schmerz, der im Charakter mit den dysmenorrhoischen Beschwerden übereinstimmt, aber selten höhere Grade erreicht. Er ist fast immer von etwas vermehrtem Ausfluß begleitet. Vielleicht hängt er mit dem Beginn der Sekretion der Uterindrüsen, möglicherweise auch mit der Dehiszenz des Eifollikels zusammen. — Er kommt häufiger bei Frauen vor, die geboren haben. — Eine Ausschabung hilft mitunter dagegen.

Dysmenorrhöa membranacea

Dysmenorrhöa membranacea nennt man jene Affektion, bei der jeweilen während der Menstruation mehr oder weniger große Fetzen der Uterusschleimhaut ausgestoßen werden (s. Fig. 17). In hochgradigen Fällen löst sich die ganze funktionelle Schicht der Mukosa in toto ab und erscheint als vollständiger Ausguß der Uterushöhle mit Zervikal- und Tubenöffnungen. Anderseits findet man im Menstrualblut nur zwischen Fibrin eingebakkene Zellhaufen oder Drüsenfragmente, so daß die Membranen eine genauere Untersuchung erfordern, um nicht mit bloßen Blutgerinnseln verwechselt zu werden. — Die abgestoßenen Schleimhautfetzen zeigen auf der einen Seite rauhe, zerrissene Oberfläche, während die andere Seite, welche die Epitheloberfläche der Mukosa darstellt, ziemlich glatt ist und die punktförmigen Drüsenöffnungen sehen läßt. Die mikroskopische Untersuchung (Fig. 18) ergibt starke Erweiterung und strotzende Anfüllung der Blutgefäße, beginnende Durchblutung des Stromagewebes, vergrößerte Stromazellen, vermehrten Gehalt an mehrkernigen Rundzellen, entleerte, schlanke, meist gestreckte Drüsenschläuche, also die Merkmale der Menstruation im ersten Stadium.

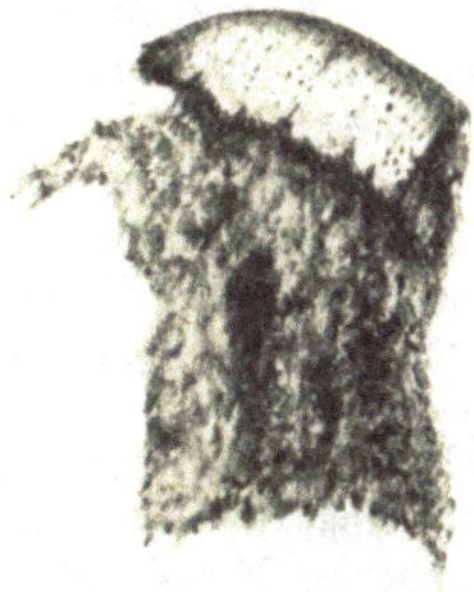

Fig. 17. Bei Endometritis exfoliativa ausgestoßene Membran.

Die Dysmenorrhöa membranacea stellt eine Abstoßung der funktionellen Schichte der Schleimhaut ohne Zerfall dar. Es scheint fast, als ob sie auf ihrem Wege zur Dezidua schon zu weit vorgeschritten sei und deshalb der Auflösung des Zellgefüges ähnlich wie eine Dezidua widerstehe.

Die Affektion ist selten; Ausstoßung größerer Membranen gehört zu den Seltenheiten. Fast immer besteht dabei Sterilität. Sie kann bei Virgines oder erst nach Geburten auftreten.

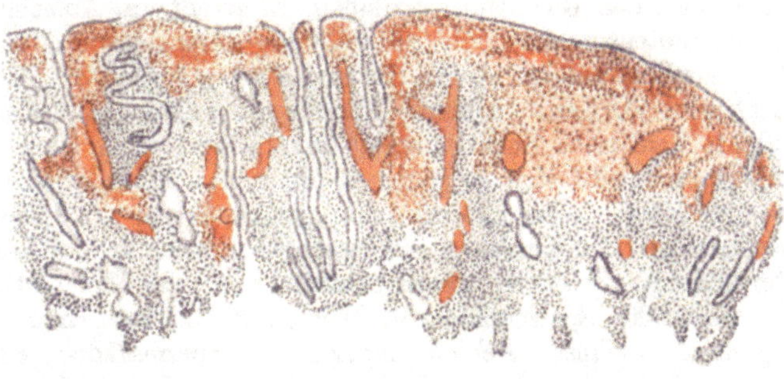

Fig. 18. **Dysmenorrhoische Membran** (Vergr. 50).

Die Ablösung und Ausstoßung der Membranen verläuft unter heftigen krampfartigen Schmerzen, welche meist am zweiten und dritten Tage der Menstruation ihren Höhepunkt erreichen und mit dem Abgange der Fetzen aufhören. Ausnahmsweise fehlen die Schmerzen; wohl wegen Indolenz der Gebärmutter. — Die menstruelle Blutung ist dabei meist verstärkt. In der Zwischenzeit zwischen den Perioden besteht gewöhnlich ein nicht profuser, graulicher Ausfluß aus dem Uterus.

Die Krankheit ist recht hartnäckig. Meist wirddie Dysmenorrhöe zunehmend schwerer. Geburt bringt keine Heilung.

Die Therapie vermag nicht viel gegen sie auszurichten. Mitunter gelingt es durch gründliche Ausschabung der Schleimhaut kurz vor der Menstruation und tüchtige Ausätzung der Uterushöhle, auf einige Zeit den Abgang von Fetzen zu vermindern und die Dysmenorrhöe zu mildern. Über kurz oder lang aber werden die Membranen wieder größer und damit stellen sich auch die Schmerzen von neuem ein. — Gegen die Schmerzen selbst wendet man die oben gegen die Dysmenorrhöe angegebenen Mittel an.

V

Die Sterilität

Etwa 10% der Ehen bleiben kinderlos. — Fast immer wird zunächst der Frau die Schuld zugeschoben, und doch liegt wohl in einem Drittel der sterilen Ehen die Ursache auf seiten des Mannes. — Ergibt deshalb die Untersuchung der Frau nicht von vornherein eine bestimmte Erklärung der Sterilität, so tut man gut, den Ehemann vorzuladen. Er erteilt uns Aufschluß über die Potentia coeundi, über allfällig durchgemachte Lues und Gonorrhöe, besonders Orchitis und Epididymitis etc. Dann ersucht man ihn, sein in einem Kondom aufgefangenes Sperma möglichst bald nach dem Beischlaf zur Untersuchung einzuliefern. Daraus wird sich ergeben, ob überhaupt Ejakulation erfolgt oder nicht. Bekommt man eine gewisse Menge von Samenflüssigkeit zur Untersuchung, so entscheidet die mikroskopische Untersuchung. Zeigt es einige Stunden nach der Ejakulation noch zahlreiche Spermafäden in Bewegung, so darf man es als gesund ansehen. Fehlen dagegen die Spermafäden, oder sind nur wenige zu sehen, oder sind sie schon innerhalb einer Stunde sämtlich tot, so steht es mit der Zeugungsfähigkeit des Mannes schlimm. Wir untersuchen nach etwa 8 Tagen nochmals. Ergibt sich das gleiche Resultat, so ist der Mann schuld an der Sterilität und eine weitere Behandlung der Frau, soweit sie die Kinderlosigkeit betrifft, unnötig.

Wird das Sperma normal befunden, so muß die Frau an äußern Genitalien, am Uterus, an den Adnexen eingehend untersucht werden.

Nicht selten entdeckt man einen unversehrten Hymen. Er kann fleischig verdickt und resistent sein und eine kleine Öffnung besitzen; wahrscheinlich fehlt es aber hauptsächlich am natürlichen Trieb und an der Potenz des Mannes, oder es besteht krankhafte Empfindlichkeit des Introitus, sogenannter Vaginismus (s. S. 109), der häufig Symptom einer Neurose, andere Male aber auch nur eine Folge mangelhaften geschlechtlichen Könnens des Mannes ist. Aufklärung, Belehrung und Zuspruch wirken oft Wunder; bei tieferem Nervenleiden ziehe man den Nervenarzt zu. — Infantilismus der äußern Genitalien mit abnorm kleinem Introitus oder große Kürze der Scheide erschweren oder verunmöglichen die Immissio Penis. Allmähliche, schonende Gewöhnung bringt die nötige Erweiterung.

Viele Frauen kommen mit der Klage, daß das Sperma sofort nach dem Beischlafe wieder abfließe und suchen darin die Ursache der Sterilität. Ein durch Dammriss stark erweiterter oder ein sehr schlaffer Introitus, eine kurze Scheide, oder aber peristaltische Kontraktionen der Scheidenwände können daran schuld sein. — Beckenhochlagerung während des Beischlafes ist zu empfehlen.

Ein reichliches Scheidensekret wird den Samenfäden wegen seiner sauren Reaktion verderblich. — Man verordnet Scheidenspülungen mit Sodalösung oder behandelt den Katarrh mit andern Mitteln.

Während Atresien des Uterus absolute Konzeptionshindernisse bilden, vermögen bloße Stenosen des Muttermundes wahrscheinlich den Samenfäden den Eintritt nicht zu verwehren. Erst wenn ein Katarrh hinzutritt, das reichliche, zähe Sekret der Zervikalschleimhaut sich hinter einem engen Orifizium ansammelt und den Zervikalkanal spindelförmig ausgedehnt, besteht ein wirkliches Hindernis, das durch Diszision beseitigt werden muß.

Mangelhaftes Auswachsen, sogenannte Aplasie und Atrophie des Uterus hat fast stets Sterilität im Gefolge. — Ein Nachholen der versäumten Entwicklung wird mitunter erreicht durch Hebung des Allgemeinbefindens, ein geregeltes Eheleben, Anregung der Blutzirkulation in den Beckenorganen mittels Bade- und Wickelkuren.

Wo Myome im Uterus gefunden werden, muß man sich hüten, sie von vornherein als Ursache der Sterilität zu bezichtigen. Es kann ja wohl sein, daß sie bei besonderem Sitze die Einwanderung des Sperma sowohl wie die Niederlassung des Eichens stören. Allein in der Regel verhält es sich so, daß Myome in einem Uterus erst dann sich entwickeln, wenn er, aus andern Ursachen, nicht für die Fortpflanzung in Anspruch genommen wird.

Bei weitem am häufigsten muß für Sterilität gonorrhoische Infektion verantwortlich gemacht werden. Während die Gonorrhöe der untern Genitalabschnitte das Zusammentreffen von Ei und Sperma, sowie die Ansiedelung des befruchteten Eies im Uterus wenig hindert, richtet sie im Uterus, den Tuben, den Eierstöcken, am Beckenbauchfell solchen Schaden an, daß die Konzeption in hohem Grade erschwert und meist geradezu verunmöglicht wird. — Da das Hinaufsteigen der Gonorrhöe meist erst gelegentlich einer Geburt oder eines Abortus erfolgt, so steckt hinter Einkindersterilität oder Sterilität nach einem Abort in der Regel Gonorrhöe. — Die Folgen einer gonorrhoischen Infektion können aber beim Manne sowohl wie bei der Frau mit der Zeit vollständig ausheilen; deshalb sind auch jene Fälle, in denen eine jahrelange Sterilität durch Kindersegen unterbrochen wird, auf Gonorrhöe verdächtig. — Seltener sind Entzündungen des Uterus und der Tuben septischer oder tuberkulöser Natur. — Die Behandlung dieser Affektionen ist immer langwierig (s. S. 333); doch nicht ganz hoffnungslos.

Die Eierstöcke verschulden die Sterilität, wenn sie keine Eier zur Reife bringen und ausstoßen. Am häufigsten ist dies Folge von chronischer Entzündung der Ovarien selbst oder des benachbarten Beckenperitoneum. Dabei spielt wiederum die Gonorrhöe eine Hauptrolle. Aber auch septische und besonders tuberkulöse Prozesse führen nicht so selten in der Kindheit zu Pelveoperitonitis, die nach der Ausheilung Schwarten und Verwachsungen zurücklassen.

Wenn bei Fettsucht, starker Chlorose, Morphinismus, Diabetes, hochgradigem Herzfehler oft Sterilität besteht, so liegt die Schuld wohl ebenfalls an der Eireifung und -einbettung.

In zahlreichen Fällen ist es nicht möglich, für die Erklärung der Sterilität ein anatomisches Substrat zu finden oder der Befund beschränkt sich auf kleine Abnormitäten, wie einfache Stenose des Muttermundes, leichten Katarrh des Uterus, Anteflexion, Retroflexion, kleines Myom, die unzählige Male kein Konzeptionshindernis sind und doch gelegentlich einmal störend auf die Befruchtungsvorgänge einwirken können. — Beim menschlichen Weibe besteht eben ein Zustand von relativer Sterilität; tritt ja doch nur bei einem kleinen Prozentsatz der Kohabitationen Befruchtung ein. Diese Sterilität ist eine funktionelle, in dem Sinne, daß jeweilen auf seiten des Mannes oder des Weibes ein bei der Befruchtung beteiligter Apparat nicht tadellos funktioniert. Beim Weibe kann es z. B. die Flimmerung in den Tuben oder im Uterus sein. Tatsächlich ist nachgewiesen, daß die Flimmerung zu stark oder zu schwach sein und infolge davon das Eichen das rechtzeitige Eintreffen im Uterus verpassen kann. Wird z. B. das befruchtete Eichen wegen Verbrauch seiner Existenzmittel einbettungsbedürftig, bevor es in den Uterus gelangt, so geht es zugrunde oder es bettet sich allenfalls in der Tube ein. Anderseits kann es eine zu kräftige Flimmerung bis zum innern Muttermund oder darüber hinaus befördern, bevor es einbettungsfähig ist. Begegnet es ferner den Samenfäden erst in der Nähe des Uterus, so hat es vielleicht unterdessen seine Lebenskraft eingebüßt, oder die bald eintretende Menstruation schwemmt es heraus, bevor es sich eingebettet hat. Es handelt sich bei der Befruchtung um mannigfach ineinandergreifende Vorgänge. Das Gelingen kann durch die Unzulänglichkeit des einen oder andern vereitelt werden; anderseits ist es aber auch denkbar, daß die Schwäche eines Faktors durch die Stärke eines andern aufgewogen wird. So erklären sich z. B. jene nicht so seltenen Fälle, in denen nach vieljähriger steriler Ehe eines Paares in kurz darauf eingegangener anderer Eheverbindung sowohl der Mann als die Frau Kinder zeugen.

Zweifellos wird die Zeugungsfähigkeit auch durch das Allgemeinbefinden des Mannes sowohl wie der Frau beeinflußt. Deshalb ist es unter allen Umständen ratsam und besonders dort, wo die Ursache der Sterilität nicht auf der Hand liegt, dem Allgemeinbefinden der Eheleute seine Aufmerksamkeit zuzuwenden. Man erlebt es dann oft, daß nach gründlicher Änderung der Lebensweise, besonders nach zeitweiligem Ausruhen von der alltäglichen Beschäftigung des Mannes wie der Frau, nach Anwendung von Luft-, Sonne- und Badekuren Konzeption eintritt. Für die Frau ist es besonders empfehlenswert, falls die

Genitalien sonst gesund sind, die Menstruationszeit, im Gegensatz zu der üblichen Weise, möglichst zu ignorieren, ja gerade in jener Zeit sich recht viel körperliche Bewegung zu verschaffen, etwa eine längere Fahrt oder Reise zu unternehmen.

Die künstliche Befruchtung soll auf jene Fälle beschränkt bleiben, in denen, bei normalem Befund der innern Genitalien und durchaus gesundem Sperma, wegen Vaginismus, Hypospadie, Defectus penis, Schwäche des Mannes usw. Impotentia coneundi besteht. — Die Ausführung hat die natürliche Besamung nachzuahmen, also das Sperma nur ins Scheidengewölbe oder in den untern Teil des Zervikalkanals zu deponieren. Die einfachsten Mittel (Gummikatheter und Spritze oder bloß Spekulum), die ohne Abkühlung, Verunreinigung, Belichtung das Sperma einbringen, genügen. Das Experiment kann wegen seiner Einfachheit und Harmlosigkeit beliebig oft, bis zum Gelingen, wiederholt werden. Injektion des Sperma in die Uterushöhle ist wegen der Reizungs- und Infektionsgefahr nicht anzuraten; überdies kann dabei nicht die ganze Menge einer Ejakulation verwendet werden.

VI

Konzeptionsverhütung

Rein medizinische Gründe, die Sorge um Gesundheit und Leben seiner Schutzbefohlenen, können es dem Arzte zur Pflicht machen, Schwangerschaft zu verbieten und den Leuten in ihrem Bestreben das Verbot durchzuführen, mit Rat und Tat beistehen. Absolute Beckenenge, sowie Krankheiten, welche durch Schwangerschaft und Geburt bedenkliche Verschlimmerung erleiden, besonders wenn dabei auch das Kind wenig Aussicht auf normale Entwicklung hat, sind Anlässe, Konzeption zu verhüten. Unter den bezüglichen Krankheiten sind zu nennen: Tuberkulose, Herzfehler, welche nicht kompensiert sind oder bei vorausgegangener Schwangerschaft und Geburt die Frau an den Rand des Grabes brachten, ferner Nephritis mit Herzveränderungen, jedesmalige lebensgefährliche atonische Blutungen in der Nachgeburtszeit, dann Osteomalazie, Karzinom, Anaemia perniciosa, Lepra, Lues, Psychosen.

Aber auch Überlegungen nationalökonomischer Art dürfen mitsprechen; selbst verständigen Gründen für Beschränkung reichlichen Kindersegens rein privater Natur darf sich der Arzt nicht verschließen. Die Frage spielt in manchen Familien eine sehr ernste Rolle. Man erwäge wohl die Verhältnisse, bevor man sich mit der bloßen Empfehlung von Enthaltsamkeit begnügt. Es kommt ja vor, daß das Kohabitationsverbot zuverlässig befolgt wird. Ehe die Frau sich aber entschließt, ihrem Manne durch Versagung des Beischlafes Anlaß zu Untreue zu geben, nimmt sie die Gefahr einer Schwangerschaft auf sich. — Unter diesen Umständen sind wir genötigt, entweder konzeptionshindernde Mittel anzuwenden oder zu sterilisieren. Da die Sterilisation niemals eine absolut gefahrlose Operation ist und da sie zudem die Fortpflanzungsfähigkeit für immer vernichtet, so können nur streng wissenschaftliche Gründe medizinischer Art sie rechtfertigen. Viele Frauen werden auch nie ihre Einwilligung dazu geben. — So sind wir denn, wie widerlich es uns sein mag, nicht selten in die Zwangslage versetzt, konzeptionshindernde Mittel anzuraten. Die Kenntnis derselben ist schon so tief ins Volk eingedrungen, daß die Leute auch von sich aus uns darum angehen und wir nicht gut tun, sie einfach zu versagen. Zahlreiche Heilkünstlerinnen sind zu sehr bereit, sich dieser Sache, welche doch ausschließlich ins Sprechzimmer des Arztes gehört, zu bemächtigen und Mißbrauch damit zu treiben.

Mit würdigem Ernste und in kurzer Rede behandle der Arzt den delikaten Gegenstand. — Nie versäume er es aber, in seiner gedrängten Auseinandersetzung zwei Punkte zu betonen: 1. daß kein einziges der bekannten konzeptionsverhindernden Mittel unbedingten Schutz gegen Empfängnis biete, 2. daß sie sämtlich, auf die Länge angewendet, schädlich wirken. —

Das unschädlichste, am sichersten die Konzeption verhindernde Mittel, der Kondom, wird von den meisten Ehemännern nur ungerne gebraucht. — Scheidenspülungen nach dem Koitus mit Wasser, dem etwas Essig oder ein leichtes Desinfiziens zugesetzt ist, können, in richtiger Weise ausgeführt, nicht schaden; jedoch werden sie häufig den bereits in den Zervikalkanal eingedrungenen Spermatozoen nichts mehr anzuhaben vermögen. — Ein in der Größe gut gewähltes Pessarium occlusivum (Fig. 19) gewährt, wenn der Arzt es richtig eingelegt hat, fast absolut sicheren Schutz vor Empfängnis. Von Laienhänden eingeführt, gleichviel ob mit oder ohne sogenannten „Einführer", liegt es sehr oft falsch. Ihm haftet die unangenehme und häufig gefährliche Eigenschaft an, daß es die Sekrete des Uterus im Scheidengewölbe zurückhält, dadurch Infektion des Endometrium, also die Entstehung von Metro-Endometritis, begünstigt. Frauen mit Scheiden- oder Uteruskatarrhen dürfen es von vornherein nicht tragen; andere sollten es jeweilen nach einer Woche entfernen oder nur mit längeren Unterbrechungen sich einlegen lassen, so daß sie es z. B. in einer Zwischen-Menstruationszeit tragen, in der anderen nicht. — Das Einlegen von komprimierten Schwämmchen, die jedesmal an einem Faden wieder herausgezogen werden, gewährt nicht mehr Sicherheit als von Laienhänden eingeführte Pessarien, zudem ist ein solcher Gegenstand stets voller Bakterien. — Noch weniger Schutz gegen Konzeption bieten die mit verschiedenen Medikamenten beladenen Vaginalkugeln. — Gänzlich abraten soll man vom Coitus interruptus. Er kommt fast der Masturbation gleich und übt unbedingt einen schädlichen Einfluß auf das Nervensystem von Mann und Frau aus. —

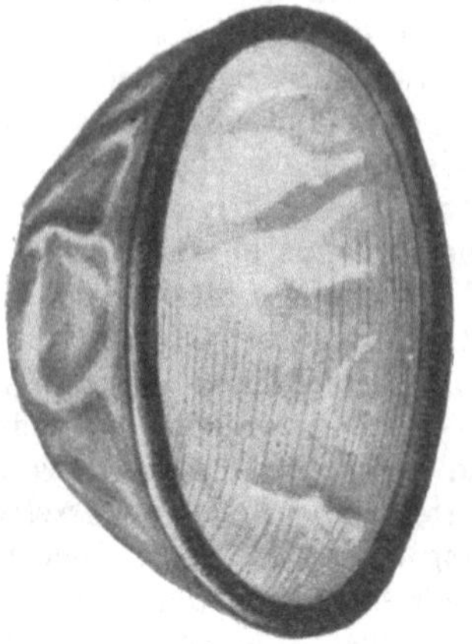

Fig. 19. **Okklusivpessar.**

Die Sterilisation. Sie muß eine operative sein; Röntgenbestrahlung ist in ihrer Wirkung unberechenbar und unzuverlässig. — Ausführung per Laparotomiam oder per vaginam. Vorziehen des Uterus und Neigung nach einer Seite. Keilförmige Exzision des Tubenwinkels, Vernähung und Peritonisation. Abtrennung der ganzen oder mindestens halben Tube und Vernähung der Wunde mit Versenkung des Stumpfes ins Lig. latum. Dasselbe anderseits. — Noch einfacher und empfehlenswerter ist es, die Tube etwa 1 cm vom Uterus entfernt zu durchtrennen, das uterine Ende zu übernähen, dagegen das andere Schnittende mit der Pinzette vorzuziehen, sein Peritoneum 1—2 cm weit zurückzustreifen; dann das vorgezogene Tubenstück abzuschneiden und den sich retrahierenden Stumpf mit Peritoneum zu übernähen.

Recht oft wird die Sterilisation angeschlossen an künstlichen Abort durch Uterusschnitt.

Die einzelnen Erkrankungen

I

Die Erkrankungen der äußeren Geschlechtsteile

Anatomische Vorbemerkungen

Die großen Schamlippen (Labia majora) (Fig. 20), zwei mehr oder weniger stark vorspringende, mit Fettgewebe voller

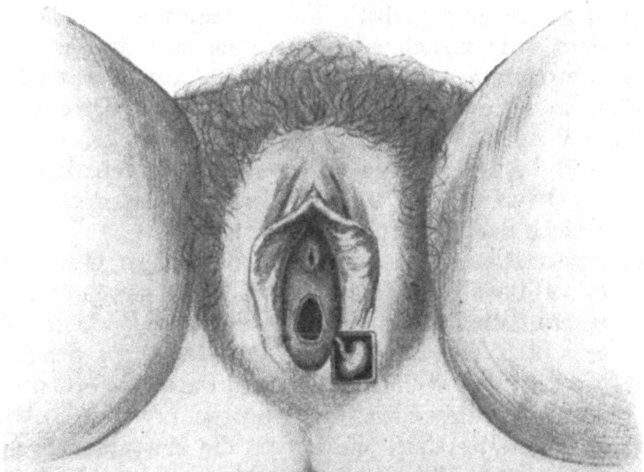

Fig. 20. Topographie der äußeren Genitalien.
Die Nymphen sind gespreizt, der Vorhof tritt frei zutage. Die linke Bartholinische Drüse mit ihrem Ausführungsgang ist frei präpariert; rechts bezeichnet ein Schatten ihre Mündung.

oder schlaffer gepolsterte Hautfalten, nehmen vorn aus dem Fettpolster über der Schamfuge (Mons Veneris) ihren Ursprung und verlaufen nach hinten zum Teil in den Damm aus, zum Teil vereinigen sich beide zur hinteren Kommissur der Vulva. Diese spannt sich beim Spreizen der Schamlippen als dünne, quer verlaufende Falte an und wird Frenulum vulvae s. labiorum (Fourchette bei den Franzosen) genannt. Die Einsenkung hinter ihr heißt Fossa navicularis. Bei der Geburt reißt das Frenulum regelmäßig ein, die Fossa navicularis wird dadurch seichter oder ganz aufgehoben. — Die Labien zeigen an der Außenseite den Charakter der äußeren Haut und tragen Schamhaare; die innere Fläche bildet einen Übergang zur Schleimhaut und enthält zahlreiche Talgdrüsen.

Die kleinen Schamlippen (Nymphen, „weil zwischen ihnen der Wasserstrahl hervorsprudelt") bilden zwei dünne, rötliche oder bräunliche, oft stark pigmentierte, wenig Fett enthaltende Hautfalten an der Innenseite der großen Labien; ihre Kämme sind meist gekerbt. Hinten laufen sie in die großen Schamlippen aus; manchmal nehmen sie auch teil an der Bildung des Frenulum vulvae. Ihre vordere Kommissur ist längsgespalten; in der Spalte guckt das Köpfchen der Klitoris hervor. Die Falte über ihm heißt Präputium, diejenige, welche mit der Unterfläche der Klitoris sich verbindet, Frenulum clitoridis. — Die Nymphen sind haarlos, dagegen reich an Talgdrüsen, welche das Smegma produzieren. —

Charakteristische Veränderungen der äußern Genitalien bewirkt die habituelle Masturbation. Die gewöhnlichste Art der weiblichen Selbstbefriedigung, besonders bei Mädchen, besteht nicht darin, daß Finger oder Gegenstände in die Scheide eingeführt werden; das Wollustgefühl wird durch Reiben der unter dem Schambogen liegenden, am Knochen befestigten, Wollustorgane (s. Fig. 25) erzielt. Erst wenn die Masturbantin auf der Höhe des Orgasmus ihrer selbst nicht mehr mächtig ist, führt sie den Finger oder zweckdienliche Instrumente, zunächst ganz unwillkürlich, in die Scheide oder in die Harnröhre ein. — Auch schon Zupfen und Zerren an den kleinen Schamlippen rollt die Klitoris auf dem Knochen hin und her und gewährt Behagen. Derart gewohnheitsmäßig mißhandelte kleine Schamlippen hängen wie schlaffe Flügel welk herab (Fig. 21), lassen sich lang ausziehen und wie ein Vorhang über die Vulva herablegen. — Dabei sind meist die Talgdrüsen hypertrophisch und scheinen gelblich durch.

Dementsprechend zeigen Onanistinnen auch stärkere Smegmaabsonderung und ihr Introitus ist oft diffus gerötet. Eine bei Masturbantinnen hie und da beobachtete Erscheinung ist die Parametritis posterior: Verkürzung der Ligg. sacro-uterina mit hinterer Fixation des Zervix (s. S. 302). —

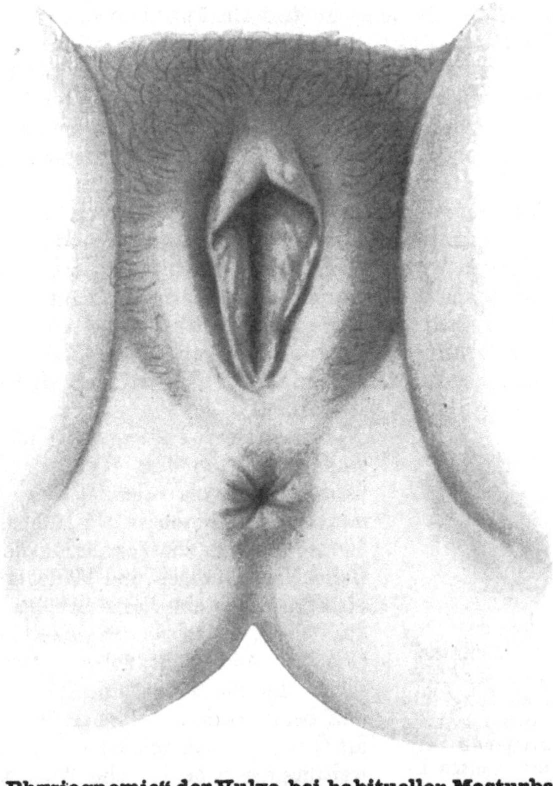

Fig. 21. **„Physiognomie" der Vulva bei habitueller Masturbation.**

Bei Neugeborenen ragen die Nymphen meist zwischen den Labia majora hervor. Mit herannahender Pubertät werden sie von den Schamlippen zugedeckt; dieses Verhältnis geht um so mehr verloren, je mehr durch den Beischlaf, besonders aber durch Geburten die Vulva zum Klaffen gebracht wird, oder die

Nymphen durch Hypertrophie heraushängen. Im Alter schrumpft die Vulva oft so stark, daß von den kleinen Schamlippen nur noch Andeutungen vorhanden sind.

Der von den Nymphen eingeschlossene Raum heißt **Vorhof** (Vestibulum vaginae). Er ist vorn von der vorderen Kommissur der Nymphen mit dem Köpfchen der Klitoris, hinten vom Frenulum labiorum begrenzt. In ihn münden Harnröhre und Scheide; er ist deshalb als Sinus urogenitalis aufzufassen.

Die **Harnröhrenmündung** (Orificium urethrae, meatus urinarius) wechselt in Lage, Aussehen, Weite. Bei älteren Frauen oder nach vielen Geburten rückt sie oft tief herab oder sie zieht sich in die Scheide zurück. Neben ihr liegen beiderseits mehr oder weniger deutliche Vertiefungen, die sogenannten **paraurethralen Gruben** oder Gänge, welche mitunter das Aussehen der Harnröhrenmündung selbst besitzen. Durch Geburtsverletzungen, Operationen, anderweitige Läsionen oder ödematöse Schwellungen wird manchmal die Orientierung erschwert. Man wird trotzdem in jedem Falle die Harnröhrenmündung finden, wenn man sich das eine merkt: **daß sie stets $1^1/_2$—2 cm senkrecht unterhalb vom Köpfchen der Klitoris liegt, und dieses in der gespaltenen vorderen Kommissur der Nymphen zu suchen ist.** —

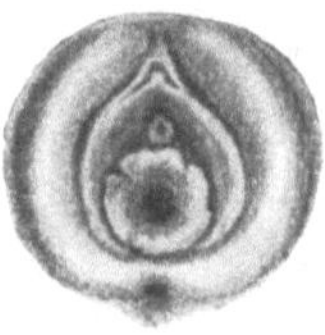

Fig. 22.
Vulva neonatae.
Unterhalb der Harnröhrenmündung füllt der trompetenartig heraustretende Hymen den ganzen Introitus vaginae aus. Schamlippen stark gespreizt.

Der **Scheideneingang** (Introitus vaginae) wird von dem **Hymen** (Jungfernhäutchen, Valvula vaginae), einer Membran mit Schleimhautcharakter umsäumt und dadurch Vagina von Vestibulum abgegrenzt. Beim Neugeborenen und Mädchen sieht er oft aus, als ob eine kurze Schleimhautröhre aus dem Introitus vaginae hervorrage (Fig. 22) und zeigt solchen Gewebsüberschuß, daß die Ränder übereinander greifen und beim stärksten Spreizen des Introitus die Öffnung noch schließen. Mit der Ausweitung der Scheide beim Wachstum wird daraus mehr ein Diaphragma der Scheide (Fig. 23). Die Öffnung des Hymen kann zentral liegen (Hymen annularis), gewöhnlich ist sie aber bei dem erwachsenen Weibe nach vorn gerückt, so daß der Hymen hinten breiter ist als vorn (Hymen semilunaris). Hie und da zeigt der Hymen zwei (Fig. 24) oder gar mehrere Öffnungen (Hymen cribri formis). — In Ausnahmefällen hat der Hymen von Geburt an gefehlt oder eine Lücke gezeigt; selten wird er durch Verletzungen, Noma, Diphtherie, venerische Geschwüre teilweise oder ganz zerstört. Die Stärke und Konsistenz des Hymen ist recht verschieden; er kann papierdünn und sehr zart, er kann aber auch 1—2 mm dick, fleischig und recht derb sein. Sein Saum läuft manchmal ganz dünn aus; häufig ist er aber so dick wie die Basis. —

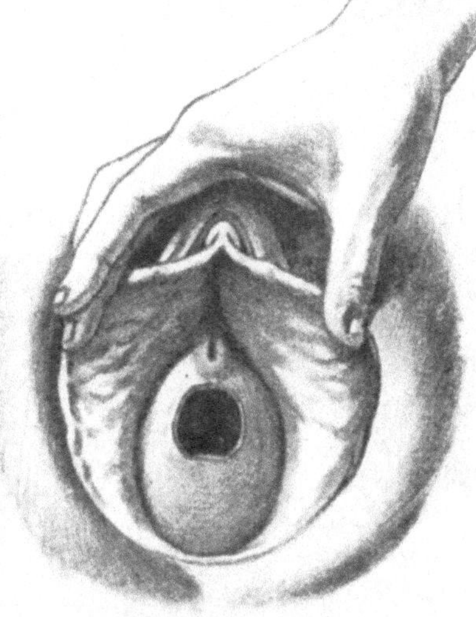

Fig. 23. Hymen semilunaris.

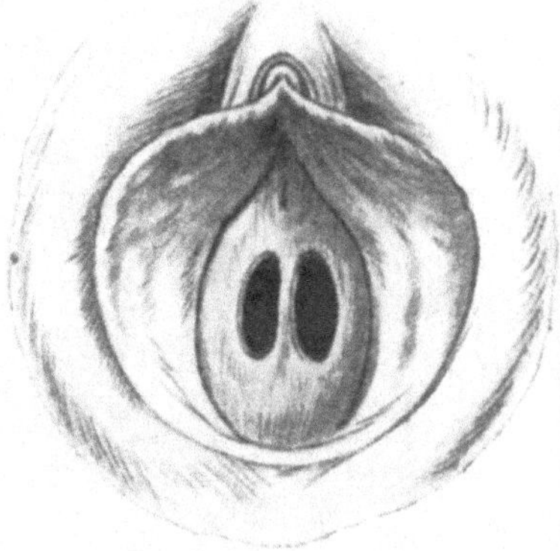

Fig. 24. Hymen mit zwei Öffnungen.

Die Erkennung der Defloration durch Koitus ist nicht immer leicht. Die Hymenalöffnung kann ursprünglich so weit und so dehnbar sein, daß sich ein Finger einführen läßt; mitunter können zwei Finger oder der Penis passieren, ohne daß eine sichtbare Verletzung entsteht (Fig. 36). Bei solcher Überdehnung büßt jedoch der Hymen seine Elastizität ein, so daß ein sonst bei der Einführung des Fingers sich anspannender Saum nicht mehr gefühlt wird. Man darf deshalb behaupten: wo der Hymen mit der Fingerkuppe als unverletzter feiner Saum ringsum zu tasten ist, hat eine Immissio penis nicht stattgefunden. Natürlich darf man aus dem Fehlen des Saumes nicht auf stattgehabte Immissio penis schließen; schon deshalb nicht, weil er durch eine andere mechanische Einwirkung (z. B. Masturbation) eingerissen oder derart gedehnt worden sein kann, daß man ihn nicht mehr fühlt. — Die Regel ist es, daß

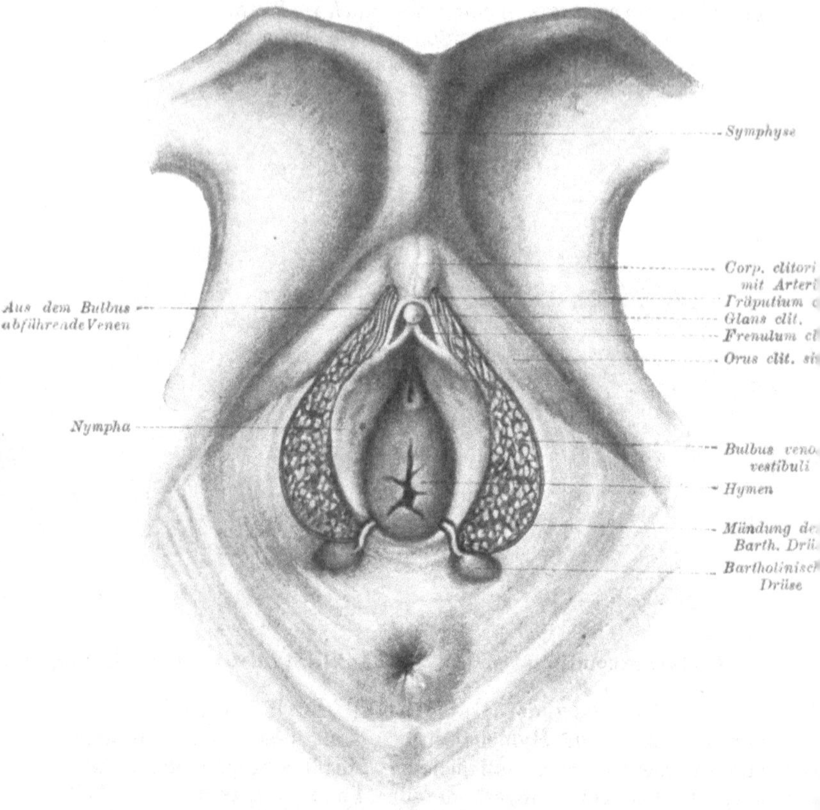

Fig. 25. **Äußere Genitalien** nach **Entfernung** des **Mons veneris** und der **großen Schamlippen.**

durch die Kohabitation Einrisse in den Hymen entstehen. Sie liegen meist am hinteren Umfang, mehr seitlich, häufiger rechts und verändern nach der Vernarbung das Aussehen des Hymen nur unbedeutend (s. S. 79, über Verletzungen), so daß man sie erst bei genauer Besichtigung entdeckt. Häufige Wiederholung des Beischlafes erst bringt die Öffnung zum Klaffen. Bei der Geburt werden die Einrisse zahlreicher und tiefer; fast immer fallen dabei einzelne Abschnitte der Drucknekrose anheim; es entstehen wirkliche Lücken; die zwischen ihnen stehengebliebenen Reste schrumpfen zu warzenartigen Gebilden zusammen und heißen dann Carunculae myrtiformes. — In seltenen Fällen ist die Dehnbarkeit des Hymen so überaus groß, daß er selbst nach der Geburt noch einen ununterbrochenen, schlaffen Saum darstellt. Umgekehrt kommt es vor, daß nach einer Entbindung kaum noch eine Andeutung an den Hymen bestehen bleibt. —

Nach Abtragung der Schamlippen treten die Wollustorgane zutage: Bulbus vestibuli und Klitoris (Fig. 25). Ersterer ist ein hufeisenförmiger, aus einem Knäuel von Venen bestehender Schwellkörper, welcher die vorderen zwei Drittel des Vestibulum und Scheideneinganges umfaßt. Die Klitoris besteht aus den beiden spindelförmigen, kavernös gebauten Crura clitoridis, welche mit ihren äußeren Ausläufern durch Faszien an das Periost der absteigenden Schambeinäste befestigt sind, während die inneren Enden zu dem unter dem Schambogen liegenden Corpus Clitoridis zusammenlaufen, dessen kleines Köpfchen (Glans oder Capitulum clitoridis) aus der vorderen Kommissur der Nymphen hervorguckt. —

Unmittelbar hinter den kolbig verdickten Enden der Bulbi vestibuli liegen die bohnengroßen Bartholinischen Drüsen. Ihre 2 cm langen Ausführungsgänge münden in dem Winkel zwischen Nymphen und Hymenresten, an der Grenze des hinteren Drittels des Introitus vaginae. Sie sondern ein graulich-weißes Sekret ab.

Über die Crura clitoridis legen sich beiderseits die Musculi ischio-cavernosi; über die Bulbi vestibuli die Musculi bulbocavernosi. Durch Kontraktion dieser Muskeln werden die unter dem Schambogen abführenden Venen komprimiert; die dadurch entstehende strotzende Füllung des Schwellnetzes bildet dann einen automatischen Verschluß der Venen, so daß die Schwellkörper in Erektion geraten.

I

Abnorme Gestaltung der äußeren Geschlechtsteile

Größe, Völle, Behaarung der großen Schamlippen, Enge oder Weite der Rima pudendi, Entwickelung des Paniculus adiposus in der Umgebung verleihen der Vulva die „Physiognomie“. Sie zeigt innerhalb der normalen Grenzen die mannigfaltigsten Variationen.

Vulva infantilis. Die Pubertätsentwickelung ist ausgeblieben; die Schamlippen sind klein, oft geradezu winzig, nur angedeutet; die Schamhaare können fast ganz fehlen. Mitunter bestehen daneben Entwickelungsstörungen an den inneren Genitalien.

Abnorm starke Entwickelung einzelner Abschnitte der Vulva. Hypertrophie der Nymphen und des Praeputium clitoridis kommt auch unabhängig von Masturbation (s. S. 52) vor. Sie ist unter der Bezeichnung Hottentottenschürze bekannt. Sie wird in seltenen Fällen beim Gehen und beim Beischlaf hinderlich und kann dann ohne Gefahr durch Amputation mit folgender Vernähung oder mit Paquelin beseitigt werden.

Penisartige Hypertrophie der Klitoris ist selten und kann Anlaß zu Amor lesbicus geben, oder auch Folge davon sein. Steht sie nachgewiesenermaßen in Zusammenhang mit anderen Krankheitserscheinungen, so darf die Klitorektomie ausgeführt werden: Mittels Schere oder Messer wird der vorragende Teil amputiert und die lebhafte Blutung durch Unterbindung und Umstechung gestillt. — Entfernung der normalen Klitoris in der Absicht, abnorme psychische Zustände oder Epilepsie usw. zu beseitigen, ist verwerflich und nutzlos.

Verklebung des Präputium clitoridis kann das Aussehen der äußern Geschlechtsteile auffällig verändern (Fig. 26). Sie ist Folge häufiger Entzündung wegen Smegmazersetzung. Bei gewohnheitsmäßigem Kratzen kleiner Mädchen an den Genitalien muß stets darauf untersucht werden. In hochgradigen Fällen ist das Köpfchen der Klitoris ganz vom Präputium überwachsen. Die Adhäsionen können meist leicht stumpf gelöst werden. Oft kommen kleine Smegmasteinchen unter dem Präputium zum Vorschein (Fig. 27). Gegen die wiederholte Entzündung hilft am besten Reinlichkeit.

Verklebung der Rima pudendi ist nicht mit angeborener Atresie, die fast nur bei lebensunfähigen Neugeborenen getroffen wird, zu verwechseln. Die Verklebung betrifft die Nymphen, nur oben ist eine Öffnung für den Urinabfluß geblieben. Sie ist meist Folge von heftigen, häufig wiederholten Entzündungen und wird gewöhnlich in den Kinderjahren erworben. Die Trennung läßt sich in der Regel stumpf vornehmen; nur ausnahmsweise braucht man Messer und Naht.

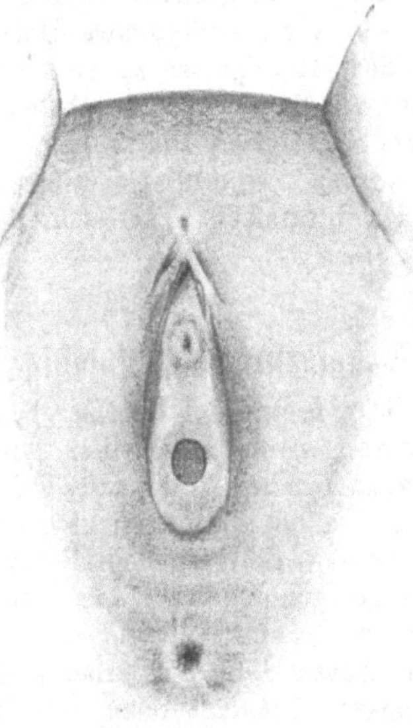

Fig. 26. **Verklebung des Präputium clitoridis** (nach H. Kelly).

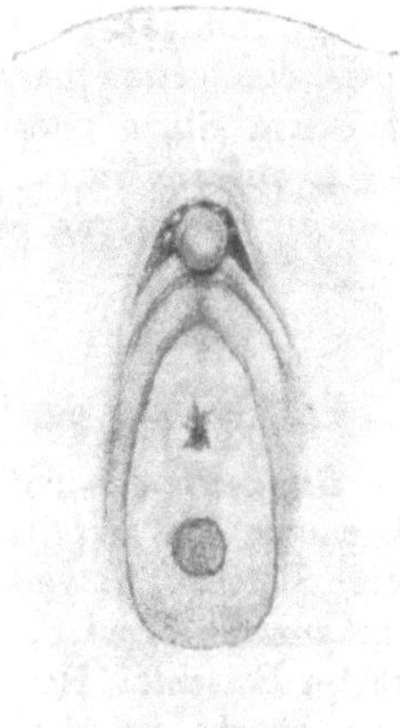

Fig. 27. Nach der Lösung sieht man unter dem Präputium kleine Smegmasteine.

Ödem entsteht sehr leicht an der Vulva. Es beschlägt besonders gerne die großen, aber auch die kleinen Schamlippen und die Umgebung der Harnröhrenmündung können ödematös anschwellen. Es bildet sich bei akuter Entzündung infolge kleiner Verletzungen z. B. durch Kratzen und Infektion in der Umgebung des Introitus vaginae. Da das lockere Zellgewebe der Vulva mit demjenigen der Vagina und der Parametrien in direktem Zusammenhang steht, so begleitet Ödem regelmäßig infektiöse Vorgänge in der Scheide und ihrer Nachbarschaft. Auch bei Druck auf die Beckenvenen durch Tumoren, dann bei allgemeinem Anasarka infolge von Herz- oder Nierenleiden entsteht Vulvaödem. — Bei exzessiven Anschwellungen können Skarifikationen Erleichterung bringen.

Varizen an den Schamlippen sind in der Regel aus der Schwangerschaft geblieben; jedoch können sie bei dafür disponierten Individuen auch Folge von langem Stehen sein. Meist ist die eine Seite vorwiegend befallen. — Vergrößern sie sich beständig und fallen sie lästig, so ist vor allem anhaltendes Stehenbleiben und heftige Anstrengung der Bauchpresse zu verbieten. Durch eine etwas massige, zwischen den Beinen durchgeführte und an einem Gurte oder am Korsett befestigte **T**-Binde kann ein Druck auf die Varizen ausgeübt werden. Nur im Notfalle wird man zur operativen Entfernung der dilatierten Venen schreiten.

II

Entzündung der äußeren Geschlechtsteile. Vulvitis

Die Sekrete bei Katarrh der Scheide und des Uterus, ebenso diejenigen bei zerfallenden Neubildungen der Genitalien, ferner durch Fisteln abfließender Urin verursachen Entzündung der Vulva; mechanische Insulte, wie rücksichtslos oder ungeschickt ausgeführter Beischlaf, Notzuchtsversuche usw. führen gleichfalls dazu. Sehr häufig ist die Vulvitis Folge gonorrhoischer Infektion; aber auch saprophytische Keime, Bacterium coli und Oxyuren können bei unreinlichen Personen Entzündung der äußeren Geschlechtsteile erzeugen. Fettleibigkeit beanlagt dazu. Besonderer Hervorhebung bedarf die Vulvitis infantum. Sie beruht sehr oft auf gonorrhoischer Infektion; gewiß ist sie aber auch häufig durch saprophytische Pilze, welche das Smegma zur Zersetzung bringen, oder durch Darmparasiten sowie durch Kratzen und Reiben verursacht; sie zeigt sich gerne bei exsudativer Diathese.

Die Symptome sind Brennen und Jucken in den äußeren Genitalien; besonders stark wird dies nach angestrengtem Gehen; das Urinlassen verursacht ebenfalls Brennen. Die Vulva und die Innenfläche der Schenkel sind gerötet; die Schamlippen oft ödematös geschwellt und manchmal durch schleimig-eitriges Sekret verklebt; nicht selten bilden sich kleine Pusteln oder oberflächliche Exkoriationen; die Inguinaldrüsen sind geschwollen.

Bei der Behandlung hat man auf Beseitigung der ursächlichen Momente, also irritierender Ausflüsse, mangelhafter Reinlichkeit, das Hauptgewicht zu legen. Das so beliebte Abwaschen der Geschlechtsteile mit einem Schwamm ist zu verurteilen, weil dadurch stets von neuem infiziert wird. Gegen die Entzündung selbst genügen oftmals regelmäßige Waschungen mit leicht antiseptischen Lösungen, mittels Watte oder sauberem weichem Lappen, und häufiger Wechsel der Wäsche. Bei hartnäckiger Vulvitis verordne man 1 ‰ Sublimat- oder ½ % Lysoformlösung zum Waschen und lasse nachher jeweilen mit Zinkpaste einfetten, oder mit antiseptischem Puder bestäuben. Trotzt die Entzündung dieser Behandlung, so rasiert man die Haare, seift gründlich und lange ein, wäscht mit Wasser, hierauf mit Alkohol oder desinfizierender Lösung ab und appliziert antiseptische Salbe oder Puder. — Immer denke man auch daran, den Urin zu untersuchen, weil Diabetes gerne zu Jucken an den Genitalien und infolge des Kratzens zu Vulvitis führt. — Bei Kindern halte man die Genitalien besonders nach der Defäkation sorgfältig rein, mache Waschungen mit leicht desinfizierenden Lösungen (ohne dabei die Vulva zu irritieren), pudere oder streiche Salbe an.

Erysipel der Vulva wird nur selten mehr beobachtet. Bisweilen tritt es bei Neugeborenen auf und führt rasch zum Tode. Es gibt Frauen, welche habituell, namentlich während der Menstruation, erysipelatöse Schwellung der Schamlippen bekommen. Diese müssen durch große Reinlichkeit und regelmäßige desinfizierende Waschungen solchen Ausbrüchen zu steuern suchen.

Furunkel und kleine Abszesse kommen an der Vulva und ihrer Umgebung häufig vor. Sie sind Folge von Talgdrüseninfektion und können durch Reinlichkeit und Desinfektion vermieden werden. Desinfizierende Umschläge und chirurgische Behandlung werden dem gehäuften Auftreten Einhalt tun.

Gangrän wird verursacht durch Quetschung, Spannung bei Hämatom oder sehr starkem Ödem; Erysipel kann dazu führen; sodann beobachtet man sie als Komplikation von Pocken, Scharlach, Masern, Typhus, Diphtherie; bei kleinen Kindern kennen wir sie unter der Form Noma. Therapeutisch werden desinfizierende Waschungen und Umschläge bis zur Abstoßung der gangränösen Fetzen, bei Noma tüchtige Kauterisation mit dem Ferrum candens angewendet.

Bartholinitis ist fast immer eine Äußerung gonorrhoischer Infektion. Die Gonokokken dringen mit Vorliebe in die Ausführungsgänge der Bartholinischen Drüsen, regelmäßig beider, ein und erzeugen hartnäckigen Katarrh in ihnen. Jahrelang kann er, ganz unabhängig von anderen Äußerungen der Gonorrhöe, bestehen bleiben und eine stete Quelle erneuter Infektion höher gelegener Teile bilden. Man erkennt ihn an den

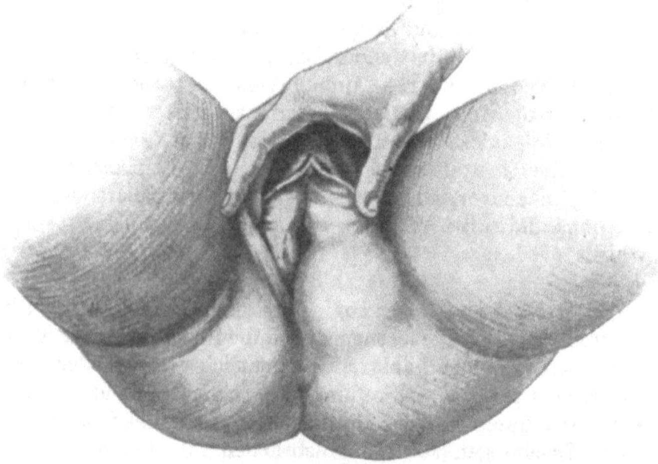

Fig. 28. Bartholinitis.

Maculae gonorrhoicae, kometenschweif- oder flohstichartige rote Flecken nach außen von den Mündungen der Bartholinischen Ausführungsgänge; sie sind bei näherem Zusehen granuliert, in seltenen Fällen sogar mit eigentlichen Granulomen besetzt. Bei sorgfältiger Bemühung gelingt es, etwas trübes Sekret aus den Gängen auszupressen.

Auf dem Boden eines solchen Katarrhs kommt es häufig zu akuter Entzündung und Eiterung; es entsteht ein Abszeß in der Bartholinischen Drüse selbst oder in einer Ausstülpung ihres Ausführungsganges. Unter heftigem Brennen, oft unter Fieber, schwillt die Schamlippe der betroffenen Seite innerhalb

2—3 Tagen stark an und rötet sich. Die Schwellung sitzt namentlich am hinteren Drittel der Labie (Fig. 28); dort hatte man im Beginne der Erkrankung den Entzündungsherd als walnußgroßen empfindlichen Tumor durchgefühlt; jetzt ist jene Gegend so angeschwollen, gespannt und schmerzhaft, daß ein genaues Tasten nicht mehr angeht. Nach 1—2 Tagen tritt auf der inneren Seite der Schamlippe Fluktuation und nach abermals 1—2 Tagen Durchbruch des Abszesses, etwas unterhalb der Mündung des Bartholinischen Ausführungsganges, seltener am Damm oder gar ins Rektum ein. Der ausfließende Eiter ist mißfarben und meist stinkend. Die Fistel schließt sich in wenigen Tagen. War die ganze Drüse vereitert, so erfolgt damit definitive Heilung. Häufig jedoch betraf die Eiterung nur einen Teil der Drüse oder der Abszeß lag in einer Ausbuchtung des Ausführungsganges; dann kann über kurz oder lang die gleiche Geschichte sich wiederholen. In seltenen Fällen bleibt die Abszeßöffnung als Fistel bestehen und es dauert ein chronisches Stadium von Bartholinitis mit zeitweiser Eiterverhaltung längere Zeit fort. Mitunter ist der Verlauf auch von Anfang an ein chronischer, indem die Drüse nur mäßig anschwillt, geringe Empfindlichkeit zeigt und manchmal bei Druck eine grünliche oder grauliche, schleimig-eitrige Flüssigkeit entleert — Verwechselung eines im hinteren Drittel einer großen Schamlippe sitzenden Abszesses mit einem anderen Leiden ist, wenn vereitertes Hämatom ausgeschlossen werden kann, nicht wohl möglich.

Therapie. Bei akutem Verlaufe wartet man unter symptomatischer Behandlung der Schmerzen bis deutliche Fluktuation eingetreten ist. Dann inzidiert man ausgiebig auf der Innenfläche der Schamlippe, wo die Fluktuation am oberflächlichsten ist und drainiert die Abszeßhöhle mit Jodoformgaze während 2—3 Tagen, bis die Höhle auf ein Minimum sich verkleinert hat. Sitzbäder begünstigen dann die völlige Ausheilung. — Vor Rezidiv schützt nur sicher die Exstirpation der Drüse. Man nimmt sie am besten von der Außenseite der Schamlippe aus vor. Die Operation ist nicht so ganz leicht und einfach, denn die Drüse sitzt fest in der Fascia perinaei eingebettet und muß mit Schere oder Messer herauspräpariert werden.

III

Neubildungen und Geschwülste an den äußeren Geschlechtsteilen

Lipome der Vulva sind sehr selten. Sitzen sie im vorderen Drittel einer Schamlippe, so können sie gelegentlich zur Verwechselung mit Netzbruch Anlaß geben.

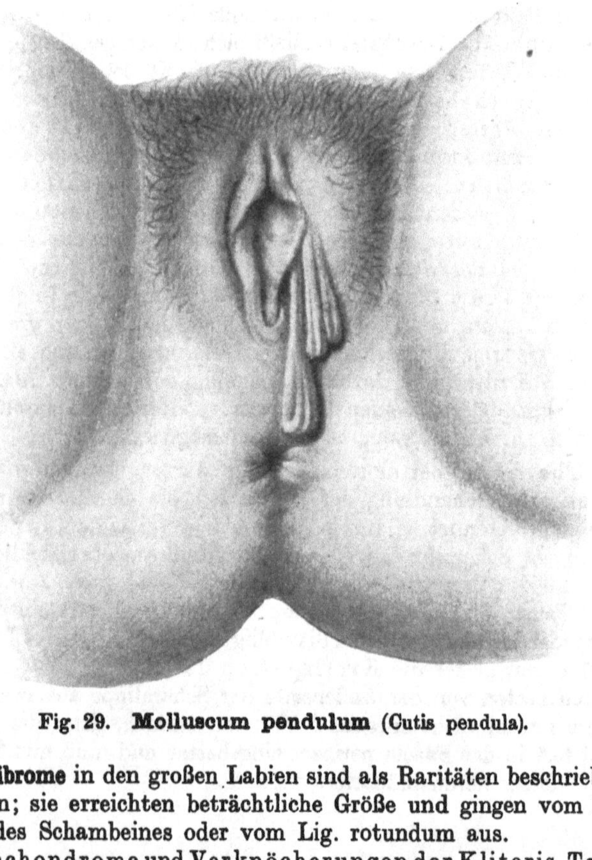

Fig. 29. **Molluscum pendulum** (Cutis pendula).

Fibrome in den großen Labien sind als Raritäten beschrieben worden; sie erreichten beträchtliche Größe und gingen vom Periost des Schambeines oder vom Lig. rotundum aus.

Enchondrome und Verknöcherungen der Klitoris, Teleangiektasien, Angiome sind ebenso selten beobachtet worden.

Molluscum pendulum (Cutis pendula) (Fig. 29) ist etwas häufiger. Es stellt an Stielen hängende, längliche, häufig mehrfache Geschwülste von sehr verschiedener Größe dar, die sich weich, wie leere Hautbeutel anfühlen und ihrer gefalteten Oberfläche wegen auch so aussehen. Ihr Stiel geht an der Basis in ganz normale, nicht infiltrierte Haut über; häufig sitzen an anderen Körpergegenden ähnliche Gebilde. Bei Unreinlichkeit und durch Reibung beim Gehen können sie gerötet, entzündet, geschwürig werden. Sie wachsen sehr langsam. — Am besten trägt man sie mit Schere oder Messer ab und vernäht oder verschorft den Stiel.

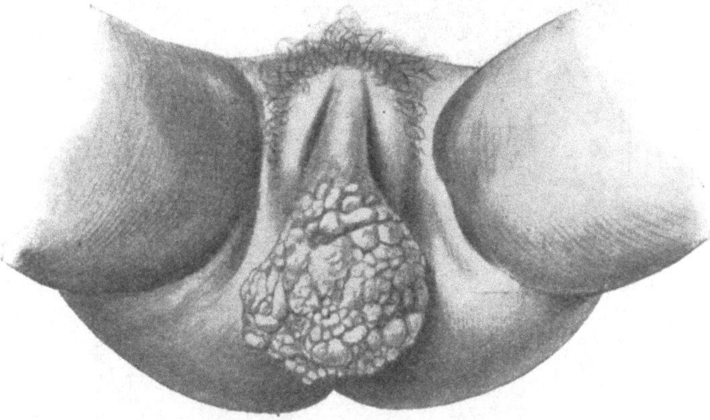

Fig. 30. **Elephantiasis vulvae.**

Elephantiasis vulvae (Fig. 30) i. e. Hypertrophie der Epidermis, Infiltration der Kutis und des subkutanen Bindegewebes mit Rundzellen, starke Erweiterung der Lymphgefäße kommt in den Tropen ziemlich häufig vor und ist durch Verstopfung und Zerstörung der Lymphgefäße infolge Einwanderung der Filaria hervorgerufen. Bei uns entsteht sie mitunter nach wiederholtem Erysipel, hie und da auf luetischer Basis; doch auch ohne bekannte Ätiologie. Vorwiegend beteiligen sich die großen Schamlippen, seltener die Nymphen und die Klitoris. Die Neubildung, anfänglich breit aufsitzend und undeutlich begrenzt, entwickelt sich langsam zu einem keulenförmig, selbst bis zum Knie herunterhängenden Tumor. — Im Beginn kann man glauben, es mit chronischem Ödem oder chronischer Lymphangitis zu tun zu haben. Hat sich ein hängender Tumor gebildet, so ist die Diagnose leichter. Die Härte der Geschwulst und die Infiltration der Haut an der Basis unterscheiden sie vom Molluscum; das tumorartige Wachstum und das Fehlen des Zerfalls vom Ulcus rodens, Lupus und anderen Geschwüren. Die Geschwulst ist nicht empfindlich. Die Beschwerden entsprechen im allgemeinen der Größe des Tumors; doch können auch schon kleinere durch ihre Lage unangenehm werden bei der Urin- oder Stuhlentleerung. — Der Entfernung mit Messer und Schere stehen meist keine Schwierigkeiten entgegen.

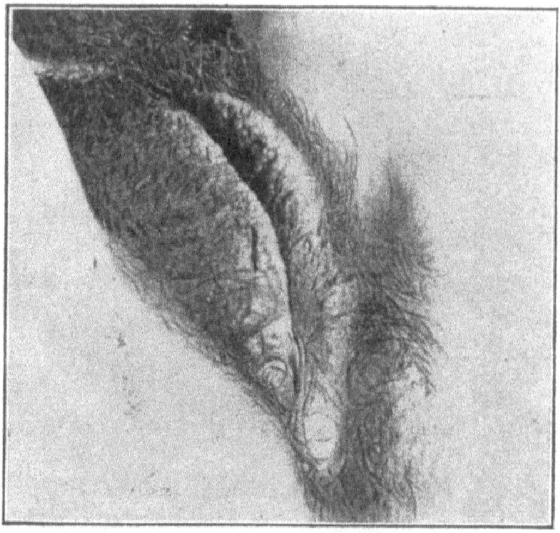

Fig. 31. Lymphangioma cysticum vulvae.
Labien geschwollen und mit dicht stehenden Bläschen und Knötchen besetzt, welche dilatierte Lymphgefäße darstellen (nach Heuss).

Das **Lymphangioma cysticum vulvae** (Fig. 31) ist mit der vorigen Affektion verwandt. Es handelt sich dabei um eine Erweiterung und Umbildung von Lymphgefäßen, welche sämtliche Hautschichten befällt. Die großen Schamlippen sind geschwellt und mit dichtstehenden stecknadelkopf- bis erbsengroßen Bläschen und warzenartigen Hervorragungen besetzt, welche eben die dilatierten Lymphgefäße darstellen. Auch dieses Leiden kann nach Erysipel auftreten. Heilung bringt wohl nur die Exstirpation der erkrankten Gegend.

Ulcus rodens (franz. Esthiomène) wird am häufigsten bei Dirnen der niedersten Sorte beobachtet. Es stellt ein chronisches, langsam in der Fläche weiter fressendes Geschwür mit Ödem der Umgebung dar (Fig. 32). Beginnend in der Umgebung der Harnröhre oder in der Fossa navicularis greift es, der Rinne zwischen großen und kleinen Schamlippen folgend, langsam in die Umgebung hinein. Seine Ränder sind unregelmäßig ausgefressen, da und dort etwas unterminiert, aber nicht infiltriert oder induriert. Ränder und Grund des Geschwürs unterscheiden sich überhaupt nur insofern von der ödematösen Umgebung, als an einzelnen Stellen etwas graulicher, zarter

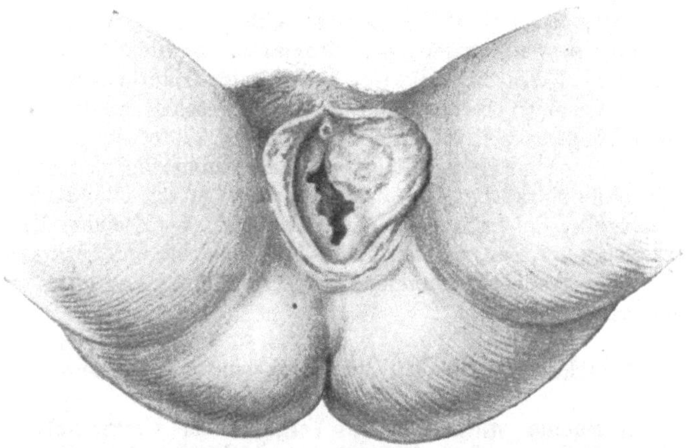

Fig. 32. **Ulcus rodens** (Esthiomène).

Belag und ein dünnflüssiges, oft rötlich gefärbtes Sekret liegt. Das Ganze sieht glänzend, etwas durchscheinend, anämisch aus. Hat das Geschwür beträchtlichere Ausdehnung erreicht, so schwillt die ganze Vulva stark an, wird hart und höckerig und bläulich; jetzt wird auch das Allgemeinbefinden schwer angegriffen; schließlich kann die Patientin an Kachexie zugrunde gehen. — Die Natur des Leidens ist dunkel; der mikroskopische Befund ergibt nichts Charakteristisches; er ähnelt dem Bilde der Elephantiasis: Verdickung der Epidermis, Vermehrung des fibrillären Bindegewebes, stellenweise kleinzellige Infiltration; starke Erweiterung der Blut- und Lymphgefäße. — Aussehen und Verlauf unterscheiden es von allen venerischen Geschwüren; von Karzinom, mit dem im späteren Verlauf Verwechselung möglich wäre, die mikroskopische Untersuchung; von Lupus das Fehlen von Tuberkelbazillen. — Schmerzen sind, abgesehen von etwas Brennen, nicht vorhanden; doch kommen Störungen beim Urinieren und Koitus vor und ist die nässende Absonderung lästig. — Die Aussichten auf definitive Heilung sind gering. Auch die stärksten Ätzmittel und das Ferrum candens führen nur zu vorübergehender Besserung; am sichersten fährt man, wenn man gründlich exzidiert; freilich sind dabei oft Plastiken zur Wiederherstellung der Kontinuität nötig.

Lupus ist an der Vulva sehr selten. Er kommt, wie im Gesicht, in zwei Formen vor. Einmal als knollige Tumoren von bläulicher Farbe mit glänzend gespannter Hautbedeckung und vielen einzelnen Herden von Tuberkelknötchen in der ödematösen Umgebung (hypertrophische Form); dann als Lupus perforans oder exulcerans mit oft weit unterminierten, flachen Rändern ohne starke Infiltration der Basis, aber mit Tuberkeln und Riesenzellen in den umgebenden Knötchen. — Kleinere Knoten exzidiert man; bei größeren beschränkt man sich auf Auskratzung und Ätzung oder Ausbrennen. Die Bestrahlung soll gute Resultate geben.

Tuberkulöse Ulcera an der Vulva sind äußerst selten.

Carcinoma vulvae ist im Vergleich zu Uteruskrebs sehr selten. Es kommt vor als Kankroid: kleine, rasch konfluierende Knötchen wachsen zu einer prominierenden Geschwulst aus; oder als tiefer sitzende Infiltration. Immer folgt bald oberflächlicher Zerfall und Geschwürsbildung (Fig. 33). Die Neubildung geht meist von der Rinne zwischen großer und kleiner Schamlippe oder von der Klitoris, seltener von der Umgebung der Harnröhre, der Fossa navicularis oder den Bartholinischen Drüsen aus. Sie ist sehr bösartig. Wenn sie auch selten auf Scheide und Harnröhre übergreift, so werden doch sehr bald die oberflächlichen und tiefen Inguinaldrüsen, dann die Iliakaldrüsen ergriffen. Die Kranken kommen durch Eiterung und Jauchung, heftige Schmerzen und oft auch durch phlebitische Prozesse der Schenkelvenen in kurzer Zeit so herunter, daß sie bald erliegen. — Ätiologisch ist wichtig, daß mehrmals Leukoplakie (s. d.) vorausgegangen war. — Im Beginn kann Verwechselung mit Ulcus induratum und Ulcus rodens, ferner mit Kraurosis, Leukoplakie, Papillom; später mit ulzerierendem Fibrom oder Elephantiasis oder Lupus vorkommen. In jedem Falle wird die mikroskopische Untersuchung eines exzidierten Stückchens Sicherheit bringen.

Solange Verschieblichkeit auf dem Knochen besteht, muß radikal exstirpiert werden. Die Exzision erfordert oft plastische

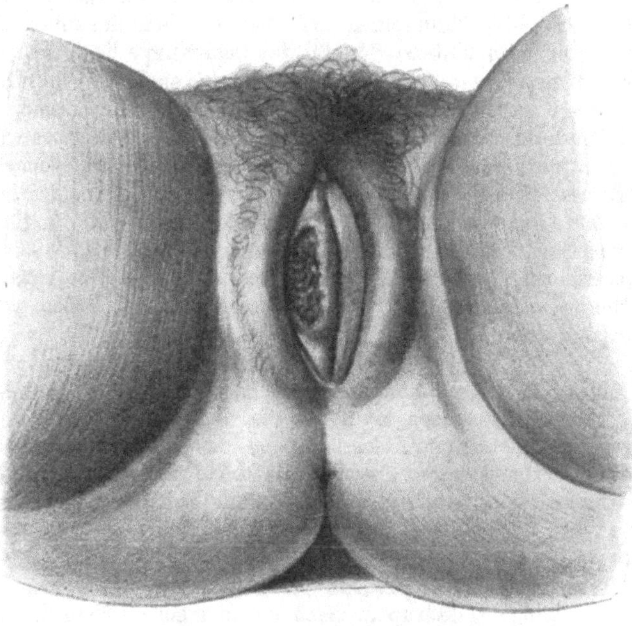

Fig. 33. **Carcinoma vulvae.**

Operationen an Harnröhre und Mastdarm; immer blutet es stark dabei. Regelmäßig sollen die Leistendrüsen der betreffenden Seite mitentfernt werden. Die Bestrahlung wird auch hier Triumphe feiern, wenn es gelingt, die Umgebung gut zu schützen.

Sarcoma vulvae ist eine große Seltenheit. Es wurde beobachtet als weiche Geschwulst der Labien, der Klitoris, der Urethralmündung, oder als warzenartiger Auswuchs an den Labien.

Beide Formen nehmen gerne melanotischen Charakter an. Sie wachsen rasch und führen bald den Tod durch Metastasen herbei. Mit der Exzision kommt man meist zu spät.

Zysten in den Schamlippen entstehen selten einmal aus Hämatomen; meist gehen sie von den Bartholinischen Drüsen aus und sind Folge von Verstopfung des Ausführungskanals durch Katarrh oder auch durch Narbengewebe nach Geburtsverletzungen. Das Sekret staut sich in der Drüse selbst oder im Ausführungskanal und bildet dann einen bis über eigroßen fluktuierenden Sack, welcher im hinteren Drittel der Schamlippe liegt, sich am stärksten gegen den Vorhof zu vorwölbt (s. auch Bartholinitis). Sein Inhalt ist eine helle, dickschleimige oder dünnflüssige, oft durch Blutergüsse dunkel gefärbte Flüssigkeit. Sitz der Geschwulst und Fluktuation hüten vor Verwechselung mit Leistenbruch. — Die Behandlung besteht in ausgiebiger Spaltung und Drainierung mit Jodoformgaze bis zur gänzlichen Schrumpfung des Sackes. Noch sicherer ist die Exstirpation mit Messer und Schere; die Ausführung bietet keine Schwierigkeiten, ist bedeutend leichter als Herauspräparierung der nicht zystisch entarteten Drüse, wenn es gelingt, eine Eröffnung der Zyste zu vermeiden.

Kleine Zystchen ohne praktische Bedeutung finden sich mitunter an der Basis des Hymen. Sie sind durch Retention in Talgdrüsen oder Epitheleinstülpungen oder Faltenbildung der Schleimhaut entstanden; manchmal stellen sie auch Reste der Wolffschen (Gartnerschen) Gänge dar. Sehr selten kommen Atherome oder Dermoide in der Vulva vor.

Hämatoma oder **Thrombus vulvae** entsteht bei subkutaner Blutung infolge Gefäßruptur nach einem mechanischen Insulte. Am häufigsten beobachtet man es nach der Geburt. Die betroffene Labie wird in eine blaurote, pralle, sehr schmerzhafte Geschwulst umgewandelt, die sich ins paravaginale Gewebe mehr oder weniger hoch hinauf und auf den Damm fortsetzt. — Kleinere Hämatome überläßt man der Spontanresorption; sie dauert wochenlang und wird durch hydropathische Umschläge, die auch die Schmerzen lindern, beschleunigt. Größere Blutergüsse werden am besten unter streng antiseptischen Kautelen inzidiert, ausgeräumt, die Höhle durch versenkte Nähte verkleinert oder verschlossen, oder aber mit Gaze drainiert. — Droht bei der Entstehung Verblutung, so muß sofort inzidiert und das blutende Gefäß unterbunden werden; auch bei Vereiterung oder Verjauchung darf man mit der Eröffnung nicht zögern.

Hydrocele muliebris (Canalis Nuckii), d. h. Wasseransammlung in dem Peritonealdivertikel, welches das Lig. rotundum eine kurze Strecke weit in den Leistenkanal hinein begleitet und normalerweise fast ganz obliteriert. Sie sitzt als nuß- bis eigroße Geschwulst im oberen Teile der Schamlippe, ähnlich einem Leistenbruche. Sie gibt leeren Schall, ist prall-elastisch, durchscheinend, wird durch Husten nicht größer und durch Liegen nicht kleiner, wenn wenigstens ihr Inhalt, wie gemeiniglich, gegen die Bauchhöhle abgeschlossen ist; ein Stiel ist nicht zu tasten. — Beschwerden macht sie nur bei hinzutretender Entzündung; in diesem Zustande kann eine Unterscheidung von eingeklemmtem Leistenbruche sehr schwierig oder unmöglich sein. Auch mit Zysten des Lig. rotundum (zystische Adenome) oder mit Wasseransammlung in einem leeren Bruchsack kann die Hydrozele verwechselt werden. — Bei Beschwerden operiere man und gehe so vor, als hätte man es mit einem Bruche zu tun.

IV

Hauterkrankungen an den äußeren Geschlechtsteilen

Eccema vulvae ist eine Entzündung der Epidermis mit Bildung von Bläschen, welche platzen und eintrocknen. Von den Labien setzt es sich auf Mons veneris und Innenfläche der Oberschenkel fort. Es gibt trockene und nässende Ekzeme; solche akuten und chronischen Charakters. Sie kommen besonders gerne vor bei Diabetes, scharfen Ausflüssen, menstruellen Störungen. Sie jucken und beißen und reizen zum Kratzen. — Die Therapie hat vor allem Beseitigung der Ursache ins Auge zu fassen; gelingt diese, so heilen die Ekzeme meist rasch von selbst. Waschungen mit Wasser wirken irritierend. Vorzuziehen ist Trockenhalten der Haut durch Pudern mit Zinkoxyd oder Bismut usw. oder Bestreichen mit einer milden Salbe (Zinksalbe, Ungt. emoliens, Borlanolin usw.).

Herpes vulvae kennzeichnet sich durch gruppenweise angeordnete Bläschen mit nur geringer oder ganz ohne Rötung der umgebenden Haut. Er tritt bei manchen Frauen periodisch zur Zeit der Menstruation auf; oft ist er Folge von pathologischem Ausfluß. Wenn die Bläschen einer Gruppe konfluieren und ulzerieren, so können die entstandenen Geschwüre mit weichem Schanker verwechselt werden, besonders da auch die Inguinaldrüsen anschwellen. Doch zeigt der Schanker schärfere Begrenzung, meist belegten unebenen Grund; überdies werden bei Herpes immer einzelstehende und noch nicht ulzerierte Bläschen zu finden sein und die Diagnose sichern helfen. — Schmerzhaftes

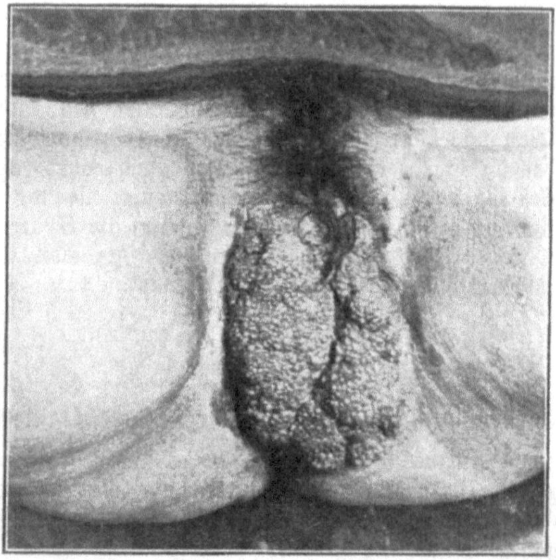

Fig. 34. Condylomata acuminata in Tumorform
(nach einem in der Züricher Frauenklinik beobachteten Fall).

Jucken und Brennen begleitet den Ausschlag, der nach etwa 14 Tagen eingetrocknet ist. — Die Behandlung besteht in kühlenden Umschlägen, Bestreichen mit Zinksalbe oder Bestreuen mit antiseptischem Pulver.

Spitze Kondylome (Cond. acuminata) (Fig. 34) sind akut entstandene Papillome: Hautpapillen samt dem sie überziehenden Rete Malpighi und den Gefäßen sind stark gewuchert. Man sieht sie häufig als Begleiterscheinung von chronischer Gonorrhöe; doch kommen sie vereinzelt auch unabhängig von Gonorrhöe vor; sie entwickeln sich besonders gerne in der Schwangerschaft. Gewöhnlich fallen sie der Patientin erst auf, wenn sie multipel geworden sind. Ihr Lieblingssitz sind die Falten zwischen großen und kleinen Schamlippen, sie können aber an der ganzen Vulva auftreten und breiten sich gerne nach der Gegend des Dammes hin aus, welche vom Sekret stets befeuchtet ist. Die einzelnen Herde können zu blumenkohlartigen oder hahnenkammförmigen Tumoren bis zu Kindskopfgröße auswachsen. Durch Kompression in den Falten werden sie manchmal abgeplattet und breiten Kondylomen ähnlich. Ihre Oberfläche ist meist feucht, oft exkoriiert und ulzeriert und mit stinkendem Sekrete oder Krusten bedeckt. Durch Reibung beim Gehen werden sie leicht entzündet; es entstehen dann tiefe Fissuren, die sehr schmerzhaft sind. — Vor Verwechselung mit Karzinom, sowie mit Elephantiasis schützt ihr ausgesprochen papillärer Bau.

Therapie. Kleine Wucherungen verschwinden oft bei Reinhaltung; in der Schwangerschaft entstandene heilen nach der Geburt meist spontan aus. Mitunter weichen sie auch einer öfters wiederholten Ätzung mit 25 % Chromsäure, oder länger fortgesetztem Bestreuen mit Pulv. Summitat. Sabinae und Alumin. āā oder Praecipit. rubr. und Alumen āā; sie trocknen dabei ein und fallen ab. — Größere Tumoren entfernt man mit Schere und Messer; auch bei kleineren ist dies entschieden die dankbarste Behandlung.

Leukoplakia vulvae, ist charakterisiert durch stellenweise Verhornung der Epidermis, so daß die betreffende Stelle glänzend weiß erscheint. Die Flecken sind anfänglich noch weich, nach und nach werden sie trocken, pergamentartig hart, in ihrer Umgrenzung abtastbar, perlmutterglänzend; manchmal fangen sie zu schuppen an oder bekommen Sprünge, in denen die geröteten Papillen zutage treten. Zuerst indolent, fangen sie später an zu jucken. — Das Leiden tritt um die Menopause und später, selten früher auf; es schließt sich öfters an Pruritis an und kommt zusammen mit Kraurosis vor (Fig. 35). Selten oder nie erfolgt spontane Ausheilung. In der Regel wachsen die einzelnen Herde und konfluieren; schließlich kann sich ein Epitheliom darauf bilden und Ulzeration eintreten. Heilung bringt nur die Abtragung.

Kraurosis vulvae (Fig. 35) (*κραυρόω*, schrumpfen) ist eine Schrumpfung der Vulva infolge chronischer Hautentzündung. In der Regel ist Pruritus vorangegangen und die Entzündung zum Teil Folge des Kratzens. Bei alten Frauen begegnet man hie und da zufälligerweise hochgradiger Schrumpfung der Vulva, die aber keine weiteren Beschwerden verursacht; die Teile bleiben auch weich und schlaff. Bei eigentlicher Kraurosis besteht Jucken und Brennen und ein Gefühl von Spannung, welches nach und nach zum Unerträglichen sich steigern kann. Die Haut erscheint gespannt und oft sind durch die Schrumpfung der Vorhof und der Scheideneingang ganz enorm verengt; die Exurese wird dadurch erschwert; Koitus und Exploration sind unmöglich gemacht. Die Nymphen verschwinden fast ganz; die hintere Kommissur der Vulva rückt an die Harnröhre und diese an die Klitoris heran; dabei sind die Teile trocken und unelastisch; die Haare werden spärlich, dünn und spröde. Die Schleimhaut des Vorhofes und der Schamlippen, anfänglich unregelmäßig schieferig gefleckt, wird später gleichmäßig grauweiß, glatt und glänzend, scharf gegen die gesunde Haut abgegrenzt, l e u k o p l a k i s c h; manchmal zeigt sie auch Fissuren und kleine Geschwürchen. — Mikroskopisch handelt es sich anfänglich um kleinzellige Infiltration des Papillarkörpers, später um Wucherung eines festen fibrillären Bindegewebes, welches Drüsen, Nerven, Gefäße, Papillen zur Atrophie und zum Schwunde bringt. Am Rande der krankhaften Haut besteht noch Hypertrophie und kleinzellige Infiltration. Der Zustand bildet sich äußerst langsam, im Laufe von 5—6 Jahren zu den höchsten Graden der Schrumpfung aus; von dann an

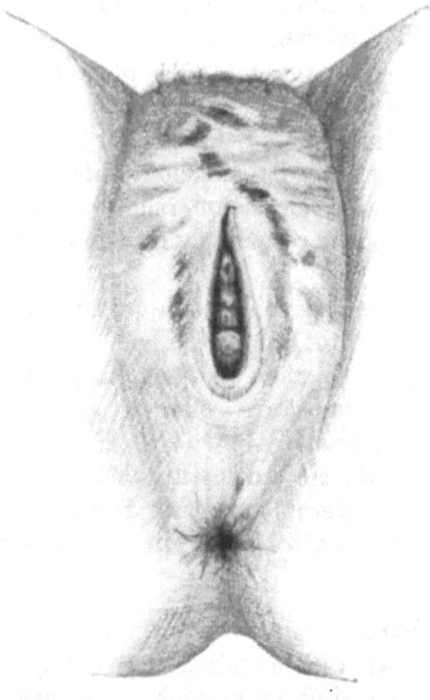

Fig. 35. **Kraurosis vulvae.** Durch die Schrumpfung der Vulva ist das Vestibulum stark eingeengt. Die weißen Stellen sind durch Leukoplakie perlmutter-glänzend; die schwarzen Stellen sind Kratzeffekte und Schörfe. (Nach H. K e l l y.)

tritt allmählich Stillstand des Prozesses und Gewöhnung an den neuen Zustand ein, so daß die Beschwerden schwinden. — Die Behandlung besteht in Exzision der erkrankten Teile; nötigenfalls mit Transplantation. Auch Auslöffelung und darauf folgende Betupfung mit Essigsäure, Liq. Ferri, Salizylsäure, Pyrogallussäure usw. sollen die Beschwerden schon beseitigt haben. Unter Umständen ist gewaltsame Erweiterung des Scheideneinganges mittels Hegarstiften oder Spiegeln erforderlich.

Pruritus heißt soviel wie Juckreiz. In den meisten Fällen können wir eine bestimmte Ursache des Reizes nachweisen (symptomatischer Pruritus). Am häufigsten sind es Benetzung mit irritierenden Sekreten bei eiterigen Katarrhen, zerfallenden und jauchenden Karzinomen, Cystitis usw., die zu dem Juckreiz führen. Sodann können direkte Krankheiten der Vulva wie Vulvitis, Ekzem, Urtikaria, Leukoplakie, Kraurosis, Akne, Soor, Parasiten, Varizenbildung, zerrende Narben am Damm, hypertrophische Talgdrüsen usw. einen Hautreiz ausüben. Manchmal findet man bei älteren Frauen dunkelrote oder braune Flecken im Vestibulum, besonders um die Harnröhrenöffnung herum oder auf der Innenfläche der Nymphen, welche Juckreiz verursachen. — Nicht selten aber fehlt durchaus jede wahrnehmbare Ursache des Juckreizes; dann haben wir es mit dem idiopathischen oder nervösen Pruritus zu tun. — In zahlreichen Fällen wird es gewiß schwierig zu entscheiden sein, ob eine vorhandene Vulvaaffektion, z. B. ein Ekzem nur die Folge des Kratzens oder die primäre Ursache des Juckens ist. Manche Autoren bestreiten die Existenz eines nervösen Pruritus; es lasse sich stets bei genauerer Untersuchung eine Ursache des Juckreizes nachweisen. Unzweifelhaft aber kann veränderte Blutbeschaffenheit, z. B. bei Alkoholismus, Gicht, chronischer Nephritis, Ikterus, Diabetes an und für sich für Juckreiz verantwortlich gemacht werden; auch der Einfluß der täglichen Nahrung, z. B. ausschließliche Fleischkost, Genuß gewisser Fettarten usw. macht sich bei dafür disponierten Frauen durch Juckreiz bemerkbar.

Unter den Ursachen des Pruritus nimmt der Diabetes eine hervorragende Stellung ein, deshalb muß bei jeder Patientin mit Pruritus sofort der Urin auf Zucker untersucht werden. Viele Diabetesfälle werden auf diese Weise zuerst vom Gynäkologen entdeckt. Der Pruritus ist dabei einerseits auf die abnorme Blutbeschaffenheit, anderseits auf die irritierende Wirkung des zuckerhaltigen Urins zurückzuführen. Letzterer begünstigt auch die Ansiedlung von Mikroorganismen, besonders des Soorpilzes. Man sieht oft ausgedehnte weiße Rasen desselben in den Buchten und Falten des Introitus. —

Das Jucken ist selten fortdauernd vorhanden, es steigert sich bei Anstrengungen, vielem Gehen, Nähmaschinenarbeiten usw., ebenso nach reichlichen Mahlzeiten und aufregenden Getränken, besonders aber in der Bettwärme. Die Kranken können dann dem Kratzreize nicht widerstehen. In hochgradigen Fällen entstehen durch das immer wiederholte, oft mit wahrer Wut ausgeführte Kratzen Abschürfungen und Geschwürchen, welche ihrerseits den Juckreiz wieder vermehren. Nach und nach bildet sich, namentlich bei Diabetes, ein chronisches Ödem der Vulva mit graulich-bläulicher Verfärbung und Sprödigkeit der Haut, oft begleitet von Fissuren und Rhagaden. Es kommt noch hinzu, daß das Kratzen die ehrbarste Frau zur Masturbation treiben kann. Diese zusammen mit Schlaflosigkeit und beständiger Aufregung bringen die Betroffenen hochgradig herunter und deprimieren ihren Gemütszustand in bedenklicher Weise. —

Ist die Grundursache des Leidens bekannt, so muß natürlich diese behandelt werden. Die bereits eingetretenen krankhaften Veränderungen der Vulva heilen bei regelmäßiger Reinhaltung besonders nach der Exurese und Defäkation sowie während und nach der Menstruation, ferner bei schützender Einfettung mittels milder Salben oder Trockenhalten durch Bismuttalkpuder. Gegen das idiopathische Jucken stehen im besten Rufe Waschungen mit 3—5 proz. Karbollösung; besonders sind sie imstande, einen beginnenden Anfall zu mildern oder zu kupieren. Das nämliche wird einer Bepinselung mit 10 proz. Kokainlösung, oder 20 proz. Guajakolvasogen, oder reiner Tinct. Benzoica, Bestreichen mit 5—10 proz. Epikarinsalbe nachgerühmt. Auch Adrenalin in 1—3 ‰ Lösung, mehrmals im Tag mittels Kompressen während einiger Minuten appliziert, soll rasch den Juckreiz heilen. Zuweilen gelingt es in einer einzigen Sitzung, das Übel zu beseitigen, wenn der Arzt selbst sich herbeiläßt, die Schamhaare gründlich zu rasieren, die ganze Vulva in all ihren Buchten und Vertiefungen sowie die Scheide einzuseifen, tüchtig abzureiben und nach Abspülung der Seife mit 3 proz. Karbollösung oder Alkohol (Sublimat macht gerne Ekzem) zu traktieren und zum Schlusse mit einer milden Salbe einzureiben. Manchmal hilft erst mehrmalige Wiederholung der Manipulation. Bei Mißerfolgen kann man 25 % Karbolglyzerin oder 10—20proz. Höllensteinlösung, allerdings in Narkose, anwenden und zur Milderung des Schmerzes Kokainsalbe oder Chloroformliniment anstreichen. Daneben läßt man lauwarme Sitzbäder mit Kamillen- oder Kleienabkochung nehmen und verordnet ein Brompräparat. Zuweilen wirkt 5 % Mentololivenöl gut oder Diachylonsalbe auf Leinwandstreifen geschmiert und sorgfältig in alle Buchten eingelegt, oder 1—2 mal tägliche Bepinselung mit Tct. jodi, Tct. opii, Tct. aconit. āā, oder Bestäubung mit einer äsherischen Jodoformlösung. Manchmal sieht man die besten Erfolge beim Auflegen von Heißwasserkompressen oder von kalten Umschlägen mit Bleiwasser oder essigsaurer Tonerde. Von mancher Seite wird auch Röntgenbestrahlung gerühmt. — Daneben darf die Allgemeinbehandlung nicht vernachlässigt werden; alle erhitzenden Getränke, Alkohol, Kaffee, Tee sind zu verhüten, ebenso Fleischkost und gewürzte Speisen; dagegen Milch, Gemüse, alkalische Mineralwässer zu bevorzugen. Der Ernährungszustand und die Widerstandskraft sollen durch Luftwechsel, Arsenikpräparate usw. gehoben werden. Endlich darf man auch die suggestive Behandlung nicht vergessen. — Kommt man mit all diesen Mitteln zu keinem Ziel, so hat, wenn der Juckreiz auf bestimmte Stellen beschränkt ist, das Herausschneiden dieser guten Erfolg. Besonders, wo Hautwärzchen oder Gefäßnetzchen sichtbar sind, oder das Jucken auf eine ganz umschriebene Stelle sich beschränkt, erlebt man mit Anwendung des Paquelin oder mit der Exzision der betreffenden Hautteile gute Erfolge.

Fast aussichtslos ist die Behandlung des Pruritus bei alten Frauen und beständigem Urindrang infolge Blasenreiz ohne nachweisbare Entzündung bei verminderter Kapazität der Blase.

Im Notfall bleibt noch die Resektion des Nervus pudendus.

Kokzygodynie heißt ein Schmerz in der Steißbeingegend. In der Regel fehlen alle anatomischen Anhaltspunkte zur Erklärung desselben; er findet sich dann meist bei nervösen oder neurasthenischen und hysterischen Personen. Andere Male steht er im Zusammenhang mit einer Mastdarmerkrankung oder mit einem Genitalleiden, besonders häufig mit Retroflexio uteri. Dies können wir wenigstens daraus schließen, daß die Kokzygodynie mit der Beseitigung des fraglichen Leidens aufhört. Auch in solchen Fällen haben wir es indes in der Regel mit einer

Äußerung abnormer Nervenzustände zu tun. — Nicht selten tritt das Leiden nach Geburt auf; da liegt dann der Gedanke nahe, daß es Folge einer Geburtsverletzung sei; doch kommt Kokzygodynie auch nach sehr leicht verlaufenen Entbindungen vor und meist ist bei genauester Untersuchung keine Läsion zu finden. In einer Minderzahl von Fällen allerdings ist das Steißbein verstaucht oder luxiert, andere Male ankylosiert oder im Gegenteil gelockert, oder es zeigt Auswüchse oder entzündliche Schwellung. (Das Steißbein tastet man am besten, indem man einen Zeigefinger in den Mastdarm oder die Scheide einführt und den anderen außen auflegt.)

Der Schmerz ist zuweilen nur gering, in extremen Fällen aber unerträglich; er wird vermehrt durch Druck und Bewegung und tritt besonders beim langen Sitzen und beim Aufstehen ein; ebenso bei der Stuhlentleerung und oft auch beim Koitus.

Das Leiden verschwindet manchmal in kurzer Zeit von selbst, meist aber ist es hartnäckig und kann unter Besserungen und Verschlimmerungen jahrelang andauern. — In bestimmten Fällen darf man das Steißbein exstirpieren oder die Zirkumzision, d. h. die subkutane Abtrennung sämtlicher Weichteile vom Steißbein mit dem Tenotom, ausführen. „Bevor man sich jedoch zu einem solchen Eingriff entschließt, studiere man zunächst sorgfältig das Individuum, beseitige eine allfällige Retroflexion, sorge für regelmäßige Stuhlentleerung und versuche bei nervösen Personen alle Mittel der Suggestion, so auch den faradischen Strom, der oft schon zum Ziel geführt hat.“

V

Verletzungen der äußeren Geschlechtsteile

1. Verletzungen der Vulva und des Dammes durch Unfälle wie Fußtritt, Viehornstoß, Bisse, Sturz auf Stuhllehne, Stakete, Wagendeichsel, den Rand der Badewanne, Fall auf die Scherben des zerbrochenen Nachttopfes usw. sind der geschützten Lage der äußeren Geschlechtsteile wegen selten zu beobachten. Solche Verletzungen können heftig bluten, wenn Schwellkörper oder Klitoris getroffen sind; Ohnmacht, ja Verblutungstod ist danach vorgekommen; auch kann infolge von Infektion schwere Sepsis sich anschließen. — Geburtsverletzungen sind natürlich am häufigsten; ihre Besprechung gehört aber nur dann in

das Gebiet der Gynäkologie, wenn sie im Wochenbette nicht geheilt sind und deshalb Defekte oder Narbenverzerrungen hinterlassen haben.

Für die Behandlung ist vor allem eine genaue Orientierung in sachgemäßer Lagerung und bei guter Beleuchtung wichtig. Dann wird unter streng antiseptischem Vorgehen die Blutung durch Vernähung oder Umstechung gestillt und der Defekt so gut wie möglich durch Nähte geschlossen.

2. Verletzungen des Hymen. Bei der physiologischen Defloration reißt der Hymen nur wenig ein; die Blutung ist dabei gewöhnlich geringfügig. Bei starker Gefäßentwicklung jedoch

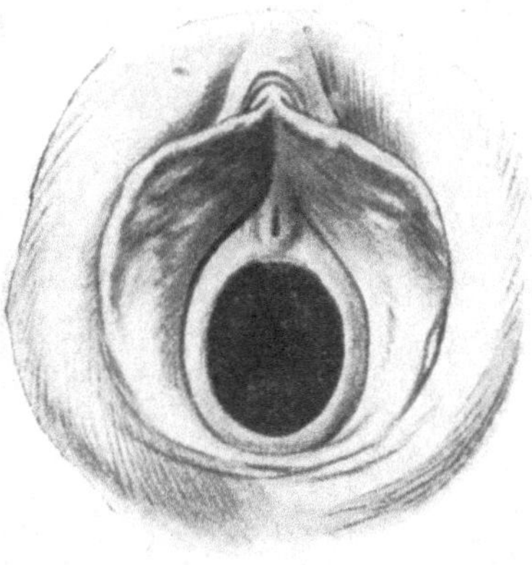

Fig. 36. Hymen mit sehr weiter Öffnung bzw. dehnbarem Saum.

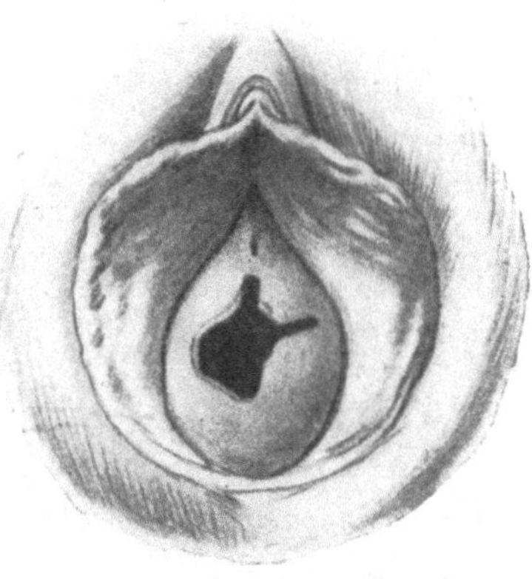

Fig. 37. Hymen mit angebornen Kerben.

können tiefe Einrisse profuse Blutungen verursachen, welche Kompression oder Naht erfordern. — Ein frischer Riß zeigt wunde, etwas blutunterlaufene und ödematöse Ränder. Kleine Risse sind nach 2 Tagen, tiefere nach 4—5 Tagen verheilt; nur wenn sie bis in die Basis oder gar das paravaginale Gewebe reichen, nimmt die Heilung 8—10 Tage in Anspruch. Die Rißränder vereinigen sich überhaupt nicht mehr; Epithel überwächst sie derart, daß keine Narbe bleibt und deshalb ein Unterschied mit kongenitalen Kerben nicht zu erkennen ist.

Die Untersuchung des Hymen erfordert besondere Sorgfalt. Sie muß bei stark auseinandergehaltenen Schamlippen und frei sichtbarem Vestibulum vorgenommen werden (Fig. 23). Zur genauen Inspektion des Saumes ist es oft nötig, mit einer spatelartigen Sonde oder einem ähnlichen Instrumente von der Öffnung aus die Ränder vorzudrängen und zu entfalten.

Der Hymen kann dünnhäutig oder fleischig, schlaff oder straff, seine Öffnung eng oder weit sein. Angeboren oder durch masturbatorische Eingriffe kann die Öffnung so weit klaffen, daß ein dicker Finger, ohne Schmerz zu verursachen und ohne Verletzung, selbst ohne einen Saum zu fühlen, durchkommt (Fig. 36). — Die Öffnung sitzt in der Regel mehr nach vorn zu, unmittelbar hinter der Harnröhrenmündung, so daß der Hymen semilunare

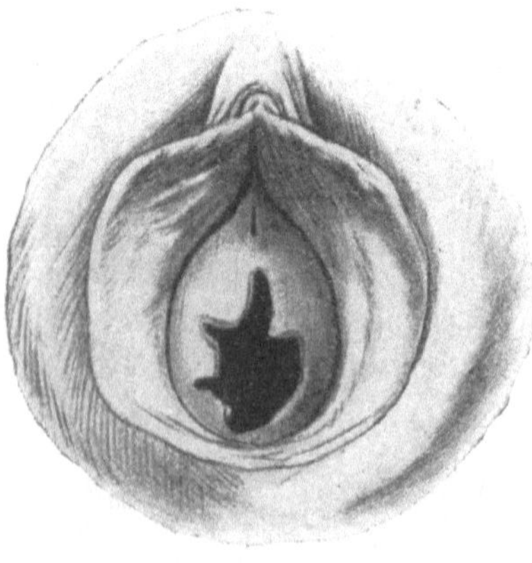

Fig. 38. **Hymen mit angebornen Kerben.**

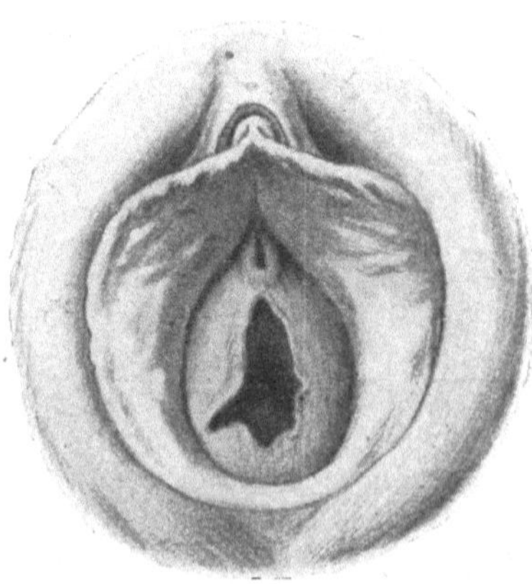

Fig. 39. **Deflorierter Hymen.**

Form bekommt. Der Rand ist häufig hahnenkammartig gekerbt oder gefranst. Es kann auch eine doppelte Öffnung bestehen (Fig. 24). Selten ist der Hymen vielfach durchlöchert (Hymen cribriforme). — Gerichtsärztlich wichtig ist, daß manche Hymen angeboren mehr oder weniger tiefe Kerben an einer oder mehreren Stellen des Randes aufweisen, wie die Fig. 37 und 38 es zeigen.

Die durch Beischlaf entstandenen Risse sitzen meist in der hinteren Hälfte seitlich, häufiger rechts als links (Fig. 39). Nur selten findet man sie mehr nach vorn oder gar direkt gegen die Harnröhre gerichtet. Verwechslung mit angebornen Kerben, wie Fig. 37 und 38 sie zeigen, ist leicht möglich. Nur wenn ein Riß bis zur Basis reicht, oder besonders wenn durch einen Riß ein Hymenlappen eine Strecke weit von der Basis abgetrennt ist (Fig. 40) oder die Basis einen Defekt zeigt (Fig. 41), darf mit Bestimmtheit auf violente Entstehung geschlossen werden. — Ausnahmsweise können durch Masturbation derartige Zerstörungen entstehen.

Schlimme Verletzungen kommen durch rohe Ausführung des Beischlafes, namentlich bei Notzucht vor: Tiefe Einrisse in die Basis des Hymen und in das benachbarte Gewebe, teilweises oder vollständiges Abreißen des Hymen, Längsrisse der Scheiden-

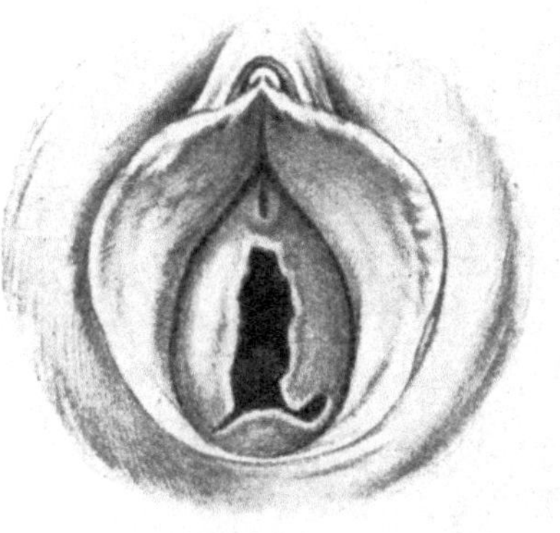

Fig. 40. **Hymen mit Lappenzerreißung.**

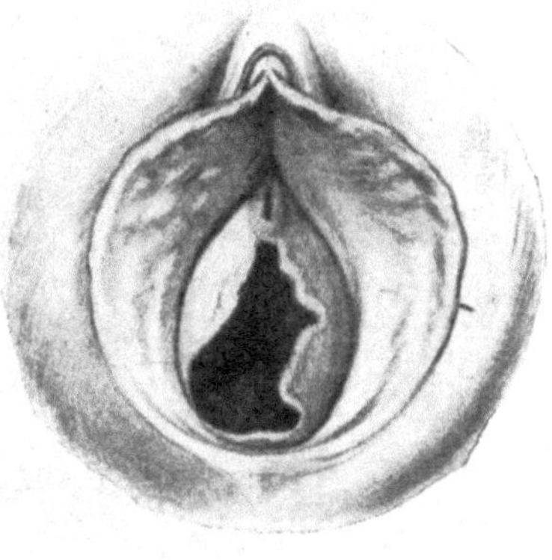

Fig. 41. **Hymen mit Basisdefekt.**

wand, Ruptur des hinteren Scheidengewölbes, Durchbohrung des Septum recto-vaginale. Gewiß darf man sich jeweilen fragen, „ob der Penis bei solchen vandalischen Verletzungen das allein schuldige Glied war“.

VI

Dammdefekte

Man unterscheidet vollständige (komplete) und unvollständige (inkomplete)- Dammdefekte, je nachdem der Sphinkter ani mit zerrissen ist oder nicht.

Gewöhnlich ist bei den unvollständigen Dammdefekten nicht bloß die Haut, sondern auch die unterliegende Faszie und der muskulöse Beckenboden mehr oder weniger tief eingerissen. Die Risse sitzen häufig seitlich von der Columna rugarum posterior; manchmal war letztere am Introitus durch einen Querriß los-

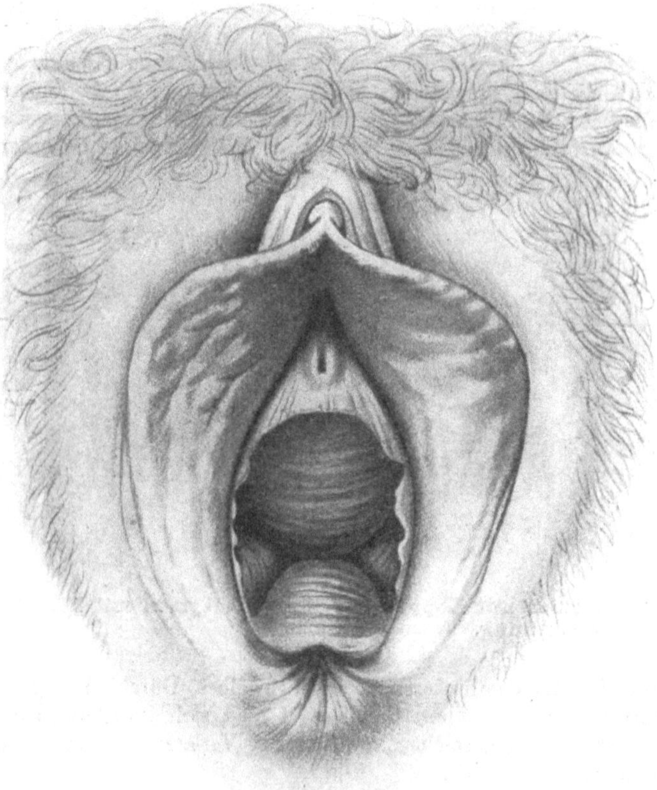

Fig. 42. **Vollständiger Dammdefekt.**

gelöst und wölbt sich jetzt nach der Vernarbung aus dem Introitus heraus. Die Vulva erscheint durch den Riß nach hinten verlängert, ihre hintere Kommissur verbreitert, in ihren Grenzen verwischt.

Bei den vollständigen Dammdefekten berühren sich Vulva und Anus (Fig. 42); dabei kann die vordere Mastdarmwand mehr weniger tief miteingerissen sein. Der Ring des Sphinkter ani ist unterbrochen und klafft nach vorn; seine Enden erkennt man häufig an zwei kleinen Einziehungen zu beiden Seiten des Anus; vorn, wo er fehlt, ist die Haut nicht gefältelt, während am hintern Umfang des Afters durch Retraktion des Sphinkters zahlreiche Hautfalten bestehen. Im Riß erscheint die Mastdarmschleimhaut und häufig prolabiert sie etwas.

Die Beschwerden, welche Dammrisse machen, hängen zum Teil von der Dolenz der Trägerin, zum Teil von Komplikationen, wie Vorfall, Katarrh usw. ab. Da die Vulva durch den Riß etwas klafft und sich deshalb leicht Scheidenfalten vordrängen, klagen viele Kranke über Gefühl von Offenstehen, Drang nach unten, als ob etwas heraus wolle. Seltener gehen von der Narbe neuralgische Schmerzen oder unnatürliche wollüstige Empfindungen aus. Mitunter entstehen in der Narbe Fissuren oder entzündete Stellen, welche beim Koitus, beim Urinieren und Stuhlgang schmerzen. Leicht gesellt sich Scheiden- und Uteruskatarrh hinzu, weil den infizierenden Organismen durch die klaffende Vulva der Zutritt erleichtert ist. Endlich prädisponieren Dammdefekte für Vorfall der Scheide. — Wegen des Klaffens der Vulva tritt bei Seitenlage, in ähnlicher Weise wie wenn ein hinteres Rinnenspekulum eingeführt wird, Luft in die Scheide ein (s. S. 15), die dann bei Umlagerung unter flatusartigem Geräusch wieder entweicht. Diese Geschwätzigkeit (Garulitas) der Vulva ist manchen Frauen besonders lästig. — Bei vollständigem Defekt können dünner Stuhl und Winde nicht zurückgehalten werden. Der Zustand dieser Frauen ist dann ein bedauernswerter, zumal wenn wegen Katarrh der bloßliegenden Mastdarmschleimhaut beständig etwas flüssiger Stuhl und Schleim abgeht.

Indessen macht man häufig die Beobachtung, daß die Beschwerden mit der Größe des Risses in keinem Verhältnis stehen: Nachdem die Narbe gegen die Berührung der sich vordrängenden Scheiden- und Mastdarmschleimhaut unempfindlich geworden ist, finden sich zahlreiche Frauen sehr leicht mit ihrem Zustand ab. Häufig gewinnen sie wieder völlige Herrschaft über ihren After; selbst in Fällen, wo der Sphinkter ani mit Sicherheit defekt ist. Ob ihnen dabei mehr habituelle Verstopfung oder ein klappenartiger Verschluß des Rektum an der Narbe oder die Kontraktion der Muskeln des Beckenbodens und der Glutäen zu Hilfe kommt, bleibe dahingestellt. Tatsächlich entdeckt man hie und da bei einer aus anderem Grunde vorgenommenen Untersuchung einen kompleten Dammriß, der viele Jahre oder Jahrzehnte hindurch ohne Klagen herumgetragen worden war und zwar mitunter bei Frauen, welche sich nicht leicht über die Pflichten der Reinlichkeit hinwegzusetzen pflegen.

Therapie. Jeder größere Dammdefekt, welcher Beschwerden macht, ist zu operieren. Da sehr oft Vorfall der Scheide die Frau veranlaßt, den Arzt aufzusuchen, so wird häufig die Kolporrhaphie mit der Perineoplastik verbunden werden müssen. — Nach Geburten warte man mindestens sechs Wochen, bei Stillenden bis nach der Entwöhnung, bevor man zur Operation schreitet.

Ausführung. Gründliche Entleerung des Darms, flüssige Nahrung 24 Stunden vor der Operation; rasieren, seifen, desinfizieren, spülen des Mastdarms mit reinem Wasser in gewohnter Weise.

1. Anfrischungsmethode. Durch Anfrischung wird eine Wunde hergestellt, die dem ursprünglichen Dammriß gleicht. Die Einen kümmern sich dabei wenig um die Gestalt der vorhandenen Narbe, denken sich den Riß immer median gelegen und verlegen deshalb die Anfrischungsfigur symmetrisch in die Sagittalebene. Die Andern richten die Anfrischungsfigur ganz nach der Form und der Lage der Narbe. Beide Methoden geben gute Resultate; die Hauptsache ist, daß symmetrische Verhältnisse ohne starke Zerrung entstehen und daß der Damm sowie das Septum möglichst fleischig und stark werden.

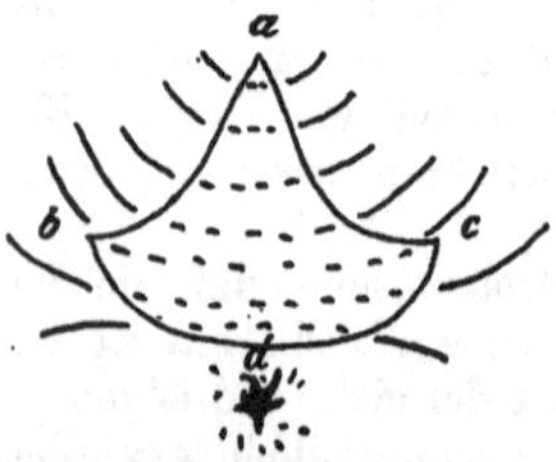

Fig. 43. Anfrischungsfigur bei inkompletem Dammdefekt.

Mittels Kugelzangen entfaltet und spannt man das Operationsgebiet übersichtlich; dann umschneidet man den Damm defekt so, wie Fig. 43 es andeutet. *a* reicht auf der hinteren Scheidenwand so weit hinauf, als die Narbe bzw. der ursprüngliche Riß ging; *d* und *c* liegen ungefähr an den hinteren Enden der Nymphen; bis hierher wird nach dem Vernähen die Vulva geschlossen sein. *d* wird je nach der Ausdehnung der Narbe mehr oder weniger weit nach hinten zu liegen kommen, d. h. die Linie *b c* mehr oder weniger stark gebogen sein. Liegt der Riß deutlich seitlich von der Columna rugarum post., so kann die Figur auch so gemacht werden, daß *a c* kürzer ist als *a b* oder umgekehrt. Es schadet aber auch nichts, wenn die Anfrischung gerade auf die Columna rugarum zu liegen kommt, weil sie doch

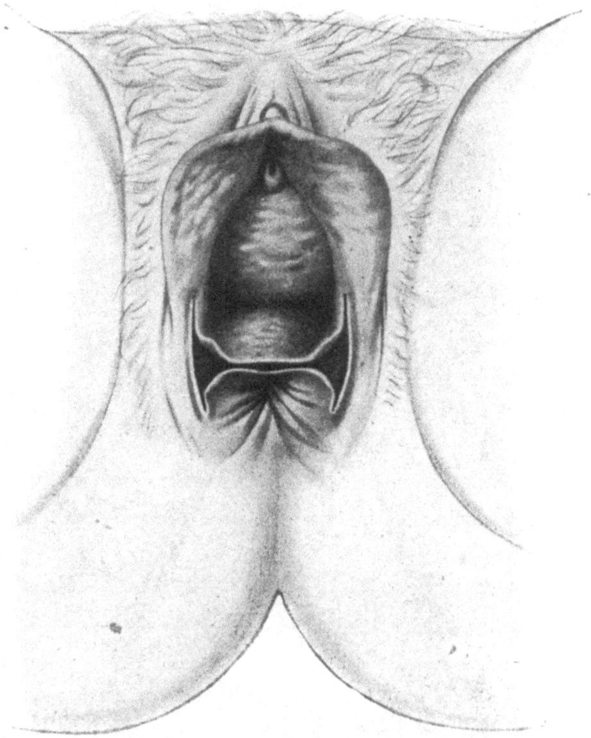

Fig. 44. **Lawson Taitsche Operation.** Schnittführung.

gewöhnlich etwas prolabiert ist und reseziert werden muß. Vernäht wird natürlich quer, zuerst der Zipfel *a*, dann *b* und *c* zusammen. — Besteht zugleich Vorfall der hinteren Scheidenwand, so wird einfach der Punkt *a* höher in die Scheide hinaufverlegt, so daß die bei der Kolporrhaphia post. angewendete Hegarsche Dreieckform entsteht. Andere Anfrischungsfiguren geben die Bischoffsche, die Freundsche, die Martinsche, die Winkelsche Methode. Die beschriebene ist die einfachste. —

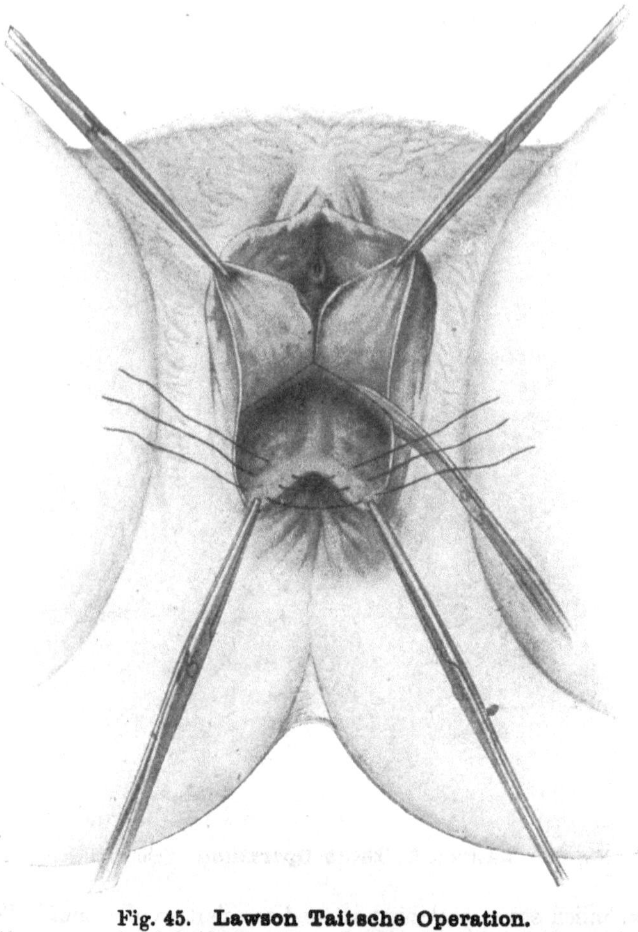

Fig. 45. Lawson Taitsche Operation.
Abtrennung des Scheidenlappens und Anlegung der Mastdarmnähte.

Ein vollständiger Dammriß wird am besten nach der von Lawson Tait angegebenen Methode operiert. Sie gestattet eine Anfrischung ohne Exzision eines Haut- und Schleimhautlappens, was gegenüber den andern Methoden einen Vorteil bedeutet.

Man spaltet den schmalen Rest des Dammes oder bei vollständigem Mangel eines Dammes die Narbe zwischen Scheiden-

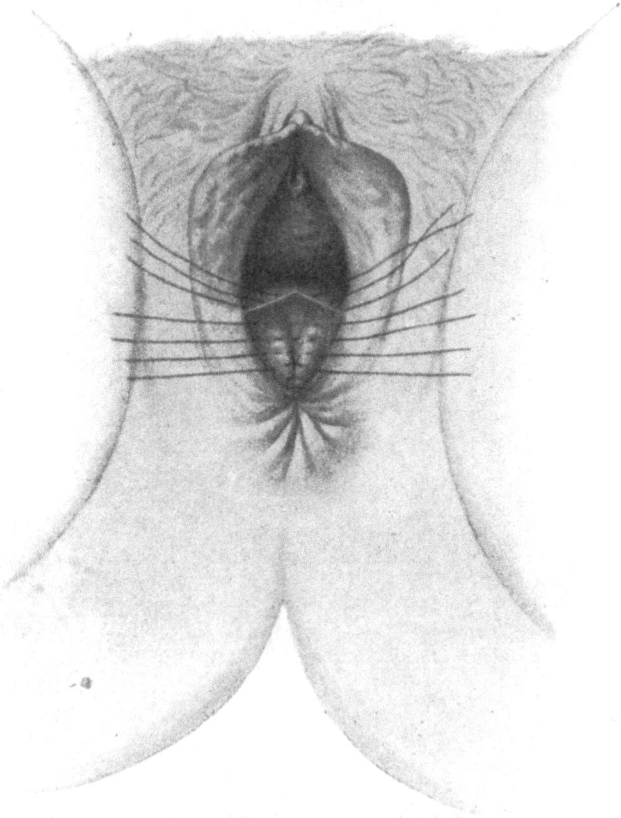

Fig. 46. **Lawson Taitsche Operation.**
Vernähung des Septum recto-vaginale.

und Mastdarmschleimhaut, bis man ins lockere, rektovaginale Septum hineingelangt. Dann arbeitet man sich teils stumpf, teils mit Schere oder Messer zwischen Scheide und Mastdarm hinauf und trennt sie ein Stück weit voneinander ab. Dabei hält man sich immer näher der Scheide, weil eine Verletzung der Scheidenwand belanglos ist, während eine Perforation ins Rektum hinein den Erfolg der Operation in Frage stellen könnte.

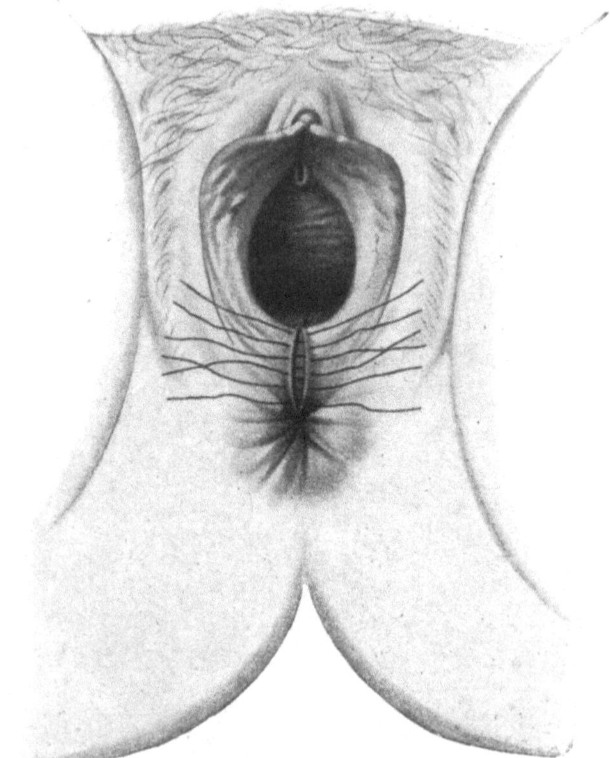

Fig. 47. **Lawson Taitsche Operation.** Dammnaht.

Auf diesen Querschnitt setzt man jederseits einen senkrechten auf. Sie sollen etwas außerhalb der Grenze zwischen äußerer Haut und Scheide, ungefähr in der Fortsetzung der kleinen Schamlippen liegen; vorn bis zu der Stelle, welche den Schluß der Scheide bezeichnen, bzw. der Beginn des Dammes werden soll, hinten bis an die Enden des zerrissenen Sphinkter ani heranreichen. Durch Vertiefung dieser Schnitte und Einführung derselben in den Querschnitt werden Scheide und Mastdarm auch an ihren Seiten frei." Die ganze Schnittführung ergibt eine **H**-Figur, bei der der quere Verbindungsstrich nach hinten verschoben ist (Fig. 44).

Zieht man jetzt die mobilisierten Scheiden- und Mastdarmrohre mittels Kugelzangen voneinander, so entfaltet sich zwischen beiden eine große Wunde, durch deren quere Vernähung ein breiter Damm entsteht. — Zunächst wird das Mastdarmrohr durch versenkte Nähte wiederhergestellt, deren letzte die beiden Enden des durchrissenen Sphinkter faßt. Dabei ist wohl zu beachten, daß der Faden nicht ins Mastdarmlumen zu liegen kommt; man sticht also an der Grenze der Mastdarmschleimhaut ein und aus, ohne sie selbst zu fassen; sorgt dann aber beim Knüpfen dafür, daß ihre Ränder sich berühren oder decken (Fig. 45). Hierauf folgt der Verschluß der großen Wunde in 2 oder 3 Etagen zur Bildung der Scheide und des Dammes. — Um eine purzelartige Vorstülpung der hinteren Scheidenwand zu vermeiden, ist es vorteilhaft, vor der Vernähung das Mittelstück der Scheidenwand (nach vorheriger Längsspaltung herauszuschneiden (Fig. 45). Die Vernähung folgt dann in gewohnter Weise, nach Anlegung einiger versenkter Nähte (Fig. 46). Zum Schlusse wird der Damm vernäht (Fig. 47). Die Naht wird mit Jodoformpulver bestreut. Bei sorgfältiger Nachbehandlung wird das Resultat tadellos.

II

Die Erkrankungen der unteren Harnwege

I

Die Erkrankungen der Harnröhre

Die weibliche Harnröhre ist etwa 3 cm lang. Ihre engste Stelle liegt am Orificium externum. Sie verläuft im untern Ende der Columna rugarum anterior. Ihre Schleimhaut zeigt Längsfaltung, das Lumen erscheint deshalb auf dem Querschnitt sternförmig; ihr Epithel ist mehrschichtig zylindrisch. Am Übergang in die Blase ist sie hinten von einem quergestreiften Schließmuskel hufeisenförmig umgeben, so daß sie willkürlich geschlossen werden kann. Das Orificium ext. bildet bei Virgines einen sagittalen Schlitz oder ein Dreieck mit der Spitze nach oben. Durch Geschlechtsverkehr und Geburt kommt es etwas zum Klaffen und zeigt dann oft anusähnliches Aussehen. Bei alten Frauen wird es in die Scheide eingezogen.

Zur Okularuntersuchung kann die Harnröhre mittels Spekula mit Obturatoren auf Fingerweite dilatiert werden.

Um die Harnröhrenmündung herum trifft man hie und da kleine Zysten, die aus Drüsen oder Resten der Wolffschen Gänge hervorgegangen sind und, wenn sie lästig fallen sollten, einfach angestochen oder exstirpiert werden können.

Entzündung der Harnröhrenschleimhaut (**Urethritis**) im geschlechtsreifen Alter ist fast immer auf Infektion mit Gonokokken zurückzuführen; nur ausnahmsweise sind, wie bei alten Frauen regelmäßig, andere Keime beteiligt. (S. Kap. über Gonorrhöe.)

Karunkeln der Harnröhre nennt man im Meatus urinarius sichtbare hochrote, linsen- bis erbsengroße, weiche Schleimhautwucherungen, gestielt oder breitbasig aufsitzend. Sie sind mit Plattenepithel bedeckt. Die einen, und zwar wohl die Mehrzahl, sind durchaus unempfindlich, während andere bei der leisesten Berührung heftigen Schmerz, auslösen und deshalb auch spontan, besonders beim Urinieren oder bei Reibung an den Kleidern oder beim Koitus Beschwerden verursachen. Häufig fangen sie leicht an zu bluten und diese, allerdings nur geringfügige Blutung ist es denn auch, welche hie und da die Trägerinnen zum Arzt treibt. Viel häufiger aber werden Karunkeln zufällig entdeckt. — Man dreht sie mit einer Polypenzange ab oder exzidiert sie. Die Blutung ist dabei gering und kann leicht durch Kompression oder Kauterisation gestillt werden.

Karzinome der Vulva gehen leicht im Verlaufe auf die Harnröhre über, primär kommen sie am Orifizium mitunter vor; sehr selten sind Sarkome oder Fibrome in dieser Gegend.

Eversion und Prolaps der Harnröhrenschleimhaut wird hauptsächlich bei älteren Frauen beobachtet, welche infolge von Geburten und jahrelang dauernder Urethritis eine weite und schlaffe Harnröhre mit hypertrophischer Schleimhaut aufweisen. Auch Coitus per urethram disponiert dazu. Hie und da wird die Affektion bei Kindern nach Keuchhusten oder nach Zystitis mit heftigem Harndrang gesehen. — Entweder handelt es sich um bloßes Klaffen der Harnröhre (Eversion) oder um wirkliches Heraustreten der Schleimhaut (Prolaps) und zwar partielles oder zirkuläres.

Geringe Grade des Leidens machen wenig oder gar keine Beschwerden; erst wenn Entzündung oder Geschwürsbildung hinzutritt, entsteht Brennen und lästiges Drängen. — Während im Beginn adstringierende Waschungen und Bäder oder leichte Kauterisation mit Arg. nitr. die Schleimhaut zum Abschwellen und zur Retraktion bringen können, müssen umfängliche Vorfälle mit Messer und Schere exzidiert werden.

Fissuren, nach Geburtstrauma oder häufiger noch nach verletzendem und unreinem Katheterismus entstanden, verursachen Wasserbrennen und -drang. Am raschesten heilen sie nach Ätzung mit dem Höllensteinstift. Man kann es auch mit dünnem Dauerkatheter versuchen. Nur im Notfall legt man eine Blasenfistel an.

Abnorme Weite der Harnröhre kommt angeboren vor. In solchen Fällen kann bei Koitusversuchen der Penis in sie hineingeraten und die Erweiterung noch vervollständigen. Manchmal datiert sie auch von künstlicher Dilatation her oder sie ist Folge von Geburtstrauma oder auch von kleinen Tumoren in ihrem Lumen. Nur auf operativem Wege (s. bei Blasenschwäche) ist eine Verengerung möglich.

Strikturen der weiblichen Harnröhre beobachtet man, aber sehr selten, infolge von Narben nach Geburtsverletzungen; am häufigsten noch wegen Nichtgebrauch der Urethra bei alten Blasenscheidenfisteln. Durch allmähliche Dilatation mit Stiften können sie leicht beseitigt werden.

II

Die Erkrankungen der Blase

Anatomische und diagnostische Vorbemerkungen.

Die weibliche Blase faßt etwa 300 g; sie kann aber leicht auf 400 g Inhalt gedehnt werden. Bei exzessiver Urinretention stauen sich oft mehrere Liter in ihr an.

Blasenscheitel (Vertex vesicae) heißt der obere Teil der Blase, welcher frei in die Bauchhöhle hineinragt und vom Peritoneum überzogen ist; seine Grenze liegt vorn am oberen Rand der Schamfuge, hinten wenig oberhalb des inneren Muttermundes. Es ist dies der dehnbarste Abschnitt der Blase; bei starker Anfüllung dehnt sich besonders die hintere Wandung, so daß der obere Pol der Blase etwas nach vorn rückt und die Krümmung der Blasen-Harnröhrenachse vermehrt wird. Bei der Entleerung und entsprechender tonischer Zusammenziehung nimmt der Blasenscheitel ovoide Gestalt an; häufiger jedoch legt er sich tellerartig auf den Blasengrund auf, so daß ein sagittaler Durchschnitt durch Blase und Harnröhre Y-Form zeigt.

Blasengrund (Fundus vesicae) heißt der unterhalb des Scheitels liegende, an Schamfuge und Uterus bzw. Vagina befestigte Abschnitt der Blase. Die zwischen Ureteren- und Harnröhrenöffnung gelegene Gegend wird noch besonders Trigonum Lieutaudii benannt. Eine leistenartige Verdickung der Schleimhaut, welche von einer Ureterenmündung zur anderen zieht und Lig. interuretericum genannt wird, begrenzt es nach oben zu. Man fühlt dieses Ligamentum bei der vaginalen Untersuchung mit den von ihm ausgehenden Anfangsstücken der Ureteren als einen die Zervix umgreifenden Bogen. Das unterste, bereits zu einem Rohre sich formierende Stück der Blase heißt Blasenhals (Collum vesicae). —

Die Schleimhaut des Scheitels und Grundes sitzt locker auf der Muskularis auf und legt sich im Kontraktionszustande in Falten; im Gegensatz dazu bleibt diejenige des Trigonum ziemlich glatt. Sie trägt Plattenepithel, im Halsteil Zylinder-

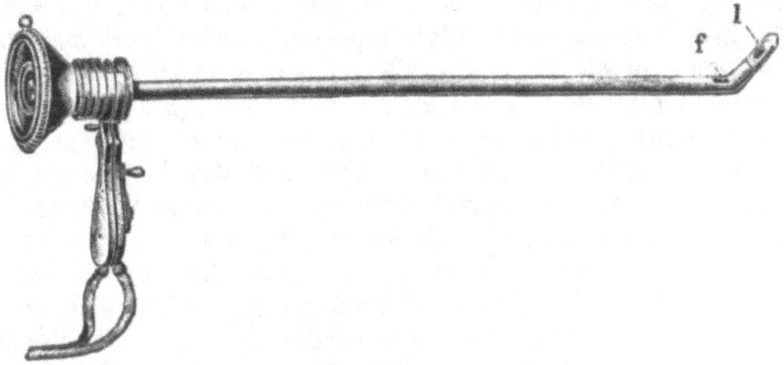

Fig. 48. **Kystoskop nach Nitze.**
l Lampe, *f* Fenster.

epithel, das oft schwanzartige Ausläufer zeigt, ähnlich dem Nierenbeckenepithel.

Die Erkrankungen der Blase äußern sich einerseits durch Veränderungen des Urins (Gehalt von Blut, Eiter, Schleim, Epithelien), andererseits durch Abnormitäten der Urinentleerung (häufiges Bedürfnis zur Exurese, Harndrang, unwillkürlicher Abgang von Urin, Urinverhaltung).

Die exakte Diagnostik hat wesentliche Fortschritte gemacht seit der Vervollkommnung und allgemeinen Anwendung des Kystoskop nach Nitze (Fig. 48). Es besteht aus einem scharf schnabelförmig abgebogenen männlichen Katheter, dessen Kuppe den Beleuchtungsapparat, eine kleine Edisonlampe, trägt; am Knie befindet sich in einer Wandlücke ein Prisma, so daß die Hypotenuse in der Verlängerung des abgebogenen Schnabels liegt; im geraden Teil des Katheters ist der Vergrößerungsapparat, ein terrestrisches Fernrohr, angebracht. Etwa 2 cm vom Prisma entfernte Objekte erscheinen in natürlicher Größe, Annäherung vergrößert, Entfernung verkleinert sie; mit der Entfernung wird aber das Gesichtsfeld größer. — Das Okularende des Instrumentes ist trichterförmig erweitert und besteht aus zwei voneinander isolierten Metallringen, in welche die Leitungsdrähte gesteckt werden für das kleine Edisonlämpchen in der Kuppe; durch einen Schieber kann der Strom geöffnet und geschlossen werden.

Bei der Anwendung füllt man die Blase mit 100 bis 150 ccm 1—2 % Borsäurelösung; ist der Urin trübe, so spült man vorher gründlich aus oder braucht ein Irrigations-Kystoskop. Bei sehr empfindlichen Frauen kann man vorher 1—2 ccm einer 2 % Kokainlösung in die Blase injizieren. Jetzt führt man das Instrument in die Blase ein, überzeugt sich durch Bewegungen, daß die Lichtquelle nirgends die Blasenwand berührt und schließt den Kontakt. Natürlich sieht man auf einmal nur ein ganz kleines Stück des Blaseninneren und muß das Instrument bei einer vollständigen Untersuchung in systematischer Weise an der gesamten Blasenwand vorbeibewegen. Nur durch Übung ist es möglich, ein zuverlässiges Untersuchungsresultat zu bekommen.

Die Blasenschleimhaut erscheint im Kystoskop gelb, gelblichrot bis grau; um so röter, je näher das Kystoskop ihr gebracht wird. Der Blasenboden ist stärker rot. — Das Orificium int. vesicae tritt als dunkle Falte hinten im Gesichtsfelde zutage, weil der Sphinkter das Prisma bedeckt, jene Gegend also nicht be-, sondern durchleuchtet wird; hinten fehlt die Falte, weil dort der Vorsprung des Sphinkter durch das Kystoskop ausgeglichen ist. — Im Scheitel der Blase schwimmt zitternd eine Luftblase. — Eine Ureterenöffnung erscheint als kleiner Schlitz, welcher von Zeit zu Zeit sich erweitert. Ist der Schnabel des Kystoskop genau nach unten gerichtet, so verläuft er horizontal: (—); bei seitlicher Richtung vertikal (|), bei halbseitlicher schief (\\). Es kann natürlich auf einmal nur eine Ureterenöffnung gesehen werden. Mittels des Kystoskop können die Ureteren unter Kontrolle des Auges sondiert werden. Am Lig. interuretericum beobachtet man öfters rasch auftretende Faltenbildung infolge von Kontraktionen der Blasenwand. — Aus der Schleimhaut hervorragende Abnormitäten, wie Fremdkörper und Tumoren, gewähren komplizierte Kombinationsbefunde, welche nur der geübte Untersucher sicher zu deuten vermag. — Zur Ausführung von Operationen im Blaseninnern unter Kontrolle des Auges gibt es eigene Operations-Kystoskope.

Die Palpation der leeren Blase gelingt nur, wenn ihre Wandungen stark verdickt sind durch Hypertrophie oder Neubildung. Die stark gefüllte Blase ist leicht von außen zu tasten.

Zur Austastung des Blaseninnern muß vorerst die Harnröhre mittels Hegarstiften bis Nr. 13—14 erweitert werden. Dann kann ein dünner Zeigefinger oder ein kleiner Finger eingeführt werden. Die Manipulation ist so schmerzhaft, daß sie nur in Narkose vorgenommen werden soll. Bei der Dilatation entstehen auch immer kleinere Einrisse und in den nächsten Tagen bleibt gewöhnlich Inkontenenz. Aus diesen Gründen ist die Abtastung ein nicht gleichgültiger Eingriff, der nur ausnahmsweise als letztes diagnostisches Mittel angewendet werden darf.

1. Blasenkatarrh (Cystitis)

Blasenkatarrh ist stets Folge von Infektion. Die ansteckenden Keime gelangen gewöhnlich durch die Urethra, selten von oben durch die Ureteren, oder aus einem benachbarten Organe (wie bei Fistel oder Durchbruch eines Abszesses) in die Blase. Sie gedeihen in den Harnwegen nur, wenn entweder das Epithel erkrankt oder die regelmäßige Weiterbeförderung, also die Entleerung des Urins gestört ist (vielleicht ist auch hierbei die nächste Folge eine Erkrankung des Epithels). Auch Kongestionszustände der Blase, wie sie nach operativen Eingriffen in der Umgebung und nach schweren, mit Quetschungen verbundenen Geburten, ferner bei entzündlichen Erkrankungen des Uterus und der Adnexe, bei sexueller Überreizung (Deflorationszystitis) vorkommen, begünstigen die Ansiedelung der Keime. — Bei weitem am häufigsten gibt der Katheterismus Anlaß zur Infektion, indem dabei die Schleimhaut lädiert und zu gleicher Zeit Keime eingebracht werden. Auch bei noch so peinlicher Reinlichkeit und Sorgfalt ist dies, wenn längere Zeit hindurch katheterisiert werden muß, nicht zu vermeiden. Nach sicherer entsteht Zystitis beim Einschieben von Fremdkörpern zu masturbatorischen Zwecken. Jedesmal wenn der Urin gar nicht oder nur teilweise entleert wird, lassen sich in dem stagnierenden Urin bald Organismen nieder und erzeugen Zystitis. Dies ist der Fall bei Tumoren im Becken, bei Retroflexio uteri gravidi, bei Steinbildung in der Blase; das gleiche haben wir bei Lähmung des Detrusor oder bei Zystozelenbildung; besonders bei älteren Frauen, deren Harnröhrenepithel ohnehin oft insuffizient ist, entsteht dann leicht Blasenkatarrh. — Heftige Erkältung gibt Anstoß zu Zystitis, wo Keime zur Stelle sind; noch häufiger exazerbieren und rezidivieren auf diese Weise nicht völlig ausgeheilte Blasenkatarrhe; das gleiche gilt von Medikamenten, welche die Blasenschleimhaut stark reizen, wie Kanthariden. — Eine ganze Reihe von Keimen sind als Zystitiserreger nachgewiesen worden; unter ihnen spielt wohl die größte Rolle das Bact. coli com.

Symptome. Akute Zystitis macht stets Harndrang: das Bedürfnis zur Urinentleerung tritt häufiger auf; es ist auch gewöhnlich stärker, es besteht „besoin impérieux“: einmal auftretendes Bedürfnis muß sofort befriedigt werden. Die Kranken sind genötigt, nachts aufzustehen. In hochgradigen Fällen tritt Urindrang gleich nach erfolgter Exurese wieder auf; dieser Tenesmus kann zu einem wahren Schmerze werden. — In der Regel ist auch die Exurese mit Brennen und Stechen in der Harnröhre und im Blasenhalse verbunden; recht oft macht sich dieser Schmerz am Schlusse der Entleerung, bei den letzten Tropfen Urin in erhöhtem Grade, häufig als Blasenkrampf, geltend. In der Regel besteht dauernd ein leichtes Brennen über der Schamfuge, die Kranke fühlt, daß sie eine Blase hat. — Im chronischen Stadium verlieren sich diese Erscheinungen allmählich; die Blase gewöhnt sich an den entzündlichen Zustand ihrer Schleimhaut und wird weniger reizbar. — Der Urin ist trüb, reagiert meist alkalisch, zeigt Flocken und oft ammoniakalischen Gestank; beim Stehen bildet sich ein schleimig-eitriges Sediment; oft ist er im Beginn auch blutig gefärbt. — In heftigen Fällen kann Fieber auftreten.

Zur Diagnose muß die Urinuntersuchung führen. Man findet im Sediment anfangs meist mehr oder weniger zahlreiche rote Blutkörperchen, immer Eiterkörperchen, Schleim, Bakterien, Epithelien.. Besteht Zweifel, ob die geformten Bestandteile aus der Blase oder aber aus der Harnröhre oder Scheide stammen, so muß der Urin mittels Katheters entnommen werden. Urate, die bei der Abkühlung sich ausscheiden, lösen sich beim Erwärmen wieder. Niederschläge, die beim starken Erhitzen entstehen und bei Zusatz von Essig-

oder Salpetersäure sich wieder restlos lösen, bestehen aus Phosphaten. — Bakteriurie macht staubig-getrübten Urin, der sich beim Stehen nicht aufhellt. Bei der mikroskopischen Untersuchung findet man keine oder nur sehr spärliche Eiterkörperchen, dagegen Haufen von Bakterien. — Die sichere Entscheidung, daß die Trübung nicht durch die Ureteren in die Blase gelangen, bringt die Kystoskopie. Man sieht dabei die Schleimhaut stark gerötet, sammtartig geschwellt, ihre Gefäße injiziert; in den chronischen Formen verschwimmen letztere, das Aussehen der Schleimhaut wird mehr schmutziggrau; in gonorrhoischen Formen ist besonders der Blasengrund fleckweise gerötet; bei Tuberkulose sieht man kleine Knötchen und Geschwürchen. In veralteten Fällen, besonders auch solchen tuberkulöser Natur, ist die Blasenwand durch Mitbeteiligung an der Entzündung derart derb und verdickt, daß sie bimanuell deutlich getastet werden kann.

Das akute Stadium der Zystitis heilt bei zweckmäßigem Verhalten innerhalb 8—10 Tagen aus; die Symptome verlieren sich allmählich. Häufig schließt sich aber ein chronisches Stadium an, das sehr lange dauern kann. Nicht gar selten halten leichte Störungen der Exurese, verbunden mit geringer Trübung des Urins durch Schleim und spärliche Eiterkörperchen jahrelang, ja das ganze Leben hindurch an; bei jeder Erkältung oder Ausschreitung kann unter solchen Umständen Rezidiv eintreten. — In seltenen Fällen setzt sich die Entzündung auf die Ureteren, das Nierenbecken, die Nieren fort.

Therapie. Bei akut einsetzender Zystitis kommt die Kranke für einige Tage ins Bett; es werden ihr heiße Umschläge oder Kataplasmen auf die Blasengegend gemacht; sie hat sich an Milchdiät zu halten und Bärentraubentee oder einen Natronsäuerling zu trinken. Lindern Fomentationen die Schmerzen nicht in genügender Weise, so gestattet man Opium in Soppositorien (à 0,03—0,05) oder innerlich. Daneben reicht man Urotropin oder Helmitol oder Hexal (in Pulvern oder Tabletten à 0,5, 3—6mal täglich). Riecht der Urin stark ammoniakalisch, so ist Salol (1—3 g pro die) von Nutzen. Manchmal, besonders bei gonorrhoischen Formen, wirken Balsamica gut, z. B. Ol. Santalis in caps. — Nur wenn eine Desinfektion der Blase auf diesem Wege nicht zustande kommt und das akute Stadium abgelaufen ist, so sucht man sie durch Blasenspülungen zu erreichen. Vorsichtig, unter geringem Drucke injiziere man

20—50 g lauwarmer 1—3 % Borsäure- oder 2 ‰ Resorzin- oder 1 ‰ Lysollösung, lasse vorweg wieder abfließen, bis die Spülflüssigkeit klar zurückfließt. Noch besser wirkt in der Regel 1 ‰ Argentum nitricum-Lösung. Die Spülungen werden durch den Katheter mittels graduierter Stöpselspritze ausgeführt. Die Blase darf nicht bis zur Schmerzhaftigkeit gedehnt werden. — Manche empfehlen Instillationen, z. B. von 0,2 ‰ Sublimatlösung oder 2—10 % Höllensteinlösung mittels kleiner Spritze in der Menge von 20—30 Tropfen, in die Blase.

Heilt ein Blasenkatarrh durch diese Mittel nicht aus, so darf eine kystoskopische Untersuchung nicht länger aufgeschoben werden. Durch sie werden Geschwüre der Mukosa (Cystitis ulcerosa), membranöse Abstoßungen der Mucosa, welche die Urethra verstopfen können, Steinbildung, Neoplasmen, Fremdkörper entdeckt. Nach Beseitigung solcher ursächlicher Momente wird auch die Zystitis ausheilen. — Sehr selten tritt der Fall ein, daß eine Blasenscheidenfistel angelegt werden muß, um dem Urin ausgiebigen Abfluß zu verschaffen und dadurch den Katarrh zur Ausheilung zu bringen. Eine solche künstliche Fistel schließt sich, nachdem sie ihren Zweck erfüllt hat, in der Regel von selbst oder sie kann leicht operativ geschlossen werden. Bevor man sich jedoch zu einem solch heroischen Mittel entschließt, versucht man es, einen Dauerkatheter einzulegen und durch diese Drainage die Schleimhaut vor dem Reize des Urins zu schützen. Dies gewährt namentlich dann Vorteil, wenn durch unvollständige Entleerung des Urins stets eine Residualmenge zurückbleibt.

2. Reizbare Blase. Irritable Bladder

Das Wesen dieser Affektion besteht darin, daß die Blase schon auf sehr geringe Urinmengen mit Drang reagiert, die Kranken also abnorm häufig urinieren müssen. — Sehr oft ist ein Blasenkatarrh vorausgegangen oder die Blase entleert sich nie ganz, so daß der zurückbleibende Rest sehr bald wieder Urindrang macht. Andere Male sind Erkrankungen der Nachbarorgane (Oophoritis, Perimetritis, Hämatozele usw. vorhanden, oder es bestehen empfindliche Affektionen der Harnröhre, namentlich etwa Fissuren oder eine Auflockerung und Blutfülle des Trigonum (Trigonitis). Auch bei starker Harnsäureausscheidung ist die Reizbarkeit der Blase mitunter erhöht. Nur wenn von alldem durchaus nichts zu finden ist, was aber jedenfalls sehr selten vorkommt, darf man die Affektion als reine Hyperästhesie, d. h. als Neurose auffassen.

Zur Heilung kann man zunächst, falls eine anatomische Ursache nicht vorliegt, unter Zuhilfenahme der Suggestion die Blase an einen größeren Inhalt zu gewöhnen suchen. Ein beliebtes Mittel, dies Ziel zu erreichen, ist auch die künstliche Anfüllung der Blase mit immer mehr Wasser. Doch wird man häufig Mißerfolge erleben. — Weiter kommt man in der Regel durch Injektion einiger Gramme einer 7—10 % wässerigen Kokainlösung in die leere Blase durch den Katheter mittels einer kleinen Spritze. Die Lösung wird $^1/_2$—1 Stunde in der Blase gelassen und wenn nötig, die Einspritzung nach einigen Tagen wiederholt. Bei starker Harnsäureausscheidung läßt man Natronsäuerlinge trinken und gibt Urotropin oder Helmitol.

3. Blasenschwäche

Darunter versteht auch der Laie unwillkürlichen Abgang von Urin entweder ohne besondere Veranlassung, oder nur bei plötzlicher Zusammenziehung der Bauchmuskeln beim Husten, Lachen, Stuhlpressen, Springen, Zusammenschrecken usw. Sie bleibt öfters nach künstlicher Erweiterung der Harnröhre, oder sie besteht bei Vorfall der vorderen Scheidenwand; nicht so selten aber tritt sie unabhängig davon nach einem Wochenbett auf, besonders wenn die Frau hatte katheterisiert werden müssen. — Mitunter ist sie auch Folge habituellen Zurückhaltens des Urins, wodurch zunächst ein Spasmus des Sphinkter gezüchtet wird, welcher Erweiterung der Blase folgt; der Urin fließt dann bei starker Anfüllung oder plötzlicher Anstrengung der Bauchpresse aus.

Wo Vorfall der Scheide die Ursache bildet, hört der unwillkürliche Abgang von Urin sofort auf nach Einlegen eines Scheidenpessar. Sonst muß man die Schlußfähigkeit der Blase durch Stärkung der Muskulatur mit Bädern, Waschungen, turnerische Übungen zu erreichen suchen. In hartnäckigen Fällen verengt man die Harnröhre durch Exzision eines ovalären Lappens aus dem Harnröhrenwulst und quere Vernähung; oder man präpariert die Harnröhre ein Stück weit frei, torquiert sie, bis ein dünner Katheter noch durchgeht und fixiert sie dann in dieser Lage beim Verschluß der Wunde (Gersuny). Stöckel verwendet die Musculi pyramidales, um eine Verengerung der Harnröhre zustande zu bringen. Oder es wird eine Kompression derselben zu erreichen gesucht durch Einspritzung von flüssigem Paraffin ins paraurethrale Gewebe. — Wo ein Spasmus des Sphinkter zugrunde liegt, hilft Erweiterung der Harnröhre und Angewöhnung einer regelmäßigen 2—3stündlichen Urinentleerung.

4. Geschwülste und Fremdkörper der Blase

Neubildungen finden sich selten in der Blase. Am häufigsten sind die Papillome. Sie zeigen gutartige Struktur, rezidivieren trotzdem sehr gern. Sie erreichen Kinderfaustgröße.

Karzinome sitzen meist an der hinteren Wand, selten am Scheitel und zeigen zottenartigen Bau (Zottenkrebs). Seltener kommen flache härtere Karzinomknoten in der Blase vor.

Blutungen, Zystitis, bei Zerfall Jauchung sind die Symptome, welche sie machen. Das Kystoskop entdeckt sie meist schon frühzeitig.

Man kann sie direkt mit der Kornzange angreifen. Vorzuziehen ist die Exstirpation durch das Operationskystoskop oder nach Eröffnung der Blase von der Scheide aus (Cystotomia vaginalis).

Fremdkörper können in die Blase eingeschoben werden oder aus der Nachbarschaft einwandern. Es kann sich deshalb handeln um abgebrochene Instrumente, welche bei therapeutischen Eingriffen hineingerieten, um irgend welche Gegenstände, welche zur Masturbation benutzt wurden, oder um Haare, Zähne, Knochen aus Dermoidgeschwülsten, Knochen aus Extrauterinschwangerschaft, um Nähte nach Operationen an der Blase oder in ihrer Nachbarschaft. Fast immer setzen sich Inkrustationen auf Fremdkörpern ab und oft bilden kleine Gegenstände die Kerne von Blasensteinen.

Nach der Erkennung eines Fremdkörpers durch das Kystoskop wird er entfernt, entweder mittels Zange durch die Harnröhre (eventuell nach vorausgeschickter Lithotripsie) und mit Zuhilfenahme des Operationskystoskops oder durch die Zystotomie von der Scheide oder den Bauchdecken aus.

III

Die Erkrankungen der Scheide

Anatomische Vorbemerkungen

Die Scheide verläuft beim Kinde, weil das Becken noch wenig geräumig ist und Uterus und Blase hoch liegen, steil und

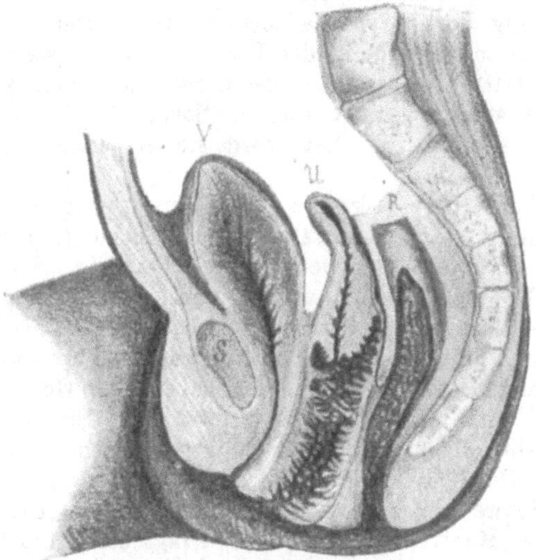

Fig. 49. **Sagittaler Durchschnitt durch das Becken eines neugeborenen Mädchens.**
V Vesica urinaria. *U* Uterus überragt Schamfuge, Corpus klein, Schleimhaut der Scheide sehr stark gefaltet. *R* Rectum.

gestreckt (Fig. 49). Mit der Ausweitung des Beckens und dem Tiefersinken des Uterus zur Pubertätszeit muß sie, da ihre Ausmündung im Schambogen fest liegt, mehr schrägen Verlauf und nach Geburten, infolge Erschlaffung des Beckenbodens, horizontale Richtung (die Frau im Stehen gedacht) annehmen. Sie liegt zum größeren Teil außerhalb des knöchernen Beckens. Straff ist ihre Verbindung mit der Harnröhre (Septum urethro-vaginale); schon weniger fest diejenige mit dem Blasenhalse, und sehr locker haftet sie am Blasengrunde. Auch hinten ist die Verbindung mit dem Rectum (Septum rectovaginale) zu unterst am innigsten; erst etwa 4 cm über dem Anus folgt lockere Verbindung. Während das vordere Scheidengewölbe 1—3 cm vom Peritoneum entfernt ist, wird das hintere auf eine Strecke von 1—3 cm von ihm bedeckt (s. Fig. 57) (bei Neugeborenen reicht es sogar bis gegen die Mitte der Scheide herab (s. Fig. 49).

Die vordere Scheidenwand liegt auf der hinteren auf; die seitlichen Wände sind nur kurze Verbindungsstück zwischen vorderer und hinterer Wand. Die engste Stelle der Scheide liegt hinter dem Eingang, dort wo sie den Levator ani passiert; durch willkürliche Zusammenziehung der Dammuskulatur (starke Einziehung des Afters), insbesondere des Constrictor cunni, kann diese Stelle noch stärker verengt werden. Sobald die Scheide den Levator ani überschritten hat, wird sie geräumiger und stark dehnbar.

Im Kindesalter zeigt die Innenfläche der ganzen Scheide eine auffällig stark gerunzelte Beschaffenheit (Fig. 49). Mit dem Pubertätswachstum verstreichen die Erhabenheiten zum größten Teil; sie bleiben in ausgesprochener Weise nur bestehen in zwei 2—3 cm breiten Streifen, welche sich über die Mitte der vorderen und hinteren Wand herunterziehen und eben wegen ihrer leistenförmigen, quer verlaufenden Erhabenheiten Columnae rugarum (Runzelsäulen) genannt werden. Sie laufen nach oben zu allmählich aus; unten endigen sie ziemlich scharf abgegrenzt. Die Columna rugarum anterior ist stärker entwickelt als die hintere; ihr unteres Ende heißt Tuberculum vaginae urethrale (Harnröhrenwulst) und ragt bei Mehrgebärenden, besonders in der Schwangerschaft, als einfacher oder doppelter Wulst wie ein beginnender Vorfall aus dem Scheideneingange heraus. — Bei Mehrgebärenden mit schlaffer Scheide sieht man mitunter die Konturen des Trigonum Lieutaudii deutlich markiert, wenn die hintere Wand durch einen Rinnenspiegel abgezogen wird. Digital können die Harnleiter an der vorderen Wand auf eine Strecke weit getastet werden (s. S. 9).

Die Scheidenschleimhaut trägt ein geschichtetes Plattenepithel und ruht auf einer Bindegewebsschicht, welche durch mehr oder weniger dicke, zahlreiche Muskelbündel verstärkt ist. Ein reiches Venennetz umspinnt die Scheide; das lockere paravaginale Bindegewebe steht mit dem Zellgewebe des Parametrium und der Vulva in Verbindung. — Die Scheidenschleimhaut besitzt keine oder nur vereinzelte und verkümmerte Drüsen; dagegen trägt sie individuell verschieden dicht stehende Papillen. Ihr Epithel mausert sich beständig mehr oder weniger lebhaft und bildet zusammen mit dem sie durchlaufenden Sekrete des Uterus den normalerweise sehr spärlichen trüben Scheidenfluß.

I

Vaginitis — Kolpitis — Scheidenentzündung

Schon einige Stunden nach der Geburt ist die Scheide von Mikroorganismen bevölkert; bei Frauen sind ihrer über 30 Arten bekannt geworden. Die gewöhnliche Scheidenflora ist aber unschuldiger Natur. Die Scheidenschleimhaut vermag Krankheitsträgern den Eintritt zu verwehren. Werden diese durch Koitus, Masturbation, Exploration, instrumentelle Eingriffe eingebracht, so besitzt sie die Fähigkeit, dieselben abzutöten oder wenigstens ihrer Virulenz zu berauben. — Wo jedoch die Schleimhaut lädiert oder krank ist, geht ihre Schutzkraft verloren. — Nur ein Mikroorganismus besitzt aggressive Kraft auch gegenüber der intakten Schleimhaut, der Gonokokkus; er ist es denn auch häufig, welcher anderen Keimen durch Schädigung des Epithel die Ansiedelung in der Scheide ermöglicht und erleichtert. Deshalb müssen wir die gonorrhoische Infektion in der Ätiologie der Vaginitis obenanstellen (s. Kapitel „Gonorrhöe“, S. 325).

Den zahlreichen auf der Basis von Gonorrhöe entstandenen Katarrhen der Scheide stehen gegenüber alle diejenigen, welche Folge eines mechanischen oder chemischen Reizes oder von Kreislaufs- und Ernährungsstörungen sind, wie dies der Fall ist, wenn eitriges Uterussekret, Karzinomjauche, zystischer Urin bei Blasenscheidenfistel, Fäzes bei Mastdarm-Scheidenfisteln die Scheide durchfließen, oder wenn unrichtig ausgeführte Irrigationen oder andere therapeutische Eingriffe, schlecht passende Pessare oder lange liegende Tampons und andere Fremdkörper, die aus geschlechtlicher Verirrung eingeführt wurden, Verletzungen durch Masturbation, geschlechtliche Exzesse usw. die

Schleimhaut lädieren; endlich wenn Kreislaufsanomalien, Chlorose, Altersveränderungen, sowie akute Infektionskrankheiten (Pocken, Scharlach, Masern, ferner Typhus, Cholera, Dysenterie) Ernährungsstörungen in der Vagina bedingen.

Befund und Diagnose. Im Spekulum sieht man die Schleimhaut gerötet, geschwellt, feucht und mit eitrigem Sekret bedeckt. Ganz gewöhnlich sind bei genauerer Betrachtung die Papillen, die in Reihen geordnet oder zerstreut mehr oder weniger dicht stehen, geschwellt. Häufig treten sie als hochrote, nadelkopfgroße Knötchen heraus. Oft haben sie stellenweise ihre Epithelbedeckung verloren (Fig. 50) und bluten deshalb leicht beim Abtupfen mit Watte; aus dem gleichen Grunde färben sie sich beim Ätzen mit Arg. nitr. oder Chlorzinklösung usw. weiß. In der

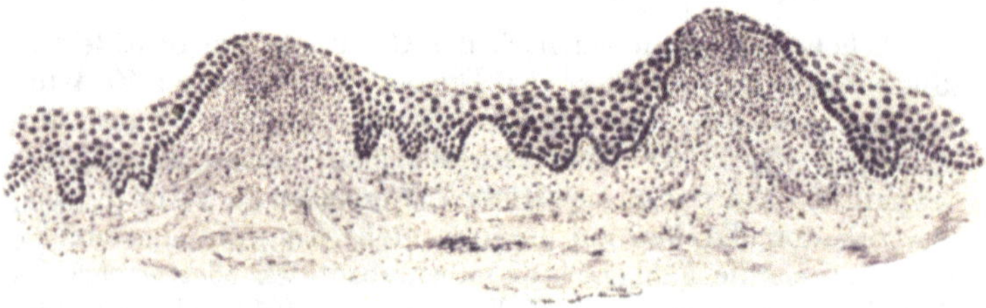

Fig. 50. **Vaginitis papillaris** (90fache Vergr.).

Schwangerschaft hypertrophieren diese Papillen besonders stark; die Scheide fühlt sich dann förmlich rauh, reibeisenförmig an (Vaginitis papillaris s. granulosa). Manchmal hebt sich das Epithel in Bläschen ab, die platzen und Geschwürchen hinterlassen (Vaginitis vesicularis). — Im chronischen Stadium ist die Hyperämie zum großen Teil zurückgegangen; sehr häufig aber haben vereinzelte Papillen ihre Schwellung und Rötung behalten und treten jetzt um so deutlicher hervor. — Die Scheidenkatarrhe auf Basis von Chlorose zeigen gewöhnlich eine starke Abschuppung des Epithels (Vaginitis desquamativa); das Sekret ist deshalb weißlich, rahmartig, oft dick, trocken, sandig, die Rötung gering, Papillenschwellung fehlt. — Bei tiefer gehender Infektion, wie sie bei akuten Infektionskrankheiten vorkommt, können sich umfangreiche Teile der Scheidenwand und des umgebenden Bindegewebes abstoßen (Vaginitis dissecans).

Ist bloß der untere Teil der Scheide ergriffen, so deutet dies auf direkte Fortsetzung einer Entzündung von der Vulva her; Uterinkatarrhe erzeugen anderseits oft bloß Vaginitis der oberen Partien; ätzende Mittel, welche in den Uterus eingebracht werden und nachträglich aus dem Muttermund ausfließen, nur isolierte Katarrhe des hinteren Scheidengewölbes. —

Die Kolpohyperplasia cystica oder Vaginitis emphysematosa ist eine sehr seltene Erkrankung der Vaginalschleimhaut in der Schwangerschaft. Sie kennzeichnet sich durch kleine weiße Bläschen in der geröteten geschwellten Schleimhaut, welche Gas enthalten. — Auch eine Vaginitis follicularis mit kleinen Lymphfollikeln in der Mukosa ist beschrieben worden. —

Soorablagerung ist in der Scheide nicht selten zu beobachten. Man sieht dabei weißliche Beläge von sehr verschiedener Größe, welche sich nur schwierig abreiben lassen und einen hochroten Grund hinterlassen. Der Soor in der Scheide ist ein häufiger Begleiter des Diabetes. —

Einer besonderen Hervorhebung bedarf endlich noch die Vaginitis senilis oder Vaginitis vetularum. Sie gehört zu den Alterserscheinungen im Klimakterium und kommt sehr häufig vor. An die Stelle der entzündeten Papillen sind mehr oder weniger ausgedehnte rote Flecken getreten, welche der Scheide ein marmoriertes Aussehen geben. Da und dort sieht man auch Sugillationen. Die roten Flecken entbehren des Epithels, sondern ein eitriges, manchmal ein fibröses Sekret ab und bluten leicht; der bestehende eitrige Ausfluß ist deshalb häufig rötlich gefärbt. Oft kommt es zu Verwachsungen einander anliegender Scheidenfalten (Vaginitis adhaesiva). Besonders gerne obliterieren die Scheidengewölbe, indem die Oberfläche der Portio mit der Vaginalwand verwächst. Diese Adhäsionen, zusammen mit Schrumpfungsvorgängen, können der Scheide alter Frauen manchmal ganz eigentümliche Gestaltung mit Verengerungen und sackartigen Ausbuchtungen verleihen.

Kolpitis gummosa und diphtheritica wurden als Teilerscheinungen bei Lues bzw. Diphtherie beobachtet.

Symptome. Das Hauptzeichen der Vaginitis ist ein vermehrter Ausfluß von wässerig-eitrigem, rein eitrigem, milchigem oder rahmartigem Aussehen. Sein Geruch ist bei Fremdkörpervaginitis faulig; bei Gonorrhöe häufig ganz charakteristisch, doch schwer definierbar, etwa knoblauchartig. Eitrige Beschaffenheit bedingt in der Regel irritierende Wirkung auf die äußeren Genitalien und ihre Umgebung. Die Frauen klagen über Brennen, Jucken, Wundsein. Die Spekularuntersuchung führt zur Entscheidung, ob nur Vulvitis, ob zugleich Vaginitis oder dazu auch noch Endometritis bestehe. Die Einführung des Spiegels ist bei akuter Entzündung empfindlich, unter Umständen kann sie bei engem Introitus unmöglich sein. Bei alten Frauen mit geschrumpfter Scheide führt eine wenig sorgfältige Spiegeluntersuchung leicht zu Einrissen.

Therapie. Bei den Vaginitiden, welche auf mechanische oder chemische Schädigungen der Schleimhaut zurückzuführen sind, müssen diese veranlassenden Ursachen beseitigt werden. Man entfernt z. B. ein Scheidenpessar oder heilt einen Uterus katarrh mit irritierendem Sekret oder sucht eine Masturbantin zu bessern, oder man unterbricht eine lokale Behandlung der Scheide, welche die Schleimhaut irritierte. Sehr häufig wird danach ohne weiteres Heilung der Vaginitis eintreten. — Vermehrter Scheidenfluß bei Chlorose, Zirkulationsstörungen, akuten Infektionskrankheiten usw. verschwindet, wenn die genannten Leiden sich bessern. — Selbst akute Katarrhe infolge gonorrhoischer Infektion heilen bei zweckmäßigem Verhalten, besonders Bettruhe und Reinlichkeit, häufig spontan aus. — Gleichwohl gehören langwierige, hartnäckige Scheidenkatarrhe zu den Leiden, welche der Frauenarzt am häufigsten zu behandeln hat; sie beruhen sämtlich auf Ansiedelung der Mikroorganismen, denen in den zahlreichen Schleimhautnischen meist schwierig beizukommen ist.

Bei Scheidenkatarrhen dieser Gattung besteht unsere erste Aufgabe darin, den mit irritierenden Toxinen gesättigten Sekreten guten Abfluß zu verschaffen, noch besser, sie direkt durch Scheidenirrigationen herauszuspülen. Ganz indifferente Spülflüssigkeiten können diesen Dienst tun, also reines gekochtes Wasser. Ist schleimiges Sekret aus dem Uterus dabei, so wird dem Wasser zweckmäßig etwas Kochsalz oder Soda (1 Teelöffel auf den Liter) zugefügt, weil diese den Schleim am besten verflüssigen. In der Regel genügt 1—2malige Spülung im Tag. Selbstverständlich muß die Spülung in richtiger Weise, wie es S. 177 angegeben ist, ausgeführt werden. — Ruhe und Schonung unterstützen die Ausheilung.

Trotzt der Katarrh diesen indifferenten Flüssigkeiten, so lasse man desinfizierende oder adstringierende Spülungen machen mit Lysol ($^1/_2$ %), Formalin (1 %), essigsaurer Tonerde (Alsol), Liq. alumin. acet. 2 %, Sublimat (0,3 ‰), Chlorzink (1 %), usw., oder Aq. plumbi, Alaun, Zinc. sulfur., Holzessig usw.). Von den angewandten Mitteln darf man verlangen, daß sie in den entsprechenden Verdünnungen nicht giftig wirken, sich leicht lösen, wenig riechen, keine Flecken in der Wäsche hinterlassen, rein oder in konzentrierter Lösung den Kranken anvertraut werden können, dabei aber doch die gewünschte desinfizierende oder adstringierende Wirkung in genügend hohem Grade besitzen. Da durch Angewöhnung die heilende Wirkung eines Mittels oft bald nachläßt und ganz verloren geht, so empfieht es sich nach einigen Wochen ein anderes zu verordnen.

Veraltete hartnäckige Katarrhe oder solche, welche bei dieser Behandlung beständig rezidivieren, müssen vom Arzte selbst lokal behandelt werden. Im Spekulum wird zunächst die ganze Scheide mit Watte gründlich ausgetrocknet (man kann auch vorher ausspülen); dann reibt man sie mit einem kleinen, in 5 % Arg. nitr.-Lösung getränkten Wattebausch, welcher in eine lange Kornzange gefaßt ist, bis in alle Falten hinein aus und trocknet die überschüssige Lösung hernach wieder mit Watte auf. Die Patientin setzt daneben ihre Spülungen fort; bei stark gereizter Schleimhaut wirken besonders Spülungen mit Kamillentee, abwechselnd mit Salz- oder Sodawasser günstig. Oft kann man erleben, daß nach einer einzigen derartigen lokalen Behandlung die Schleimhaut abschwillt, die Rötung verschwindet, der Ausfluß aufhört. Meist sind aber doch wiederholte Applikationen nötig, bis der gewünschte Erfolg eintritt, bis die Schleimhaut „umgestimmt" ist. Man denke aber daran, daß lokale Anwendungen auch zu oft wiederholt werden können und zwar dies um so leichter, je gründlicher dabei verfahren wird und je differenter die gebrauchten Mittel sind und daß dadurch Katarrhe nicht nur nicht geheilt, sondern unterhalten und hartnäckiger gemacht werden können.

Der Zweck dieser Applikationen geht einerseits auf eine direkte Vernichtung der Keime, anderseits auf Anregung einer ihnen feindlichen Leukozytose aus. Es entsteht in den ersten Tagen nach der Behandlung ein vermehrter eitriger Ausfluß, mit ihm wird auch der Ätzschorf in kleinen weißlichen Fetzchen abgestoßen; darunter soll eine gesunde Epithelschicht nachwachsen.

Will man bei sehr hartnäckigen Katarrhen eine tiefer ins Gewebe kauterisierende Flüssigkeit, so leistet eine (10—20 °/₀ Chlorzinklösung gute Dienste. Man muß dabei wegen der energischen Wirkung vorsichtig sein; nur ein bohnengroßes Wattebäuschchen in der Lösung tränken, die Schleimhaut nur ganz oberflächlich damit tupfen und hernach wieder gründlich austrocknen. Eine solche Behandlung darf nicht häufig wiederholt werden. Unmittelbar nach der Applikation gelingt es kaum mehr, das Spekulum einzuschieben, so hat die Schleimhaut ihre Schlüpfrigkeit verloren und so energisch hat die Scheidenmuskulatur auf den Reiz der Ätzung hin sich zusammengezogen. Auch jetzt folgt wieder für einige Tage vermehrte Absonderung. —

Statt dieser feuchten Behandlung mit Spülungen und Applikation desinfizierender und ätzender Flüssigkeiten wendet man mitunter mit Vorteil die Trockenbehandlung an. Besonders in sehr hartnäckigen Fällen, wo die Rötung und Absonderung durch Ätzungen nicht gebessert oder gar verschlimmert werden, kommt man damit manchmal zum Ziel. Auch als Schluß der Behandlung leistet sie gute Dienste.

Es wird zunächst die Scheide, von oben beginnend, im Spekulum recht gründlich gereinigt und getrocknet, indem man die Tupfer wechselt, bis ihnen kein Sekret mehr anhaftet. Dann wird ein gehäufter Teelöffel Pulver, am besten 20 °/₀ sterilisierter Lenicet-Bolus (in praktischen Originalbüchsen im Handel erhältlich) ins Spekulum eingeschüttet und mittels eines kleinen Tupfers, von den Scheidengewölben und der Portio beginnend, in der Scheide sorgfältig verteilt, so daß keine Stelle ihrer Oberfläche davon frei bleibt. Der Tupfer soll dabei trocken bleiben, sonst war die Scheide vorher nicht gründlich genug ausgewischt worden. Diese Austrocknung wird alle 3 Tage wiederholt. Scheidenspülungen fallen dabei ganz weg. Diese Art der Behandlung ist wirksamer und reinlicher als das Einlegen von Tampons, welche in Glyzerin mit Ichthyol (10 °/₀) oder Tannin (10 °/₀) oder Alaun oder Borax usw. getränkt sind.

Manche hartnäckige, zu beständigen Rezidiven geneigte Scheidenkatarrhe mit dünneitrigem, oft schaumigem, ätzendem Ausfluß sind durch große Mengen von Trichomonas vaginalis, eine Flagellate, die auch sonst im Scheidensekret nicht selten, aber nur in geringer Zahl vorkommt, verursacht. — Am besten wendet man dagegen Auswaschungen der Scheide im Spekulum mittels in 1 °/₀₀ Sublimatlösung getauchter Wattebäusche, darauf

Abtrocknung und gründliche Austupfung mit 10 % Borax- oder Soda-Glyzerinmischung an. Nach 4—6maliger Anwendung wird das Sekret dicker, spärlicher, weißer und allmählich dauernd normal.

II

Vaginismus

Von Vaginismus spricht man, wenn jeder Versuch, in die Scheide einzudringen, einen Reflexkrampf der zur Verengerung des Introitus vaginae beitragenden Muskeln, zugleich auch Zusammenklemmen der Oberschenkel und lebhafte Abwehr- und Entrinnungsversuche auslöst.

Die Ursache der Erscheinung sind entweder schmerzhafte Affektionen am Scheideneingang wie Entzündung der Schleimhaut, Fissuren am Frenulum vulvae oder am After, empfindliche Karunkeln der Harnröhre, oder aber, beim Mangel nachweisbarer und entsprechend hochgradiger Veränderungen, nervöse Hyperästhesie des Scheideneinganges. Man unterscheidet deshalb einen entzündlichen und einen nervösen Vaginismus; beide sind einander verwandt, denn oftmals dauert ein wegen Entzündung des Introitus aufgetretener Vaginismus auch nach der Ausheilung der Entzündung weiter fort, oder steht eine veranlassende Affektion des Scheideneinganges durchaus nicht im Verhältnis zur Heftigkeit des Vaginismus.

Häufig handelt es sich um junge Neuvermählte der besseren Stände; nicht selten wird schon auf der Hochzeitsreise wegen des Leidens konsultiert. Übertriebenes Schamgefühl und die anerzogene Überzeugung von der Unnahbarkeit jener Gegend, verletzendes, ungeschicktes Entgegenkommen oder derbes Draufgehen des Gatten, Furcht und Angst vor dem bloß geahnten und unrichtig vorgestellten Geschehnis der Brautnacht, Ekel davor, wenn es zur Tat geworden ist, vermögen bei „zart besaiteten" Naturen solche Zustände zu zeitigen. Oftmals trägt gewiß wegen sexueller Unkenntnis oder Schwäche des Gatten mangelhaft oder aber brutal ausgeführter Beischlaf, mitunter auch ein sehr resistenter Hymen die Schuld daran. In nicht wenigen Fällen jedoch ist gleich bei den ersten Annäherungen gonorrhoische Entzündung des Introitus vag. erfolgt und damit Disposition für Vaginisnus geschaffen. — Vaginismus schießt am leichtesten auf nervösem Boden auf und muß oft als Teilerscheinung allgemeiner Nervosität aufgefaßt werden: eine seelische Läsion löst dann den auf den Scheideneingang gerichteten Komplex aus.

In hochgradigen Fällen von Vaginismus kann eine Finger- oder Spiegeluntersuchung nur in Narkose ausgeführt werden. Gelingt es auch durch eindringliches freundliches Zureden, die Frau zu bewegen, mit dem Vorsatze sich untersuchen lassen zu wollen, auf den Untersuchungsstuhl zu liegen — bei der leisesten Berührung der Genitalien klemmt sie die Schenkel zusammen, zieht sie den Steiß zurück, sitzt sie auf. In der Schwangerschaft verschlimmert sich oft der Vaginismus deutlich; nach der Geburt verschwindet er in der Regel für einige Zeit, um dann gewöhnlich in vermindertem Grade wiederzukehren.

Therapie. Wo die Hyperästhesie des Introitus durch anatomische Veränderungen begründet ist, müssen selbstverständlich diese beseitigt werden. Je deutlicher das Leiden neurotischer Natur ist, um so schlechter sind die Aussichten auf Heilung. — Im Beginn und in leichteren Formen genügen oft einige beruhigende Aufklärungen von seiten des Arztes, um den Beischlaf zu ermöglichen und nach und nach schmerzlos zu machen. — In hartnäckigen Fällen hilft manchmal schonende Erweiterung des Introitus mit Hegarstiften oder immer weiteren Spiegeln unter Anwendung von lokaler oder allgemeiner Anästhesie. Von manchen Seiten wird die Exzision des Hymen empfohlen. Andere raten zur Erweiterung des Introitus durch Inzisionen jederseits vom Frenulum vulvae, die quer über verzogen und vernäht werden. — Das Hauptgewicht ist jedoch auf psychische Behandlung zu verlegen. Psychanalyse und Suggestivtherapie in Verbindung mit Luftwechsel, Bädern, Abhärtungskuren usw. werden am ehesten Erfolge zeitigen.

III

Die Verletzungen der Scheide

Verletzungen der Scheide können entstehen:

1. durch unzweckmäßig geformte, zu große oder alte inkrustierte, rauhe oder rissige Pessare, abgebrochene Scheidenrohre oder Bestandteile von Spritzen und anderen Instrumenten und Fremdkörpern, welche onanist'schen Zwecken dienten oder Konzeption verhindern oder gar versteckt werden sollllten;

2. durch Abtreibungsversuche, Notzucht, zu stürmisch ausgeführten Koitus bei enger, atrophischer Scheide (s. auch S. 78).

Die dabei auftretende Blutung wird durch Tamponade oder Naht gestillt. Starke Verletzungen hinterlassen Narben, welche die Scheide verziehen oder verengen können. Bei Infektion bilden sich paravaginale Abszesse.

IV

Fremdkörper in der Scheide

1. Pessarien. Sie können bei manchen Frauen jahrelang ohne irgend welche Schädigung in der Scheide liegen bleiben, während bei andern ein kurzer Aufenthalt genügt, um Reizung und Verletzung zu erzeugen. Die Art der Scheidenflora sowie die relative Größe und die Form des Pessars sind dabei ausschlaggebend. — Verursachen zu große oder in ihrer Form nicht passende Pessare durch örtlichen Druck Epitheldefekte, so können daraus infolge von Infektion Geschwüre entstehen. Kommt es jetzt zu starken Granulationen, so umwuchern sie den Ring; mit der Zeit bilden sich die Granulationen zu festem Bindegewebe um und der Ring ist solide eingewachsen. — Wenn die Usur aber in die Tiefe greift, so können Perforationen in den Mastdarm, die Blase, selbst das Peritoneum eintreten.

2. Zu onanistischen Zwecken oder von fremder Hand in böswilliger Absicht oder zur Verhütung von Konzeption oder Vermeidung von Treubruch eingeführte Fremdkörper. Die sonderbarsten Gegenstände figurieren darunter, wie Schwämme, Nadelbüchsen, Salbentöpfe, Gläser, Spulen, Pfeifenköpfe, Käfer, Tannenzapfen usw.

Alle diese Dinge können ausnahmsweise einheilen und dabei alle Symptome fehlen. — In der Regel jedoch verursachen sie starken eitrigen, oder blutigen, oft übelriechenden Ausfluß; häufig auch Schmerzen.

Die Entfernung ist oft durchaus nicht einfach und leicht. Gelingt es auch Verwachsungen blutig zu durchtrennen, so haben sich nicht selten unterhalb der Fremdkörper narbige Verengerungen der Scheide gebildet, die größere Inzisionen und Vorbereitungen erfordern. Nach gelungener Entfernung heilen die zurückbleibenden Wunden unter aseptischen Spülungen rasch.

V

Die Scheidenfisteln

1. Die Harnscheidenfisteln

Die Urogenitalfisteln entstehen unter der Geburt, wenn bei räumlichem Mißverhältnis zwischen Becken und vorliegendem Kopf dieser nach dem Blasensprunge lange Zeit gegen die Schamfuge angedrückt wird und Wandteile der Harnwege und des Geburtsschlauches der Drucknekrose anheimfallen. Selten kommt eine Fistel zustande durch Abgleiten oder irriges Einführen des Perforatorium oder scharfen Hakens. Gelegentlich bringt auch etwa ein schlecht passendes oder zu lange liegen gebliebenes Pessar oder ein anderer Fremdkörper die Blasenscheidenwand zur Nekrose; Perforation eines Blasensteines oder Durchbruch eines anteuterinen Abszesses in Blase und Scheide zugleich sind Raritäten. Ziemlich häufig dagegen bleiben Fisteln nach chirurgischen Eingriffen zurück, sei es, daß nach einer Kolpozystotomie behufs Entfernung eines Blasensteines oder einer Neubildung oder bei hartnäckiger Zystitis die Wunde nicht völlig verheilte, sei es, daß bei Uterus- oder Adnexoperationen eine unbeabsichtigte Verletzung der Harnwege übersehen oder ungenügend genäht wurde.

Man unterscheidet (s. Fig. 51 u. 52):

1. Blasenscheidenfistel;
2. Harnröhrenscheidenfistel;
3. Harnleiterscheidenfistel;
4. Blasenzervikalfistel;
5. Harnleitergebärmutterfistel.

Bei weitem am häufigsten sind die Blasenscheidenfisteln. Sitzt eine solche so hoch oben, daß die vordere Muttermundslippe ihren oberen Rand bildet, so nennt man sie oberflächliche Blasengebärmutterscheidenfistel; ist dabei auch noch die vordere Muttermundlippe weggequetscht, so spricht man von tiefer Blasengebärmutterscheidenfistel.

Symptome. Die Haupterscheinung ist der unwillkürliche Abgang von Urin. Bei reinen Harnröhrenfisteln allerdings wird er in der Blase gehalten und fließt nur während der Exurese über Introitus und Vulva herunter. Bei Blasenscheidenfisteln, wenn sie klein sind, besteht auch oftmals und in gewissen Stellungen oder bis zu einem gewissen Füllungszustande der Blase ein ventilartiger Verschluß. Zervikalfisteln entleeren den Urin aus dem Muttermund. Harnleiterfisteln sind nur einseitig, deshalb kann, neben dem beständigen Urinträufeln aus der Scheide, auch willkürlich Urin gelassen werden.

Bald zersetzt sich der Urin, die Phosphate fallen aus und bilden Konkremente. Die Kranke, deren äußere Genitalien und Schenkel beständig benetzt, deshalb gerötet und wund sind, verbreitet einen für sie und die Umgebung widerlichen ammoniakalischen Geruch. — Die Menstruation tritt häufig erst sehr lange

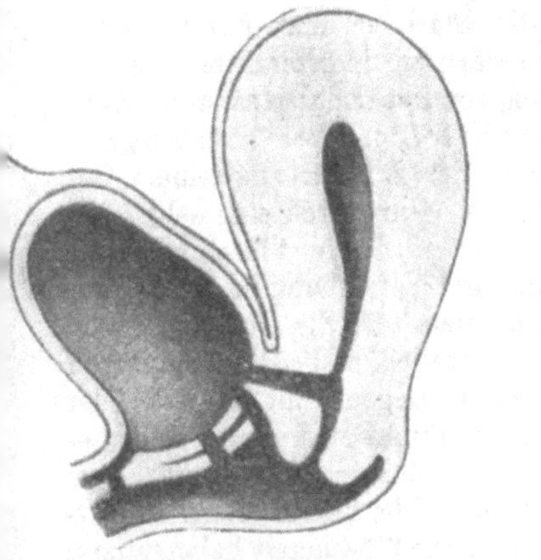

Fig. 51.
1. Blasen-Zervikalfistel.
2. Oberfl. Blasen-Gebärmutter-Scheidenfistel.
3. Blasen-Scheidenfistel.
4. Harnröhren-Scheidenfistel.

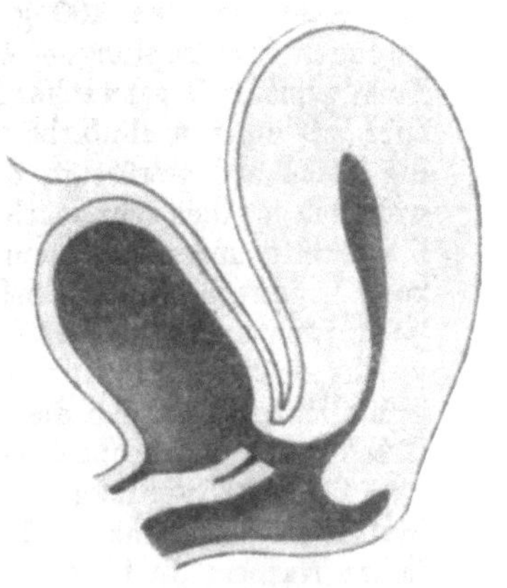

Fig. 52.
Tiefe Blasen-Gebärmutter-Scheidenfistel.

Zeit nach der Geburt, bei welcher die Fistel entstanden war, wieder ein, bleibt unregelmäßig und spärlich; doch kommt trotzdem Konzeption dabei nicht selten vor.

B e f u n d u n d D i a g n o s e. Die Untersuchung entscheidet, ob unwillkürlicher Urinabgang Folge einer Fistel ist, oder auf mangelhaftem Schlusse des Sphincter vesicae beruht.

Eine große Fistel wird der untersuchende Finger sofort finden; ein durch die Harnröhre eingeführter Katheter ist dabei mit Leichtigkeit in die Scheide zu leiten. Meist fühlt der Finger die vordere Scheidenwand kurz, buchtig, unregelmäßig verzogen und in der Umgebung der Fistel starr und verdickt. Die Ränder der Öffnung selbst sind gewöhnlich dünn und scharf; bei größeren Fisteln oft ganz unbeweglich, als ob sie mit der Beckenwand verwachsen wären; die hochrote Schleimhaut der Blase tritt etwas aus der Fistel heraus. — Kleine Fisteln sind oft gar nicht zu fühlen und häufig auch sehr schwierig ansichtig zu machen. Man bringt die Frau in Steinschnitt- oder Knieellenbogenlage und entfaltet die Scheide möglichst gut mit Rinnenspiegeln. Gelingt es nicht, trotz Zuhilfenahme von Haken und Sonde die kleine Fistel zu entdecken und bloßzulegen, so spritzt man durch den Katheter etwa 100 g — die Blase erleidet durch Nichtgebrauch Schrumpfung — einer gefärbten, indifferenten, sterilen Flüssigkeit (z. B. schwacher Lösung von hypermangansaurem Kali, oder mit einer Anilinfarbe tingierter 1 %iger Borsäurelösung) in die Blase und gewärtigt, ob sie in der Scheide erscheine. Gewöhnlich ist dies sehr rasch der Fall. Nur durch eine sehr feine Fistel mit unregelmäßigem Verlaufe wird die Flüssigkeit erst nach Lagewechsel oder Entfaltung und Verziehung in dieser oder jener Richtung zum Vorschein kommen. Ist die Öffnung, durch welche sie sickert, nicht genau festzustellen, so bedeckt man nach gründlichem Abtupfen die betreffende Gegend mit Filtrier- oder Löschpapier und beobachtet, welcher Punkt sich zuerst färbe. — Bei Blasenzervikalfisteln fließt das gefärbte Wasser aus dem Muttermunde heraus. — Harnleiterscheidenfisteln sitzen in seitlichen Narben. In die Blase eingespritzte Flüssigkeit gelangt dann natürlich nicht in die Scheide. Der Urin fließt mitunter deutlich tropfenweise ab. Im Kystoskop sieht man nur durch den unverletzten Ureter Urin abgehen. Gelingt es, einen Ureterenkatheter in die vernarbte Wunde einzuführen und fließt Harn aus ihm ab, so besteht kein Zweifel mehr über die Diagnose. — Subkutane Injektion einer Anilinfarbelösung in Wasser gibt uns auch Aufschluß. Wenige Minuten darnach wird bei Harnleiterscheidenfistel gefärbter Urin aus dem Scheidengewölbe abfließen. Besteht Harnleitergebärmutterfistel, so kommt die gefärbte Flüssigkeit selbstverständlich aus dem Muttermund. Mitunter besteht zur gleichen Zeit ein Loch in der Blase. — Aus Harnröhrenfisteln fließt in die Blase gebrachte Flüssigkeit nur während der willkürlichen Urinentleerung in den unteren Teil der Scheide hinein.

Die Abtastung der inneren Genitalien muß wegen der hinderlichen Scheidennarben oftmals durch den Mastdarm vorgenommen werden. Dabei findet man entsprechend der Amenorrhöe den Uterus häufig atrophisch.

Therapie. An und für sich stellt eine solche Fistel weniger eine eigentliche Krankheit als ein Gebrechen dar, das allerdings durch Komplikationen (Zystitis, Pyelonephritis, Steinbildung) zu einem ernsten Leiden werden kann. Bis zur Vernarbung der Geburts- bzw. Operationswunden, ja bis zur vollständigen Rückbildung der Genitalien darf man bei kleinen Fisteln die Hoffnung auf spontane Heilung durch Verklebung der Ränder und Narbenschrumpfung nicht aufgeben. Wo Granulationsbildung vorhanden ist, wird der Verschluß manchmal durch Ätzung mit Höllensteinstift begünstigt; auch Einlegen eines Verweilkatheters in die Blase wirkt mitunter wohltätig auf die Heilung.

Die Operation soll erst nach vollständiger Involution, nicht vor Ablauf von 8 Wochen, und nur bei möglichst gutem Allgemeinbefinden, jedenfalls nie bei fiebernden Frauen ausgeführt werden. Ausheilung allfälliger Zystitis, womöglich auch starker Exkoriationen an den äußeren Genitalien und Oberschenkeln, Reinigung der Fistelumgebung von Konkrementen, Erweiterung der Harnröhre bei Verengerung müssen vorausgeschickt werden. Bei stark narbig geschrumpfter Scheide kann durch mehrmaliges Einlegen eines Kolpeurynters oder nur eines großen Gazetampons Raum und Zugang zum Operationsfeld geschaffen werden.

Ausführung. Freilegung der Fistel durch Herunterziehen der Portio und Entfaltung der Scheide mittels breiter Rinnen und Halter; Sichtbarmachung ihrer Ränder durch Anspannen und Fassen mittels Häkchen und Hakenzangen. Wo starke Narben die Fistelränder fixieren und das Herankommen erschweren, werden sie eingeschnitten. Bei sehr hochliegenden Fisteln bietet die Knieellenbogenlage Vorteile, sonst liegt die Frau in Steinschnittlage und wird narkotisiert.

Anfrischung mit einem dünnen, spitzen, sehr scharfen Messer. Einstich $^1/_2$—1 cm vom Fistelrande entfernt, Ausstich unmittelbar vor der Blasenschleimhaut. Umschneidung der ganzen Fistel in dieser Messerstellung in mehreren Zügen, so daß ein zusammenhängendes Randstück als Ring herausfällt und ein flacher Trichter mit der Fistel in der Mitte entsteht (Fig. 53). Meist ist die Öffnung quer-oval, unter Umständen jedoch auch schief oder längs-oval. Die Blasenschleimhaut darf nicht angeschnitten werden; sonst blutet sie fast unstillbar. Befindet sich der Ureter in der Nähe, so muß er mit einer Sonde markiert und sorgfältig geschont werden.

Naht mit Seide, auch mit Silberdraht, Katgut, Silkworm. Einstich $^1/_2$ cm vom Wundrand entfernt, Ausstich vor der Blasenschleimhaut, Abstand der Nähte $^1/_2$ cm (Fig. 54). Sorgfältiges, nicht zu festes Knüpfen. — Lockerer Jodoformgazetampon auf die Wunde.

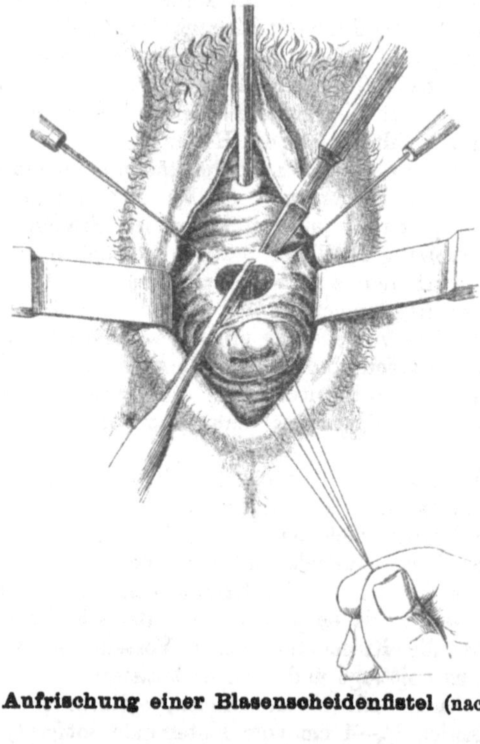

Fig. 53. **Anfrischung einer Blasenscheidenfistel** (nach Simon).

Einlegen eines Dauerkatheters bietet nur Vorteile, wenn der Urin noch zersetzt ist; sonst läßt man die Frau gleich spontan urinieren, bzw. katheterisiert, wenn nötig, zwei bis dreistündlich. — Erfolgt eine intravesikale Blutung wegen Schleimhautverletzung, so fruchten Eiswassereinspritzungen nichts; nur Umstechung mit oder ohne Wiedereröffnung der Naht kann die Blutung zum Stehen bringen.

Die Methode der Lappenspaltung bietet besonders dann Vorteile, wenn das Gewebe zur Anfrischung knapp ist: Streckung der Fistel in ihrer Längsrichtung. Inzision der Scheidenwand beiderseits längs dem Rande der Fistel, Vertiefung derselben zwischen Blasen- und Scheidenwand hinein, so daß beide auf ca. 2 cm um die Fistel herum voneinander abgeschält werden.

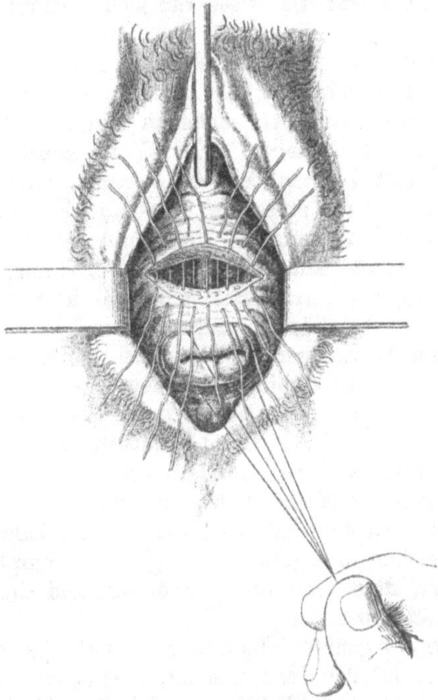

Fig. 54. **Naht der Blasenscheidenfistel** (nach Simon).

Vernähung des Blasenloches durch versenkte Katgutnähte und darüber weg der Scheide mit Seide.

Entfernung der Nähte am 8.—10. Tage; ist Heilung nicht zustande gekommen, so warte man wenigstens 4 Wochen ab, bevor man zum zweitenmal operiert. Mitunter zeigt sich nach der Operation Insuffizienz des Sphincter vesicae. Sie kann mit der Zeit und unter Anwendung von Bädern, Waschungen, zeitweisem Einlegen eines Katheters oder durch operative Verengerung der Harnröhre (s. S. 99) beseitigt werden.

Harnröhrenfisteln sind nach der Anfrischung leicht zu schließen; ausgedehnte Defekte müssen möglichst durch Entlehnung von Lappen aus der Nachbarschaft geschlossen werden. In der Regel stellt sich über kurz oder lang die Kontinenz wieder her.

Zervixfisteln werden durch tiefe Spaltung des Zervikalkanals oder durch Ablösung der Zervix von der Blase frei gelegt; dann wird zuerst die Blase für sich, hierauf Zervix und Scheide vernäht. —

Ist eine Fistel zu steif und unbeweglich, oder der Defekt zu groß, so daß eine Vereinigung der Ränder nicht angeht, so kann man zunächst nur einen Teil schließen und den Rest auf eine spätere Operation verschieben. Zur Deckung sehr großer Defekte hat man auch Lappen der Scheidenwand von einem Fistelrande aus unterminiert und über die Öffnung herübergezogen; oder man benutzt den Uterus zur Ausfüllung: nach Verschluß des Muttermundes durch Anfrischung und Vernähung wurde der Douglas eröffnet, der retroflektierte Uterus herausgestülpt, auf die angefrischten Fistelränder aufgenäht und hierauf ein neuer Muttermund am Fundus herausgeschnitten und seine Ränder vernäht (Freund). Zweckmäßiger erscheint es nach Hofmeier, einen flachen Lappen aus der vorderen Zervikalwand abzuschälen und diesen zur Deckung zu benützen. Bei innig mit dem Knochen verwachsenen Fistelrändern hat man sie von einem suprasymphysären Querschnitt aus stumpf abgelöst (Fritsch, Schauta). Für den Fall, daß die Fistel von der Scheide her sehr schwer zu erreichen und ganz unbeweglich ist, empfiehlt Trendelenburg die Blase von oben zu öffnen und die Fistel von innen her zu schließen. —

Erst wenn ein geübter Operateur die natürlichen Harnwege nicht wiederherzustellen imstande ist, macht man die Kolpokleisis, d. h. man verschließt nach zirkulärer Anfrischung die Scheide, so daß Urin und natürlich auch Uterussekrete und Menstrualblut gezwungen sind, ihren Ausweg durch die Fistel in die Blase und durch die Harnröhre nach außen zu suchen. Ist aber die Harnröhre und zugleich der Sphincter vesicae zerstört, so daß Inkontinenz bestünde, so kann nach Vernähung der ganzen Vulva eine Scheidenmastdarmfistel angelegt werden (obliteratio vulvae rectalis). Bei inoperabler Blasengebärmutterfistel wird der Muttermund angefrischt und vernäht (Hysterokleisis).

Für den Verschluß der Harnleiterfisteln sind in den

letzten Jahren zahlreiche Verfahren angegeben worden. Liegt die Fistel nahe der Scheide, so kann sie per Vaginam angegriffen werden; sonst muß man ihr, nach Ausführung der Laparotomie oder extraperitoneal nach Einschnitt oberhalb des Lig. Poupartii, beizukommen suchen. Die Operation besteht in der Einnähung des Ureters in eine künstliche Öffnung der Blase. Straffe Narbenbildung erschwert dabei das Heranziehen des Ureters zwecks Einpflanzung in die Blase. Die Modifikationen sind im einzelnen zahlreich. — Gelingt die Operation nicht, so kommt die Unterbindung des Ureter in Frage. In der Mehrzahl der so operierten Fälle kam es zur Schrumpfung der Niere und Einstellung der Sekretion. Doch darf man sich auf diesen Erfolg nicht verlassen. Deshalb erscheint es besser, von vornherein die Niere der betreffenden Seite zu exstirpieren. Ist die andere Niere krank, so beschränkt man sich auf Anlegung einer Blasenscheidenfistel und Kolpokleisis unterhalb derselben. —

Bis zur gelungenen Heilung einer Urinfistel, oder wenn Heilung auf keine Weise erzielt werden kann, läßt man die Frau einen Harnrezipienten tragen.

2. Die Kotscheidenfisteln

Die Kotfisteln (Fistulae stercorales) kennzeichnen sich durch Abgang von Darmgasen und Kot durch die Scheide. Bei sehr kleinen Fisteln kann Kotabgang fehlen oder doch nur selten eintreten.

Mastdarmscheiden-(Rekto-vaginal)Fisteln entstehen am häufigsten dann, wenn ein Dammriß III. Grades nach der Geburt unvollständig verheilt. Viel seltener sind sie Folge einer direkten Verletzung bei Operationen oder Unglücksfällen. Als Seltenheiten beobachtet man auch Durchbruch des Septum recto-vaginale durch Fremdkörper (schlecht passende Pessare usw.), ferner durch luetische oder tuberkulöse Geschwüre, durch Abszesse, vereiterte Neubildungen usw. — Diese Fisteln sitzen mehr oder weniger weit unten und sind mit oder ohne Spekulum leicht ansichtig zu machen.

Selten genügt Kauterisation zur Heilung; fast immer muß der operative Weg eingeschlagen werden. — Man umschneidet und vernäht von der Scheide aus wie bei Harnfisteln, wobei die Mastdarmschleimhaut wegen sonst heftiger Blutung geschont werden soll; oder man wendet die Lappenspaltungsmethode an, indem man Scheide und Mastdarm voneinander loslöst und beide für sich vernäht. Wo der Zugang sehr erschwert ist, kann auch der Mastdarm bis zur Fistel reseziert und der Rest im Anus eingenäht werden. — Bei Fisteln in der Nähe des Sphinkter kommt man am leichtesten zum Ziele, wenn man den Damm bis zur Fistel spaltet und darauf die Lawson-Taitsche Operation anschließt, als ob ein kompletter Dammriß vorläge (s. S. 86).

Dünndarmscheiden-(Entero-vaginal)Fisteln sind sehr selten. Sie kommen am ehesten als Folge direkter Verletzungen bei vaginalen Operationen vor. — Kleine Fisteln heilen nach Kauterisation oder nach Anfrischung und Naht. Bei einer größeren, welche einen wirklichen Anus praeternaturalis darstellt, muß der Darm entweder von der Scheide oder von der Bauchhöhle aus zunächst aus seinen Verwachsungen ausgelöst und hierauf direkt verschlossen werden.

VI

Die Geschwülste der Scheide

Scheidenzysten entstehen meist aus Resten der Gartnerschen (Wolffschen) Gänge, welche beiderseits neben der Scheide bei Neugeborenen noch zu finden sind. Vielleicht können sie auch Rudimente des einen verkümmerten Müllerschen Ganges darstellen. Seltener haben sie sich aus Drüsen der Scheidenschleimhaut gebildet, oder aus Blutergüssen in oder neben der Scheidenwand. — Sie können bis gänseeigroß werden, sitzen gewöhnlich seitlich (s. Fig. 55), oder vorn und dringen nicht tief ins paravaginale Gewebe ein. Sie sind von normaler Schleimhaut bedeckt; bei größeren Zysten ist letztere aber so dünn und gespannt, daß der Inhalt bläulich durchschimmert. Einfache Epithelschicht kleidet sie aus; ihr Inhalt ist meist schleimig und trüb; seltener wässerig hell. — In der Regel entdeckt man sie zufällig. Nur wenn größere Zysten nahe am Introitus sitzen, verursachen sie Drang- und Druckgefühl. — Eine prall-elastisch vorspringende, dünnwandige, nicht empfindliche, weißlich oder bläulich durchschimmernde Zyste in der Scheidenwand ist stets eine Scheidenzyste und kann nicht wohl Anlaß zu Verwechselung geben. — Viele Scheidenzysten heilen definitiv nach bloßer Inzision. Doch ist man nur nach Ausschälung vor Wiederanfüllung gesichert. Geht die Ausschälung nicht an, so kann man ein möglichst großes Stück der Wandung exzidieren und die Schnittränder umsäumen.

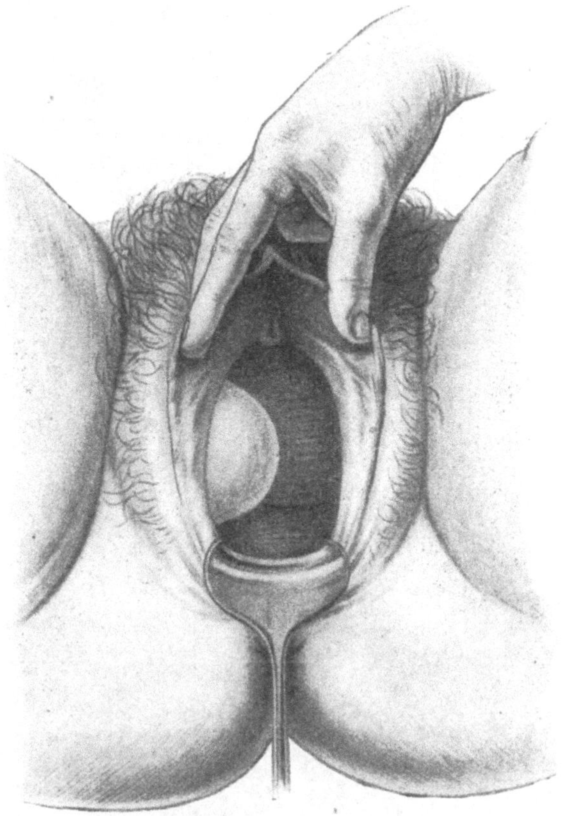

Fig. 55. **Scheidenzyste,** rechts hinter dem Introitus.

Schleimpolypen der Scheide sind sehr selten.

Myome der Scheide kommen ebenfalls sehr selten vor und erreichen nur ausnahmsweise beträchtlichere Größe. Da sie fast immer gestielt sind, ist ihre Entfernung meist leicht.

Karzinom entsteht nur selten primär in der Scheide; Prädilektionssitz ist die hintere Wand in der Nähe der Portio. Es

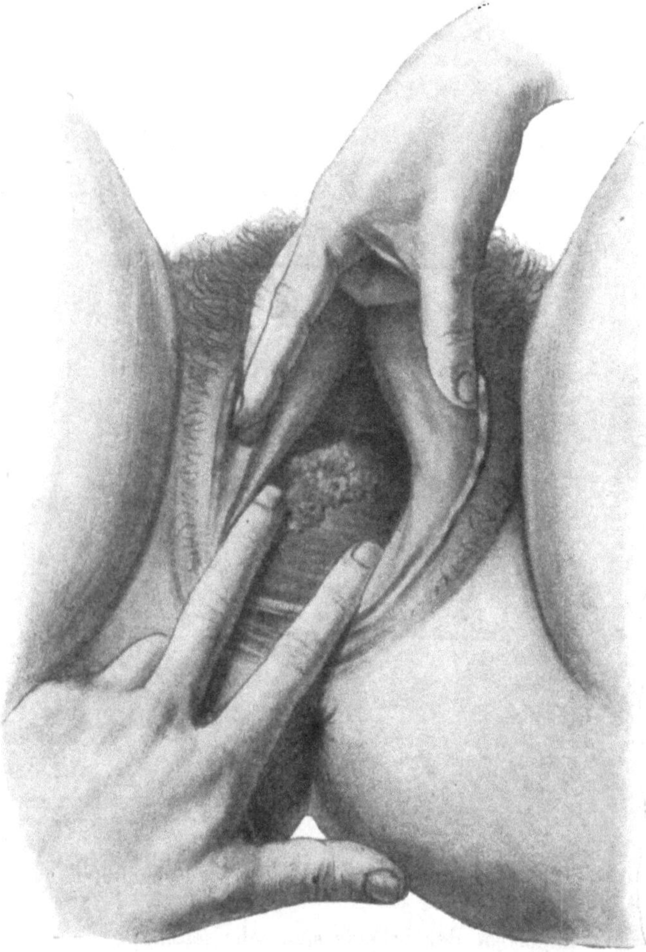

Fig. 56. Carcinoma vaginae.

beginnt als knoten- oder pilzförmige Wucherung, mitunter mit papillärem Charakter (Fig. 56); beim Zerfall bildet sich ein Geschwür mit harten, wulstigen Rändern. Seltener breitet sich die Neubildung diffus aus; in der Regel frißt sie in die Tiefe und befällt Mastdarm, Blase, Uterus. — Vermehrter Ausfluß, Blutungen, Jauchung machen oftmals erst in vorgeschritteneren Stadien auf die Neubildung aufmerksam; Schmerzen kommen meist nur beim Übergang auf die Nachbarschaft hinzu. — Die Diagnose und Unterscheidung von luetischen Geschwüren, die ähnlich aussehen, bringt die mikroskopische Untersuchung. — Die Prognose ist schlecht, weil Rezidive auch nach gründlicher Exzision bald wieder auftreten und die Drüsen früh infiziert werden. — Die Therapie hat eine möglichst vollständige Entfernung der Neubildung zu bezwecken. Man pflegt nicht bloß das ganze Scheidenrohr, sondern auch den Uterus mit zu entfernen. Die Dauerresultate sind bis jetzt schlecht.

Sarkome der Scheide, an sich sehr selten, sind am häufigsten bei Kindern, selbst Neugeborenen beobachtet worden. Sie treten meist in Form polypöser oder traubiger Wucherungen auf, ergreifen rasch die Umgebung und die Drüsen, so daß die Prognose sehr schlecht ist. Einige Fälle im Kindesalter sind indes mit längerem Dauererfolge operiert worden.

IV

Die Erkrankungen des Uterus

Anatomische Vorbemerkungen

Nach den Altersstufen zeigt der Uterus nicht bloß Veränderungen der Größe, er wechselt auch seine Gestalt, besonders das Verhältnis zwischen Korpus und Zervix (Kollum). Beim Neugeborenen und Kind überwiegt der Halsteil stark hinsichtlich Länge und Dicke (Fig. 49). Gegen die Pubertät zu wächst vorzüglich das Corpus, die Grenze gegen das Kollum, d. h. der innere Muttermund verschiebt sich nach unten; bei der Jungfrau übertrifft der Körper den Halsteil schon etwas an Massigkeit; durch die Geburt nimmt dies Verhältnis noch mehr zu, das Korpus wird massiger, plumper, rundlicher (Fig. 57); nach der Menopause schrumpft die Gebärmutter in toto zusammen, oft verschwindet die Zervix ganz und stellt das Korpus ein unscheinbares Gebilde von Zwetschgengröße dar.

Der ausgewachsene jungfräuliche Uterus ist etwa 8 cm lang, am Übergang des Halses zum Körper leicht nach vorn gebogen, auf der Vorderfläche etwas abgeplattet. Der die Tubenansätze überragende Teil heißt Fundus. Die Grenze zwischen Körper- und Halsteil wird durch eine leichte Verdünnung (die Taille) und durch den inneren Muttermund gekennzeichnet. Der unterste, in die Scheide hineinragende Teil ist die Portio vaginalis. Durch die Geburt entstehen seitliche Einrisse, die Portio wird infolgedessen zweilippig, der Muttermund größer, klaffend. Nach Abort oder Frühgeburt, oft auch im Laufe vieler Jahre nach normaler Geburt, stellen sich wieder fast jungfräuliche Verhältnisse her.

Das Bauchfell bedeckt die vordere Fläche des Uterus bis zur Höhe des inneren Muttermundes (Fig. 57), läßt sich jedoch

2—3 cm weit nach oben zu leicht ablösen. Unter Bildung der Excavatio vesico-uterina tritt es vom Uterus auf den Blasengrund über. Hinten überzieht es den Uterus nicht bloß auf seiner

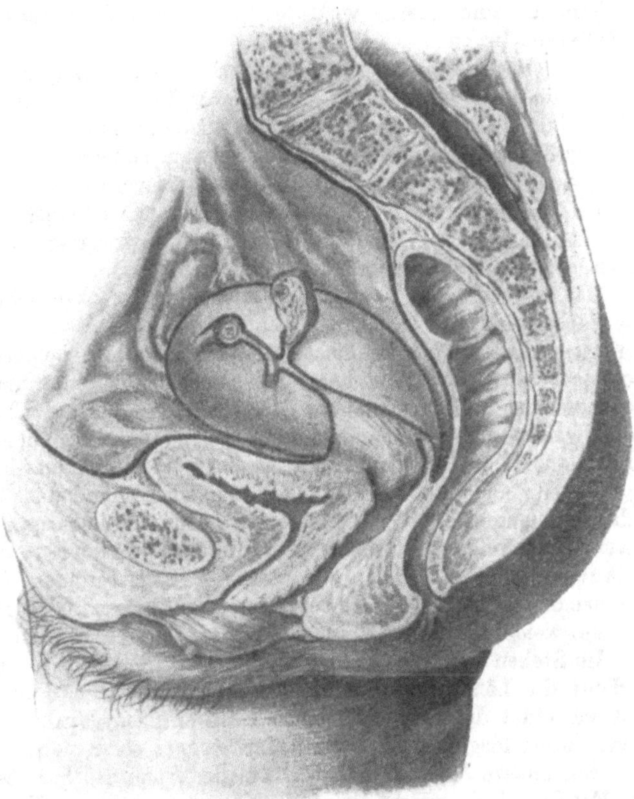

Fig. 57. **Sagittaler Beckendurchschnitt.**
Der Schnitt geht links am Uterus vorbei; Tube, Lig. latum, Lig. rotundum, Ovarium sin. sind vom Schnitt getroffen. Es erhellt daraus: die Lage des Uterus im Becken; die Peritonealbedeckung der Beckenorgane; das zervikale Parametrium.

ganzen Länge, sondern geht auch noch 1—3 cm weit auf das hintere Scheidengewölbe über, bevor es sich auf Mastdarm und hintere Beckenwand umschlägt und die Excavatio recto-uterina

s. Douglasii bildet. — An den Seitenkanten vereinigen sich vordere und hintere Peritonealbedeckung des Uterus zum Lig. latum. Der untere, vom Peritoneum nicht bedeckte Abschnitt des Uterus steckt im lockeren Beckenbindegewebe, dem Parametrium, in welchem die zum Uterus verlaufenden Blut- und Lymphgefäße und Nerven liegen.

Am Abgang der Tuben entspringen auch die Ligg. rotunda und verlaufen im Lig. latum, das vordere Blatt erhebend, nach außen, dann nach vorn zu den Leistenkanälen heraus und strahlen in die großen Schamlippen aus. Ebenfalls vom Tubenwinkel, etwas hinter den Ligg. rotunda, gehen die Ligg. ovariorum ab.

Die Hauptmasse des Uterus besteht aus glatter Muskulatur. Jede Hälfte besitzt ihre Gefäß- und Nervenversorgung, die nur durch Anastomosen miteinander verbunden sind.

Das 6—8 cm lange Cavum uteri ist von einer dicken Schleimhaut ausgekleidet. Sie ist von zahlreichen tubulösen Drüsen durchzogen und trägt einschichtiges Zylinderepithel, welches im Geschlechtsalter der Frau nach dem Muttermund zu flimmert. Genaueres ist S. 21 nachzulesen. Vordere und hintere Uteruswand liegen so nahe aneinander, daß zwischen ihnen nur ein kapillärer Raum bleibt, in welchem etwas Sekret der Utrikulardrüsen liegt. — Die Schleimhaut des spindelförmigen Zervikalkanals trägt hohes Zylinderepithel. Sie zeichnet sich aus durch die Plicae palmatae, Schleimhautfalten, welche beiderseits von einer vorderen nach einer hinteren Rhaphe verlaufen. Zwischen den Plicae münden die zahlreichen, stark verzweigten, tubulösen und azinösen Drüsen, welche das zähschleimige Zervikalsekret absondern.

Im Stehen der Frau, wenn Blase und Mastdarm entleert sind, verläuft die Längsachse des Corpus uteri annähernd horizontal und schneidet die Achse der Scheide in spitzem Winkel. Die Cervix uteri biegt von ihr mehr oder weniger stark nach unten ab. Der äußere Muttermund liegt auf der Höhe des Steißbeins; der Fundus uteri erreicht kaum die Conjugata vera. — Die sich füllende Blase drängt den Uterus etwas nach hinten und richtet das Korpus auf; große Kotballen im Rektum verlagern den Uterus nach vorn und oben. Solange der Bandapparat gesund ist, nimmt der Uterus aber stets nach Entleerung von Blase und Mastdarm die Ausgangslage wieder ein.

Stütz- und Befestigungsmittel des Uterus ist hauptsächlich der Beckenboden; und dieser besteht aus dem Levator ani und den Beckenfaszien.

Der Levator ani oder das Diaphragma pelvis bildet einen Abschluß der Beckenhöhle nach unten und ist aus quergestreiften Muskelzügen zusammengesetzt. Letztere entspringen beiderseits an der vorderen und seitlichen Beckenwand in Linien, die von der Mitte der Schamfuge über die M. obturatorii interni hinweg nach den Spinae ischii ziehen. Sie verlaufen nach hinten zu konvergierend und vereinigen sich von beiden Seiten vor, z. T. hinter dem Rektum, letzteres schlingenartig umfassend, zum größten Teil aber setzen sie sich an der unteren Hälfte des Kreuzbeins und am Steißbein an. Dieser Muskelboden ist stark nach unten ausgebaucht, so daß man beim Einblick ins Becken in einen Trichter hineinsieht, dessen hintere Wand viel höher ist als die vordere. Dadurch, daß die Muskelfasern an der vorderen Beckenwand erst in einiger Entfernung von der Mittellinie entspringen, entsteht eine Lücke im Diaphragma für den Durchtritt von Harnröhre, Scheide und Mastdarm.

Der Levator ani besitzt eine fasziale Bedeckung auf seiner oberen (inneren) und unteren (äußeren) Seite, die Fascia pelvis interna und externa. Ausläufer dieser Faszien, welche neben elastischen Fasern auch zahlreiche muskuläre Elemente enthalten, verbinden sich mit Gebärmutterhals, Scheide, Blase, Mastdarm und tragen wesentlich zur Fixierung derselben bei.

Ein besonders tarker Faserzug verläuft in der Basis des Lig. latum zur Zervix, und heißt Lig. transversum colli (Mackenrodt). Eine andere Verstärkung geht ebenfalls vom supravaginalen Teil des Collum uteri aus seitlich am Rektum vorbei, auf die Höhe des dritten Kreuzbeinwirbels; es ist dies das Lig. sacrouterinum. Beiderseits umfassen sie die Excavatio recto-uterina des Peritoneum und bedingen zwei nach innen vorspringende Falten des Peritoneum, welche Douglas'sche Falten heißen (Fig. 118); in letzteren verlaufen also die Ligg. sacro-uterina. — Etwas schwächere Züge der Faszie gehen von der Zervix seitlich an der Blase vorbei nach der Faszie der vorderen Beckenwand (Ligg. pubo-vesico-uterina).

Außer Levator ani und Fascia pelvis mit ihren Verstärkungen dient als Stütz- und Fixierungsmittel für Uterus und Scheide der Damm. —

Wichtig ist ein guter Tonus der Gewebe; er kann die Hilfe des Levator ani und des Dammes teilweise entbehrlich machen: trotz kompletem Dammriß tritt dann keine Senkung ein. Aber auch fester Beckenboden und Damm zusammen sind imstande, bis zu einem gewissen Grade defekten Gewebstonus zu ersetzen, wie dies die Prolapsoperationen beweisen.

Da die Form des Uterus gegeben ist, wird durch die feste Einpflanzung der Zervix im Beckenbindegewebe die Lage des Corpus uteri bedingt. Die Ligg. rotunda sind nur in verkürztem Zustande (nach der Alexander-Adams'schen Operation) und nur bei guter Entwicklung (nach Geburten) imstande, den Uteruskörper wirklich nach vorn zu fixieren. — Das von der Umgebung auf das Corpus uteri übergehende Peritoneum vermag wegen seiner Dehnbarkeit und Verschieblichkeit nur in sehr beschränktem Maße zur Befestigung des Uterus mitzuhelfen.

Erhöhung des intraabdominellen Druckes, z. B. bei Anstrengung der Bauchpresse, hat auf die Lage der Bauchorgane also auch auf den Fundus uteri nur indirekten Einfluß. Sie wölbt den nachgiebigen Beckenboden nach unten vor, und da die Zervix in ihm befestigt ist, so folgt diese der Dislokation nach abwärts. Indem die Zervix hierbei in der Beckenachse sich nach vorn bewegt, richtet sich der ganze Uterus auf und der Fundus neigt mehr nach hinten.

Die Gefäßversorgung ist in Fig. 119, S. 241 dargestellt.

Der Ureter tritt, über den M. psoas und die großen Gefäße verlaufend, an der Hüftkreuzbeinfuge ins kleine Becken ein, zieht dann der seitlichen Beckenwand anliegend nach vorn und unten, ins Parametrium hinein, über das vordere — seitliche Scheidengewölbe hinweg zur Blase (Fig. 119). Ungefähr in der Höhe des innern Muttermundes überbrücken die Art. uterina und die entsprechenden Venen den Ureter in scharfem Bogen. Der Ureter liegt dort ganz nahe an der Seitenkante des Uterus.

Die Lymphdrüsen, nach welchen das reiche Lymphgefäßnetz der Genitalien führt, können in 4 Gruppen zusammengefaßt werden:

1. Die Glandulae inguinales (Leistendrüsen), zu denen die Lymphwege der äußern Genitalien und des untern Drittels der Scheide führen.

2. Die Glandulae hypogastricae zwischen Iliaca und Hypogastrica. Sie nehmen die Lymphe aus dem obern Teil der Vagina und dem Collum uteri auf und stehen mit den Glandulae iliacae, die außen an den großen Gefäßen liegen, in Verbindung.

3. Die Glandulae sacrales an den seitlichen Kreuzbeinflächen. Sie erhalten die Lymphe des Collum uteri durch die Ligg. sacro-uterina.

4. Die Glandulae lumbales im Teilungswinkel der Aorta und an den iliacae. Sie nehmen Lymphe aus den gesamten inneren Genitalien auf.

I

Die Lageveränderungen (Deviationen) des Uterus

Bei den pathologischen Lageveränderungen kehrt der Uterus spontan nicht wieder in die normale Lage zurück, weil entweder sein Fixationsapparat insuffizient geworden ist, oder weil er durch Tumoren, Narben, Verwachsungen in der Verlagerung festgehalten wird.

Der Uterus kann als Ganzes, in normaler Haltung, verlagert sein nach vorn, hinten, rechts und links; danach unterscheidet man Ante-, Retro-, Dextro-, Sinistro-Positio uteri. Ist er gehoben, so spricht man von Elevatio; liegt er zu tief und ist er dem Introitus genähert oder gar aus ihm herausgetreten, so hat man es mit Descensus oder Prolapsus (Senkung oder Vorfall) zu tun. Es kann der Uterus endlich in einen Bruchsack verlagert sein: Hernia uteri.

Verstärkte Neigung des Uterus nach vorn bezeichnet man als Anteversio; vermehrte Krümmung des Corpus gegen die Zervix als Anteflexio. Ist die Neigung nach vorn aufgehoben, neigt der Uterus nach hinten, so hat man es mit Retroversio, und wenn eine deutliche Krümmung des Organs nach hinten besteht, mit Retroflexio uteri zu tun. — Es kommt auch Torsion des Uterus vor. — Als besondere Art der Gestalt- und Lageveränderung des Uterus ist endlich noch die Inversio, die Umstülpung, zu nennen.

Abgesehen vom Prolaps und der Inversion ist den Lageveränderungen des Uterus eine Zeitlang eine zu wichtige Stellung in der Pathologie der weiblichen Geschlechtsorgane eingeräumt worden; erst seit wenigen Jahren wird ihre Bedeutung in mehr zutreffender Weise gewürdigt. Man hat die Überzeugung gewonnen, daß die Lageanomalien des Uterus an und für sich symptomlos bleiben können und häufig erst hinzutretende Komplikationen oder abnorme Zustände des Nervensystems Beschwerden bedingen.

Den Positionen des Uterus nach vorn und hinten, nach den Seiten und nach oben, ebenso den Torsionen kommt gegenüber den sie verursachenden Erkrankungen (Tumoren und Verwachsungen) verschwindend geringe Bedeutung zu; sie werden deshalb nicht besonders besprochen, sondern finden nur unter jenen Erkrankungen gelegentlich Erwähnung. — Da ein wesentlicher Unterschied im Krankheitsbilde zwischen Versionen (Neigungen) und Flexionen (Knickungen) des Uterus nicht besteht, so werden sie zusammengefaßt und gemeinsam als Flexionen bezeichnet.

I. Anteflexio uteri

Der Uterus ist normalerweise nach vorn geneigt und über die vordere Fläche gebogen; von pathologischer Anteflexion sprechen wir nur dann, wenn die Knickung nicht bloß eine besonders starke, sondern auch eine fixierte ist. — Man findet sie am häufigsten bei Jungfrauen und Frauen, welche nie geboren haben; fast immer sind dabei zugleich der Uterus und die Scheide in der Entwickelung etwas zurückgeblieben. Durch mangelhaftes Auswachsen bleibt in der Pubertät die Scheide eng und kurz, das Parametrium atrophisch und straff. Dies kommt besonders an der vorderen Wand des Genitalschlauches zum Ausdruck, so daß der Uterus stark nach vorn gekrümmt und gesteift wird. — Die Portio stellt einen kurzen konischen Zapfen dar und zeigt schon ihrerseits eine Beugung nach vorn (Antecurvatio cervicis) (Fig. 58); der kleine Muttermund sitzt vorn und das vordere Scheidengewölbe ist außerordentlich seicht. Häufig ist, am Muttermund beginnend, in der Mittellinie der vorderen Zervixwand eine deutliche Rhaphe (sog. Crista cervicis ant.) zu tasten, welche an die fötale Verschmelzung aus den beiden Müllerschen Gängen erinnert. Während der Uterus nach vorn stark gekrümmt ist, zeigt die hintere Wand hochgradige Ausbauchung. — In selteneren Fällen ist die Atrophie besonders stark ausgesprochen am Übergang der Zervix ins Korpus, so daß dann vermehrte Flexibilität besteht und das anteflektierte Corpus leicht auch retroflektiert werden kann.

Eine andere seltenere Form der Anteflexion entsteht dadurch, daß infolge chronischer Entzündung der Ligg. sacro-uterina (Parametritis posterior) starke Verkürzung derselben eintritt und die Gegend des inneren Muttermundes nach hinten oben fixiert wird, während die Portio ihre Richtung in der Scheidenachse beibehält und das Corpus nach vorn überfällt. Diese Art kommt nach puerperaler Parametritis vor; man beobachtet sie aber auch bei Nulliparen infolge infektiöser Parametritis posterior ausgehend von der Zervix oder vom Mastdarm (s. S. 302).

Das Symptomenbild der Anteflexion ist zusammengesetzt aus Dysmenorrhöe, Sterilität, Obstipation, oft auch Schmerz bei der Defäkation, Urinbeschwerden und Nervosität. Die Dysmenorrhöe ist wohl nicht als direkte Folge der Anteflexio uteri und einer Stenose am Knickungswinkel, sondern in dem S. 38 erwähnten Sinne zu deuten. Auch die Sterilität darf nicht bloß auf die Knickung zurückgeführt werden; sie ist vielmehr bedingt durch die zurückgebliebene Entwickelung der Genitalien oder durch chronisch entzündliche Prozesse im Uterus und in seiner Umgebung. — Allfällige Schmerzen sind entweder auf Rechnung bestehender Entzündung oder nervöser Hyperästhesie zu setzen.

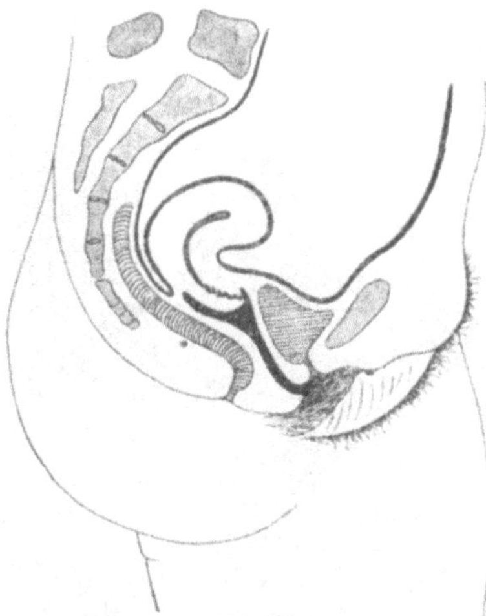

Fig. 58.
Anteflexio uteri einer Nullipara.
Portio kurz, konisch, stark antekurviert; Muttermund klein, ganz vorn; vorderes Scheidengewölbe sehr seicht. Scheide eng. Der ganze Genitalschlauch in der Entwickelung zurückgeblieben.

Die Diagnose kann nur durch bimanuelle Untersuchung gestellt werden. Wo die Vagina eng und kurz ist, die Scheidengewölbe wegen Unnachgiebigkeit sich wenig dehnen lassen, ist die genaue Tastung für den weniger Geübten oft schwierig. Nicht selten begegnet es, daß er die starke Wölbung der hinteren Uteruswand im hinteren Scheidengewölbe für den retroflektierten Uterus hält und das scharf anteflektierte kleine Korpus nicht fühlt, wie Fig. 59 es veranschaulicht. Dies wird besonders dann der Fall sein, wenn der Uterus in toto etwas weit hinten liegt, so daß die äußere Hand Schwierigkeit hat, den Fundus von hinten zu umfassen und wenn die Portio stark nach vorn gerichtet ist, wie es Fig. 59 darstellt. Die dabei bestehende Antecurvatio cervicis, die schon an der Portio meist zum Ausdruck kommt, sollte stets die Diagnose der angeborenen Anteflexion nahelegen; dann wird es nach energischem Zurückdrängen der Portio gelingen, den Fundus nach vorn zu bringen und die scharfe Krümmung des Uterus über seine vordere Fläche dadurch festzustellen,

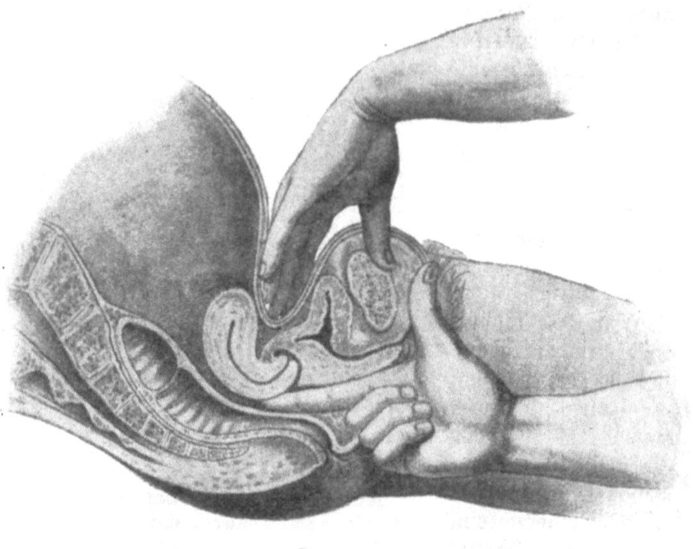

Fig. 59. **Vortäuschung einer Retroflexion** bei gesteifter Anteflexion eines kleinen Uterus.

daß man den explorierenden Zeigefinger in den Knickungswinkel legt. Eine Untersuchung per Rectum läßt sofort eine Retroflexion ausschließen und die starke Ausbuchtung der Zervix nach hinten noch deutlicher feststellen.

Therapie. Da die Anteflexio uteri entweder zu den Bildungsanomalien zu zählen ist, oder durch Verzerrung des Kollum bei Verkürzung der Ligg. sacro-uterina zustande kommt und für sich allein keine Symptome macht, so soll unser Vorgehen auch nicht gegen sie selbst gerichtet sein. Alle jenen vaginalen und intrauterinen Instrumente, die früher zur Streckung des Uterus angewandt wurden, ebenso die operativen Eingriffe zur Beseitigung der Knickung haben nur noch historische Bedeutung. Hauptaufgabe der Behandlung ist in den mit Entzündung verbundenen Fällen die Beseitigung der Infiltrationen und Wiederherstellung der normalen Beweglichkeit. Wo die Anteflexio auf mangelhafte Entwickelung zurückzuführen ist, soll unser Bestreben darauf gerichtet sein, das Auswachsen der Genitalien zu begünstigen. Dies ist in erster Linie durch Vermehrung der Blutzufuhr nach den Beckenorganen, Hebung des Allgemeinbefindens und Kräftigung des Gesamtorganismus zu erreichen. Zu diesem Zwecke lasse man häufige Voll- oder Halbbäder und während längerer Zeit regelmäßige warme Wickel um die Beckengegend jeweilen nachts über anwenden. Erfolgt Konzeption, so wächst der Uterus in der Schwangerschaft normal aus und zeigt nach der Geburt die Bildungsfehler nicht wieder. Durch sachverständige psychische Beeinflussung muß die erhöhte Erregbarkeit der Uterinnerven um die Menstruationszeit, müssen auch Nervosität und Hysterie bekämpft werden. —

Erst wenn die konsequente Anwendung dieser Mittel im Stiche läßt und die Beschwerden wirklich erhebliche sind oder noch andere Indikationen hinzukommen, darf an lokale Eingriffe gedacht werden. Man bedenke stets, daß bei den meist nervös gestimmten Individuen die Sinne ohnedies schon allzusehr auf ihre Leiden und besonders auf das Genitalsystem gerichtet und lokale Eingriffe geeignet sind, „Hysterie“ zu züchten und die Funktion des Nervensystems gründlich aus der richtigen Bahn zu werfen. Namentlich bei erblich belasteten Individuen nehme man sich in dieser Beziehung in acht. Die Erfahrung zeigt gar oft, daß solche Frauen nach anfänglich erfolgreicher Behandlung, namentlich der Dysmenorrhöe, bald wieder über ihre alten Leiden und noch andere dazu zu klagen beginnen, und, falls nicht Milieu und Tätigkeit ihr Nervensystem in geordnete Bahnen lenken, immer mehr der Neurasthenie und Hysterie verfallen.

Als lokales Mittel wird mit Vorliebe Erweiterung des Muttermundes durch Dilatatorien mit oder ohne Ausschabung angewendet. Man erlebt manchmal Erfolge bezüglich Dysmenorrhöe (s. S. 42). Wieviel dabei einer Änderung der anatomischen Menstruationsvorgänge in der Schleimhaut, wieviel einer allfälligen Herabsetzung der Erregbarkeit der Uterinnerven durch den mechanischen Insult und die „Umstimmung“ der

Schleimhaut, wieviel endlich der suggestiven Beeinflussung des Nervensystems zuzuschreiben sei, ist schwierig zu entscheiden. Tatsache bleibt, daß oftmals durch intrauterine Pinselung, ja durch bloße Einführung der Sonde einige Tage vor der Menstruation das nämliche erreicht wird; ebenso aber auch, daß die Erfolge gewöhnlich nicht lange anhalten.

2. Retroversio-flexio uteri. — Rückneigung und -knickung der Gebärmutter

Definition. Häufig findet man den Uterus nicht so stark vorgeneigt, wie die als normal geltende Lagerung es verlangt; das Korpus ist mehr aufgerichtet, verläuft in der Körperachse der Frau. Meist ist dabei seine normale Krümmung über die vordere Fläche aufgehoben, der Uterus also gestreckt. Andere Male bleibt die Anteflexio bestehen, aber der ganze Uterus ist etwas nach hinten geneigt, so daß man von Retroversion des anteflektierten Uterus sprechen kann (s. S. 59). Diese geringen Grade der Retroversio können als Schwankungen innerhalb der Grenzen des Normalen oder als Übergangslagen aufgefaßt werden. Bei der pathologischen Rückneigung (Fig. 60) wird das Corpus uteri im hinteren Scheidengewölbe getastet. In hochgradigen Fällen sinkt der Fundus tief in den Douglas hinein, während die Portio vaginalis nach oben gerichtet ist. Ob ein hinterer Knickungswinkel vorhanden sei oder nicht, also Retroflexio oder bloße Retroversio bestehe, ist ohne klinische Bedeutung. Die geläufige Bezeichnung heißt

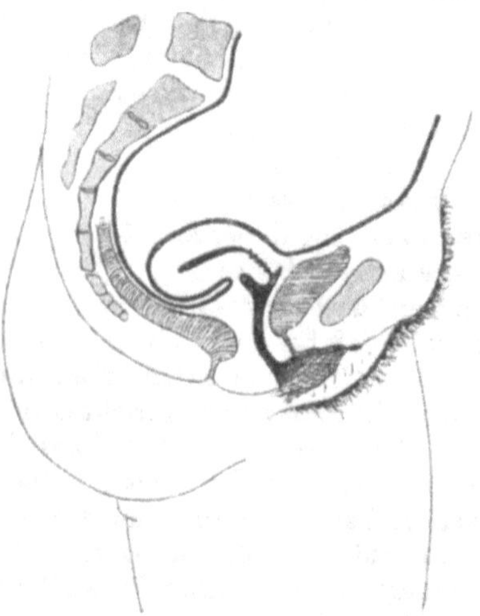

Fig. 60. **Retroflexio uteri.** Fundus liegt im Douglas. Vorderes Scheidengewölbe fast vollständig verstrichen.

Retroflexio. — Insofern als bei der Retroversio-flexio stets die Portio vaginalis etwas nach vorn ausweicht und damit dem Introitus vaginae sich nähert, ferner der Fundus und häufig auch der ganze Uterus tiefer liegt als sonst, darf dabei auch von Senkung gesprochen werden; richtiger ist es jedoch, diese Bezeichnung für das eigentliche Heraustreten der Scheide und des Uterus zu reservieren. —

Ätiologie. Der Uterus kann nur dann nach hinten umfallen und dauernd zurückgeneigt bleiben, wenn sein Bandapparat, insbesondere die oben erwähnten Ligg. transversa colli und die Ligg. sacro-uterina insuffizient, d. h. nachgiebig genug sind, um der Zervix ein dauerndes Ausweichen nach vorn zu gestatten. Die Ligg. rotunda besitzen in der Regel so große Länge, daß sie nach Einbuße ihres normalen Tonus gegen das Zurückfallen des Fundus sich nicht wehren.

In seltenen Fällen stellt die retroflektierte Lage des Uterus, ähnlich wie die Anteflexio, das Resultat einer Bildungs- oder Wachstumsanomalie dar. In der Regel jedoch ist sie erworben. Sie bildet sich häufig schon bei Jungfrauen und Nulliparen aus (virginelle Retroflexio). Anämie, Muskelschwäche, Darmträgheit, Schlaffheit des ganzen Körpers sind oft mit Retroflexio uteri gepaart; Masturbation wirkt dadurch, daß es die Schlaffheit der Gewebe erhöht, frühzeitige körperliche Überanstrengung durch habituelle Überdehnung des Beckenbodens begünstigend auf Entstehung der Retroflexion. Daß übertrieben langes Zurückhalten des Urins und Stuhls auch mithelfen kann, ist einleuchtend.

Den häufigsten Anlaß zur Erschlaffung des Bandapparates und damit zur Retroflexio uteri gibt das Wochenbett nach Geburt und Abort. Verletzungen, Drucknekrosen, Überdehnung des Beckenbodens bei der Geburt, mangelhafte Rückbildung, entzündliche Komplikationen, zu frühzeitige Belastung des Tragapparates durch vorzeitiges Aufstehen, heftige Anstrengung der Bauchpresse im Wochenbett wirken als begünstigende Momente. Die Hauptrolle spielt aber auch hier die Konstitution. Wie es Frauen gibt, welche schon nach der ersten Geburt Hängebauch bekommen, während andere ceteris paribus noch nach der zehnten straffe Bauchdecken bewahren, so kann nach der schwierigsten Entbindung und nach möglichst schlecht abgewartetem Wochenbett bei der mangelhaftesten Schonung die Normallage des Uterus erhalten bleiben, während andere Male unter den günstigsten Verhältnissen Retroflexio bleibt.

Weitere Ursachen für Retroflexio können gelegentlich abgeben: Geschwulst, z. B. kleineres Myom des Fundus, welches ihn der Schwere nach zurückzieht; Narben in der vorderen Scheidenwand oder im Gewebe zwischen Zervix, Blase und vorderer Beckenwand, welche die Zervix nach vorn ziehen; schrumpfende perimetritische Exsudate, welche den Fundus an die hintere Beckenwand fixieren. — Im Klimakterium, nach der Schrumpfung des Beckenbindegewebes und des Uterus legt er sich gewöhnlich nach hinten.

Mit dem Körper des Uterus sinken auch meist die Tuben und Ovarien in den Douglasschen Raum und legen sich an den Fundus an. Viele Uteri geraten bei Retroflexio in einen Zustand dauernder Hyperämie, Anschwellung und Druckempfindlichkeit. Auch die Ovarien schwellen häufig an. Beides pflegt man auf venöse Blutstauung infolge leichter Torsion der abführenden Gefäße zurückzuführen.

Symptome. Kreuzschmerzen, höher oder tiefer lokalisiert, Schwere im Becken, Drang nach unten, verstärkte Menstruation, vermehrter Ausfluß begleiten die Retroflexion am häufigsten. Mitunter ist Sterilität mit ihr verbunden; oftmals gibt sie Anlaß zu Abort. — Nicht selten gesellen sich eine ganze Reihe von Beschwerden hinzu, welche von ferner liegenden Organen auszugehen scheinen und sich so sehr in den Vordergrund drängen, daß sie längere Zeit das Krankheitsbild beherrschen; so besonders Verdauungsbeschwerden, Kopfschmerzen, Neuralgien oder abnorme Sensationen da und dort, Herzklopfen, Gemütsverstimmungen. Gar oft erlebt man, daß solche Symptome mit einem Schlage verschwinden, wenn die Retroflexion beseitigt wird. Trotzdem wäre es irrig, sie in jedem Falle nur auf Rechnung der Lageveränderung des Uterus setzen zu wollen. Häufig sind die Beschwerden doch rein hysterischer Natur und wirkt die Aufrichtung des Uterus auf suggestivem Wege günstig. Nicht wenige Frauen fangen erst zu klagen an mit dem Tage, da ihnen bekannt wird, daß ihr Uterus geknickt sei. Hysterische verlegen den Sitz ihres Leidens ohnehin gerne in den Unterleib. Recht oft beobachten wir denn auch, daß die Beschwerden durch Beseitigung der Retroflexion nicht dauernd gehoben sind, sondern über kurz oder lang mit etwas anderer Färbung wieder zum Vorschein kommen. Nicht selten verstummen die Klagen unter suggestiver Behandlung oder unter dem Wandel der Verhältnisse, wohl auch ganz von selbst, ohne daß die Gebärmutter angerührt wurde.

Eine große Zahl von Retroflexionen macht überhaupt keine Beschwerden und zwar sowohl bei Nulliparen wie bei Frauen, die geboren haben. — Man möchte angesichts solcher Beobachtungen denjenigen Gynäkologen recht geben, welche die Retroflexion so gut für eine Normallage erklären wie die Anteflexion und die allenfalls dabei vorkommenden Erscheinungen nicht der Lageveränderung, sondern begleitenden Erkrankungen des Uterus und der Adnexe oder aber funktionellen Störungen des Nervensystems zuschreiben. Indessen zeigt uns doch die tägliche Erfahrung, daß man mit solchen Anschauungen zu weit geht und der Krankheitsbegriff der Retroflexion nicht ausgeschaltet werden darf.

Nach der Schrumpfung des Uterus im Klimakterium macht die Retroflexion keine Beschwerden; sie ist dann, falls wenigstens vollständige Involution stattgefunden hat, die physiologische Lage des Uterus. Nur wenn die Altersschrumpfung ausbleibt oder kleine Myome im Myometrium sitzen, kann die Retroflexio auch noch nach der Menopause lästig werden und zu Behandlung Anlaß geben.

Diagnose. Die Portio ist nach vorn gerichtet; das Korpus nicht im vorderen, dagegen im hinteren Scheidengewölbe zu finden, in direkter Fortsetzung der Portio, nur leicht abgebogen oder scharf abgeknickt gegen sie. Es ist meist ziemlich weich, eindrückbar, mitunter recht empfindlich. Über Gestalt, Größe und Beweglichkeit klärt uns in der Regel erst die Tastung nach gelungener Reposition auf. — Recht häufig wird bei etwas zurückgesunkenem anteflektierten Uterus Retroflexion diagnostiziert, weil der untersuchende Finger die nach hinten ausgebuchteten Zervix fühlt und im vorderen Scheidengewölbe das Korpus verfehlt, besonders wenn die äußere Hand davor zu liegen kommt und es nach hinten drückt. Fig. 56 sucht dies zu veranschaulichen. — Verwechslung ist am ehesten möglich mit weichem Myom der hinteren Wand, Exsudat im Douglas mit Einschluß eines Ovarium oder eines Tubarsackes, mit Hämatozele. Scharfer Absatz, namentlich auch in der Konsistenz, zwischen Zervix und Tumor, Verschieblichkeit der Portio supravaginalis am Tumor, unregelmäßige Gestalt und Konsistenz und große Empfindlichkeit desselben soll uns stutzig machen und von energischen Repositionsversuchen abhalten. Manchmal wird die vaginale Untersuchung durch Dicke und Spannung der Bauchdecken und namentlich wegen Enge und Unnachgiebigkeit der Scheidengewölbe so sehr erschwert, daß die Mastdarmuntersuchung deutlichere Resultate ergibt. In vereinzelten Fällen ist Narkose nötig. Von neuem wird man dann versuchen, den Uteruskörper als Fortsetzung der Zervix vorn oder hinten oder nach einer Seite aufzufinden und dabei sich nicht bloß von der Gestalt, sondern auch von der charakteristischen Konsistenz leiten lassen. Vor Anwendung der Sonde ist der Ungeübte gerade in solchen Fällen zu warnen. Während bei einfacher Retroflexion die Sondierung mit nach hinten gerichteter Krümmung des Instrumentes regelmäßig und leicht gelingt, können in Fällen, wo die genannten Leiden in Frage kommen, größere Schwierigkeiten und bei unrichtigem Vorgehen ernste Schädigungen auftreten. — Häufig findet man die Ovarien gesenkt, an den Uterus herangezogen oder unter dem Fundus, tief im Douglas liegend.

Prognose. Nicht so gar selten sieht man Retroflexionen spontan ausheilen; es hängt dieser Vorgang in der Regel mit bedeutender Kräftigung des Organismus zusammen. Mitunter gibt ein Wochenbett den Anstoß zu besserer Rückbildung sämtlicher Beckenorgane und damit auch zur Richtiglagerung der nach einer früheren Entbindung retroflektiert gewesenen Gebärmutter. Durch Pessarbehandlung und andere nicht operative Maßnahmen gelingt es, gegen 20% Retroflexionen auszuheilen. — Ein retroflektierter Uterus gerät, wie oben erwähnt, gerne in den Zustand der chronischen Metro-Endometritis; doch bleibt er auch ebenso häufig völlig gesund. Entstehung von chronischer Perimetritis und Adhäsionsbildung ist bei einfacher Retroflexion, auch wenn sie noch so lange bestehen bleibt, nicht eher zu befürchten als bei normaler Lage des Uterus. Dagegen bildet Retroflexio uteri bei eintretender Perimetritis eine recht unangenehme, die Ausheilung verzögernde und wegen Verwachsung des Uterus mit Beschwerdenverbundene Komplikation. —

Therapie. Die Behandlung besteht in Aufrichtung des retroflektierten Uterus und Einlegen eines Scheidenpessars zur Erhaltung der vorgeneigten Lage. — Retroflexionen werden aber nur behandelt, wenn sie Beschwerden machen. Findet man gelegentlich einer aus anderen Gründen vorgenommenen Untersuchung den Uterus retroflektiert und besitzt man die Überzeugung, daß allfällig vorhandene Symptome keinen Zusammenhang damit haben, so ist Aufrichtung überflüssig; man tut in solchen Fällen am besten, der Frau gar nichts darüber zu sagen; denn auch bei der Vernünftigsten könnte eine solche Eröffnung den Anfang von Beschwerden bedeuten. Anderseits muß betont werden, daß oftmals Symptome, deren Zusammenhang mit den Genitalien von vornherein nur schwer zu begreifen ist, durch Beseitigung einer Retroflexion geheilt werden. Das Fühlen und Denken der Frau steht zu einem guten Teil unter der Herrschaft des Geschlechtslebens; zahlreiche Vorstellungen und Autosuggestionen knüpfen sich an dasselbe; sie sind deshalb auch am leichtesten von den Genitalien aus zu beeinflussen. Die Erfahrung zeigt, daß die Beseitigung der Retroflexio uteri eine völlige Umwälzung im Vorstellungskreise und damit eine gänzliche Änderung des Gefühlslebens einer Frau bewirken kann. — Bei Unverheirateten ist es Pflicht, sich die Seite 10, 37, 41 besprochene Zurückhaltung aufzulegen. —

Wenn ein retroflektierter Uterus schwanger wird, so steigt der sich vergrößernde Uteruskörper, sobald das kleine Becken ihm nicht mehr genügend Raum bietet, gerade so wie jeder andere wachsende bewegliche Beckentumor, in die Bauchhöhle hinauf und damit hat sich die spontane Aufrichtung des Uterus vollzogen. — Die Einklemmung des retroflektierten schwangeren Uterus ist ein verhältnismäßig sehr seltenes Ereignis und gewöhnlich nur durch ganz besondere Umstände, wie namentlich Verwachsung des Fundus im Douglas, bedingt. Es ist deshalb nicht durchaus erforderlich, jedesmal, wenn eine Frau mit Retroflexion schwanger wird, gleich die manuelle Reposition auszuführen und einen Ring einzulegen. Wir werden es aber unbedingt dann tun, wenn die Frau schon abortiert hatte und wir die Schuld des Abortus in der Retroflexion erblicken müssen. Auch wenn wir bei einer Frau Retroflexio uteri gravidi zufällig finden, werden wir die Reposition versuchen und wenn sie leicht gelingt, ausführen. Wir werden es aber beim Versuche bewendet sein lassen, falls die völlige Aufrichtung schwierig ist, um nicht allfällig durch die Manipulation Abortus zu veranlassen. Natürlich muß eine solche Frau auf die ersten Symptome einer Inkarzeration (Urinretention) aufmerksam gemacht werden, um im Notfall sofort helfen zu können; wir werden von Woche zu Woche auch eine kontrollierende Untersuchung vornehmen bis der Uterus diejenige Größe erreicht hat, die ein Zurücksinken unmöglich macht.

Die Aufrichtung geht einmal sehr leicht, ein andermal recht schwierig. Hie und da genügt ein Druck auf die Portio vaginalis in der Richtung nach hinten, um den Körper in richtige Anteversion zu bringen (Fig. 63). — Sonst geht man mit einem, und

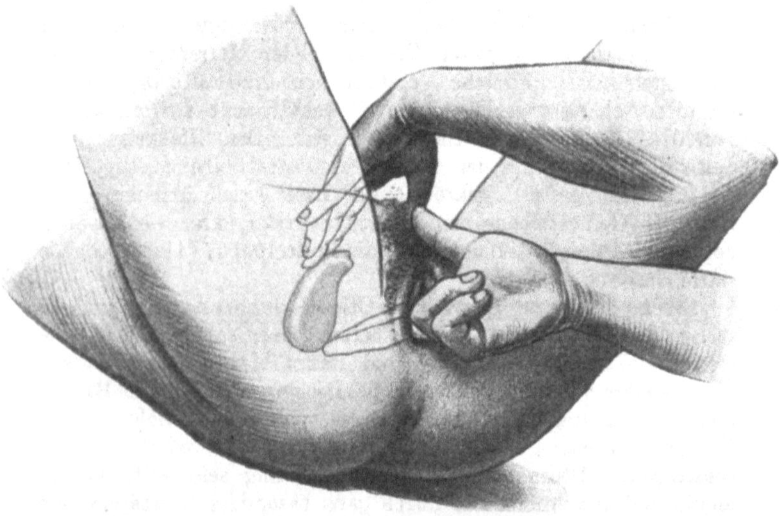

Fig. 61. **Aufrichtung des retroflektierten Uterus.**
I. Zwei Finger heben den Fundus von der Scheide aus, während die äußere Hand die Zervix nach vorn herabdrückt.

wo die Weite des Introitus es gestattet, mit zwei Fingern ins hintere Scheidengewölbe, greift möglichst weit unter den retroflektierten Körper hinunter (Fig. 61) und hebt ihn allmählich, ohne zu brüskieren, so hoch wie möglich aus dem Douglas und dem Becken heraus (Fig. 62). Dabei kann öfters die äußere Hand durch Herabdrücken der Zervix mithelfen, wie es Fig. 61 zeigt. Oft ist es zweckmäßig, ihn rechts am Promontorium vorbeizuleiten. Hat sich das Korpus gehoben, so übt man, noch ehe es sich wieder senkt, mit dem Zeigefinger einen Druck auf die Portio nach hinten zu (Fig. 63) und sucht jetzt mit der äußeren Hand hinter den gehobenen Uteruskörper hinunter zu greifen und ihn bimanuell ins vordere Scheidengewölbe zu lagern. Man tut gut, besonders in schwierigen Fällen die ganze Manipulation recht langsam, den Druck allmählich steigernd, auszuführen. Abgesehen davon, daß die Kranke weniger Widerstand leistet, kommt uns dabei der allmählich sich geltend machende Tonus der Gewebe zu Hilfe. Unter den leicht massierenden Bewegungen der Hände ziehen sich alle kontraktilen Elemente zu-

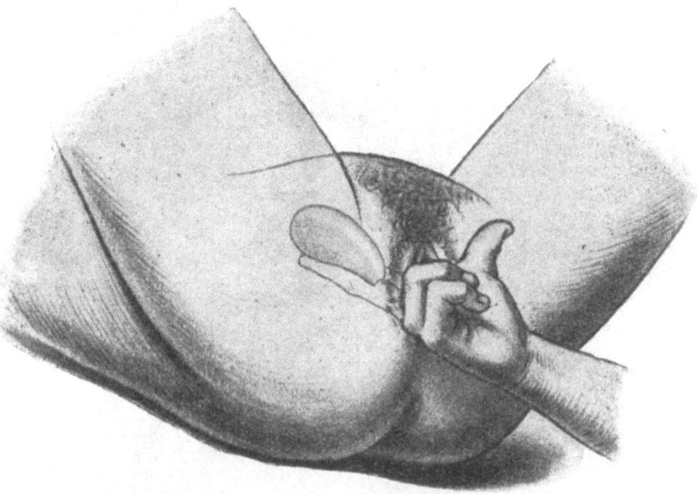

Fig. 62. **Aufrichtung des retroflektierten Uterus.**
II. Zwei Finger heben den Fundus vom hintern Scheidengewölbe aus so hoch wie möglich.

sammen, der Beckenboden und die Ligamente werden straffer und helfen den Uterus heben. Das ist auch ein Grund, weshalb die Aufrichtung bei einem zweiten, unmittelbar an einen ersten sich anschließenden Versuch gewöhnlich leichter gelingt.

Geht die Aufrichtung sehr schwierig, so kann man versuchen, in der Weise energisch auf die Portio einzuwirken, daß man die vordere Lippe mit einer Kugelzange faßt und anzieht, und sie sodann, nachdem man den Fundus vom hinteren Scheidengewölbe oder Mastdarm aus gehoben hat, nach der Kreuzbeinaushöhlung hindrängt. — Oder man geht mit dem Zeigefinger in den Mastdarm ein, hebt von hier aus den Fundus in die Höhe und drängt dann mit dem in die Scheide eingeführten Daumen der gleichen Hand die Portio nach hinten. — Auch Knieellenbogenlage unterstützt das Hinaufsteigen des Uteruskörpers hie und da.

Gelingt es auf keine dieser Arten, den Körper vollständig nach vorn zu bringen, so versucht man die Aufrichtung mittels der Sonde. Dieser Versuch liefert uns dann auch den endgültigen Beweis, ob der Uterus überhaupt völlig reponierbar sei oder nicht.

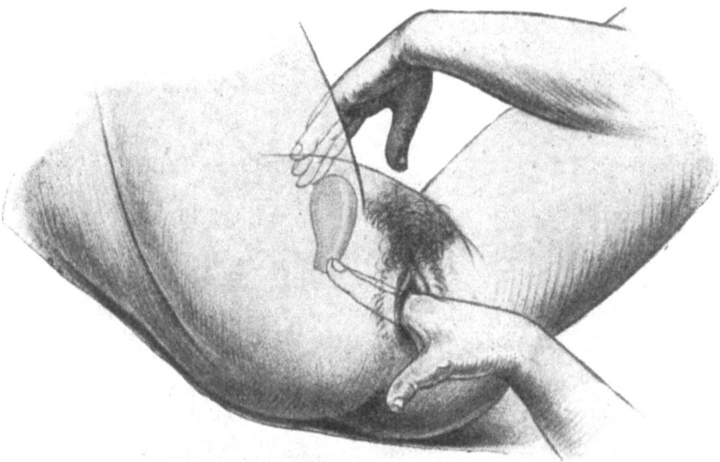

Fig. 63. **Aufrichtung des retroflektierten Uterus.**
III. Die Finger in der Scheide drängen die Portio nach hinten; die äußere Hand greift hinter den Fundus.

Wird die Sondenaufrichtung bei Entzündungserscheinungen vermieden, jeweilen unter antiseptischen Kautelen und recht sorgfältig ausgeführt, so kann sie keinen Schaden stiften (s. S. 18). Man führt die Sonde mit der Krümmung nach hinten in den im kurzen Spiegel eingestellten Muttermund ein; sie gleitet in der Regel leicht bis zum Fundus vor, weil der innere Muttermund bei Retroflexion gewöhnlich etwas erweitert ist. Zur Erleichterung kann ein sehr tief gesenkter Fundus während des Einschiebens mit einem Finger vom hinteren Scheidengewölbe aus etwas gehoben oder noch besser die Portio mit einem Haken angezogen werden. Erst wenn die Sonde sicher bis zum Fundus vorgedrungen ist, dreht man die Krümmung nach vorn und senkt den Griff langsam, vermeidet dabei aber peinlich ein tieferes Vorstoßen der Sonde, zieht sie eher etwas zurück. Fühlt nun die leicht aufgelegte äußere Hand etwa handbreit über der Schamfuge den gehobenen Uterus, so greift sie, während die Sonde zurückgezogen wird, hinter den Fundus hinunter, und lagert den Uterus mit Hilfe zweier in die Scheide eingeführter Finger der anderen Hand richtig ins vordere Scheidengewölbe (Fig. 64).

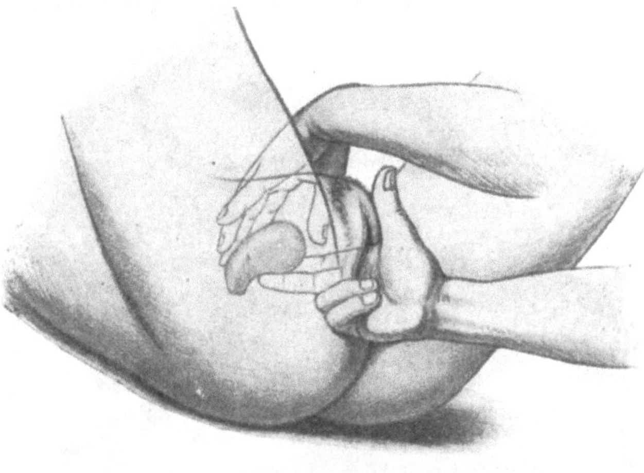

Fig. 64. **Richtige Lagerung des Uterus.**

Nach vollständiger Aufrichtung wird der Uterus in Anteversion fixiert durch ein Scheidenpessar. Dieses, die Scheide allseitig dehnend, auf dem Beckenboden liegend, hebt die Zervix nach hinten zu, und dadurch wird Anteversion des Korpus bedingt. Dem Zwecke dient am besten ein wiegenförmig gekrümmtes Schlittenpessar nach Hodge oder Thomas (Fig. 65).

Zur Einführung des Pessars spreizt man mit der linken Hand die Vulva und schiebt das gut eingefettete Instrument in einem schrägen Durchmesser (zur Vermeidung des Druckes auf die Harnröhre) in die Scheide ein (Fig. 66). Sobald die größte Breite des Pessars den Introitus passiert hat, dreht man es in den queren Durchmesser, setzt einen oder zwei Finger, unter dem Instrument durch, auf den hinteren Bügel (Fig. 67) und drängt ihn hinter die Portio: jetzt liegt das Pessar richtig.

Natürlich muß die Größe des Pessars der Weite der Scheide angepaßt sein. Es darf nicht zu klein sein, sonst fällt es heraus, ganz abgesehen davon, daß es meist auch den Uterus nicht zu halten vermag. Im allgemeinen wird ein im Verhältnis zum Introitus und Scheidengewölbe möglichst großes Pessar den Dienst am besten versehen. Es darf aber keinenfalls die Scheidenwände merkbar dehnen und anspannen. Ein gut passendes und richtig liegendes Pessar wird von der Frau nicht gespürt. Bei kurzer Scheide ist allerdings ein leichtes Her-

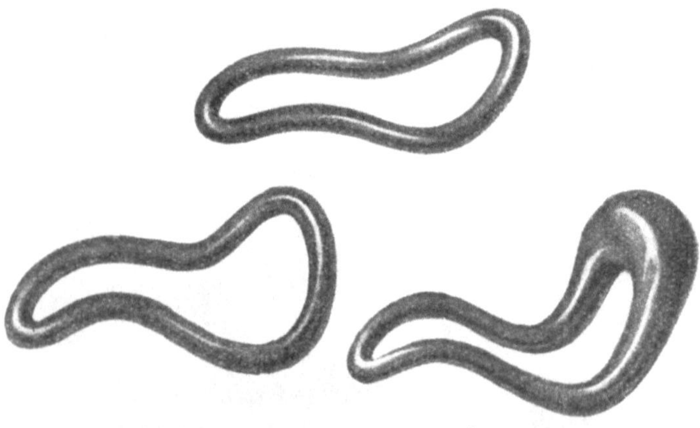

Fig. 65. **Scheidenpessare gegen Retroflexion.**
Links: Schwach und stark gebogenes Hodgepessar.
Rechts: Thomaspessar.

vortreten desselben nicht zu umgehen; das dadurch mitunter verursachte lästige Gefühl am Scheideneingang verliert sich in der Regel bald.

Eine Kontrolluntersuchung nach zwei oder drei Tagen überzeugt uns, daß der Uterus gut liegt; das Pessar war richtig gewählt, die Frau braucht erst nach etwa drei Monaten wieder zur Herausnahme und Reinigung des Pessars zu kommen, falls nicht vorher Beschwerden eintreten. Scheidenspülungen soll sie nur machen, wenn Ausfluß es erfordert. Besondere Schonung ist unterdessen nicht nötig. — Erweist sich bei der Kontrolluntersuchung, daß der Uterus trotz Pessar wieder umgefallen ist, so legt man eine größere Nummer ein; oder wenn das nicht angängig ist, gibt man dem Ring eine andere Krümmung, spreizt ihn etwas in die Breite oder wählt ein Thomaspessar. Die im Handel erhältlichen Hodgepessare sind gemeiniglich zu wenig scharf gekrümmt, der hintere Bügel zu niedrig; man tut deshalb gut, dies je nach der Dehnbarkeit

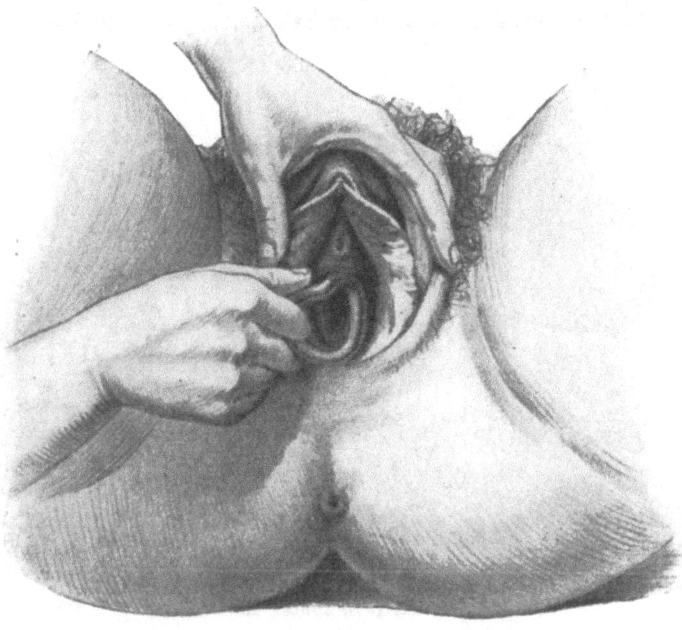

Fig. 66. I. **Einführung eines Hodgepessar.**

und Tiefe des hinteren Scheidengewölbes mehr oder weniger ausgiebig zu korrigieren. In kochendem Wasser wird das Hartgummipessar nach kurzer Zeit weich und plastisch und erstarrt sofort wieder in der Kälte. Das Thomaspessar besitzt von vornherein einen hohen und dazu noch verdickten hinteren Bügel mit sehr starker Krümmung und ist deshalb oft imstande, den Uterus zu halten, wo ein Hodge versagte.

Es gibt Fälle, wo auch das bestpassende und größtmögliche Pessar den Uterus nicht in Anteflexion zu erhalten vermag: der

Beckenboden ist so nachgiebig, daß das auf ihm liegende Instrument die Zervix nicht in genügender Weise hebt; oder der hochgradig schlaffe Uterus besitzt so wenig Halt, daß er noch die Möglichkeit findet, nach hinten umzukippen oder ein im Fundus sitzendes größeres Myom zieht ihn immer wieder um. Solche Fälle muß man für eine operative Behandlung zu gewinnen suchen. —

Manche Frauen bekommen infolge des Pessars in kürzester Zeit heftigen Scheidenkatarrh, so daß auch daran die Pessar-

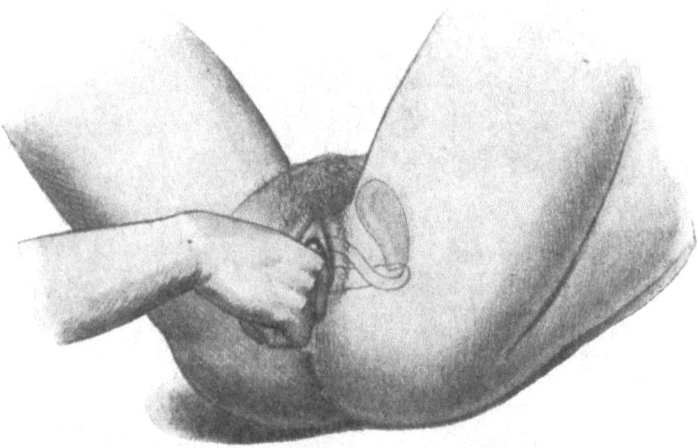

Fig. 67. II. Richtiglagerung des Hodgepessar. Ein Finger drängt es hinter die Portio.

behandlung scheitern kann. — Die Mehrzahl jedoch verträgt den Fremdkörper, wenn er beim Einlegen sauber war, recht gut; so daß die Vermehrung des Ausflusses sehr gering ist. Im allgemeinen reizen die Hartgummipessare die Scheidenschleimhaut wenig; sie verlieren erst nach längerer Zeit ihren Glanz und bekommen einen graulichen Belag. Durchscheinende Zelluloidpessare wirken noch weniger irritierend; sie werden aber bald trüb und zuletzt rissig. Manche Frauen können jahrelang ein Pessar tragen, ohne die geringste Belästigung durch Ausfluß. Es hängt dies in erster Linie von der Art der Scheidenflora und diese wiederum größtenteils von der Gewohnheitsreinlichkeit der Frau und der Gonorrhöefreiheit des Mannes ab.

Die Erfolge der Pessarbehandlung sind bei Frauen, die geboren haben, sofern die Lagekorrektion eine volkommene ist, in der Mehrzahl der Fälle gut. Die auf die Retroflexion zurückgeführten Beschwerden weichen. Viele Frauen gewinnen mit einem Schlage wieder Arbeitslust und Lebensmut, die sie verloren hatten. — Durch eine längere Pessarbehandlung können manche Retroflexionen dauernd geheilt werden, wenn es gelingt, durch Hebung des Allgemeinbefindens, sowie geeignete Anwendung von Bädern, Duschen, Turnen eine Stärkung der Muskulatur und der Faszien und vermehrten Tonus des Beckenbodens zu erreichen. Meist sind dazu jedoch viele Monate oder Jahre erforderlich und in wohl 80 % ist alle Mühe umsonst. Am ehesten darf man im Anschluß an ein Wochenbett, wo die physiologischen Rückbildungsvorgänge zu Hilfe kommen, auf Erfolg hoffen. Langes Liegenbleiben nach der Geburt, fortgesetzte heiße und kalte Spülungen, regelmäßige Bäder, systematische Turnübungen (die Thure Brandtschen Beckenhebungs- und Beinwiderstandsbewegungen) unterstützen die Pessarwirkung. Bleibt der Uterus auch nach Monaten noch groß und schlaff, so wirkt oftmals eine gründliche Ausschabung auf die Rückbildung recht günstig ein.

Mangelhafte und schlechte Erfolge bleiben natürlich auch nicht aus. Mitunter muß man auf eine Lagekorrektion verzichten, weil wegen Komplikationen, wie Metritis und Perimetritis, die Beschwerden bestehen bleiben. Häufig vereiteln auch psychische Anomalien unsere Bemühungen, weshalb dann die Behandlung gegen diese sich richten muß. Gelegentlich kann man erleben, daß eine Frau glaubt, ohne Pessar nicht existieren zu können; sie klagt zwar beständig über Beschwerden; aber nach ihrer Überzeugung wären sie ohne Ring geradezu unerträglich. So schleppt sie sich jahrelang herum, immer in Behandlung von Gynäkologen, bis es einer unternimmt, die Autosuggestionistin radikal zu heilen. Ohne Aufsehen entfernt er das Pessar definitiv und mit einem Schlage sind die Beschwerden weg. — Nicht so selten macht man auch eine andere Erfahrung: der Uterus liegt bei der Kontrolluntersuchung trotz Pessar retroflektiert wie zuvor, aber die Beschwerden sind verschwunden. Allerdings hält in solchen Fällen der Erfolg meist nicht lange an; nach einiger Zeit erklingt das alte Lied, vielleicht nur auf einer anderen Saite wieder; jetzt wirkt aber der Ring voraussichtlich nicht mehr.

Je deutlicher das Bild der Hysterie in den Vordergrund tritt, um so entschiedener verzichte man auf weitere gynäkologische Manipulationen; sie richten nur Schaden an; der Fall gehört dem Nervenarzt.

Bei Nulliparen sei man sehr zurückhaltend mit Pessarbehandlung; man bedenke, daß der bestehende Symptomenkomplex gerade bei diesen meist auf funktionellen Nervenstörungen beruht. Nur im Notfalle, wenn die symptomatische und die Allgemeinbehandlung durchaus zu keinem Ziele führen, darf man sich zur Lagekorrektion entschließen. — Nicht selten berechtigt auch Sterilität, für die eine andere Ursache nicht zu finden ist, zur Pessarbehandlung einer bestehenden Retroflexion.

Bei Virgines intactae opfere man nie den Hymen einer doch im Erfolge zweifelhaften Pessarbehandlung. —

Bringt die Pessarbehandlung keine Heilung, oder scheitert sie, weil der Uterus bei allen Größen und allen Formen des Pessars immer wieder umfällt, oder weil das Instrument unvermeidlich heftigen Scheidenkatarrh oder anderweitige Beschwerden verursacht, oder will die Patientin durchaus ihren Ring los sein, so kommt die operative Behandlung in Frage. Dabei muß aber die Überzeugung bestehen, daß mit Beseitigung der Retroflexion die vorhandenen Symptome verschwinden werden. Den Beweis dafür haben wir in Händen, wenn eine vorausgegangene Pessarbehandlung durch Lagekorrektion sie beseitigt hatte.

Die üblichen Methoden, welche darauf ausgehen, den Fundus uteri vorn zu fixieren, sind die Alexander-Adamssche Operation, die Ventrofixatio und die Vaginifixatio uteri.

Alexanders Operation besteht im Einnähen der hervorgezogenen und verkürzten Ligg. rotunda in den Leistenkanälen. Sie kommt nur bei frei beweglichem Uterus in Frage, leistet aber dann das Mögliche und hat namentlich vor den anderen Methoden voraus, daß der Uterus in annähernd physiologische Lage kommt und nicht durch Adhäsionen fixiert ist. Bei Nulliparen sind die Ligg. rotunda in der Regel so dünn, daß der Fundus uteri sich nicht dauernd durch sie halten läßt, Rezidive deshalb häufig eintreten.

Ausführung. Etwa 10 cm langer Schnitt vom Tuberculum ileo-pectineum, an welchem sich die den äußeren Leistenring bildenden Fasern der Faszie des Obliquus externus ansetzen, parallel dem Lig. Pouparti, bis auf die genannte Faszie. Jetzt tastet man die äußere Umrahmung des Leistenringes, vom Tuberculum aus sich orientierend, mit der Fingerkuppe, schiebt eine Hohlsonde parallel dem Lig. Pouparti unter der Faszie weg und schneidet letztere vom Leistenring aus 2—3 cm weit ein. Während ein Assistent mit einer Pinzette den äußeren Schnittrand der Faszie nach außen hält, findet man auf der äußeren Seite des Kanalinhaltes, vorsichtig mit einer anatomischen Pinzette präparierend, das leicht rosafarbene, ziemlich glänzende Lig. rotundum. Man isoliert es; dann folgt es leicht einem Zuge bis zum Processus peritonealis, welcher auch noch 1—2 cm weit zurückgestreift wird. Jetzt durchtrennt man das Ligament am distalen Ende in der Nähe des äußeren Leistenringes und näht es auf der Innenfläche der Faszie an; hierauf folgt Vernähung des Faszienschnittes, wobei das zurückgeschlagene Ende des Lig. rotundum nochmals mitgefaßt wird, und Schluß der Wunde. Das gleiche wird auf der anderen Seite gemacht. Das Nahtmaterial ist ins Belieben des Operateurs gestellt. 8—10 Tage ruhige Bettlage; Pessar ist über diese Zeit nicht nötig. —

Die Ventrofixation ist für denjenigen, welcher auf Ausführung von Laparotomien eingerichtet ist, eine leichte Operation. Dabei kann die Lösung des allfällig fixierten Uterus vorgenommen werden.

Ausführung. Bauchschnitt, Hervorholen des Uterus. Adhäsionen werden unter Kontrolle des Auges gelöst. Allfällig als nötig sich erweisende Nebenoperationen an Uterus oder Adnexen lassen sich leicht damit verbinden. Durch einige Nähte, welche entweder die Uterushörner samt Ligg. rotunda (Tuben frei lassen!) oder den Fundus fassen, wird der Uterus an die vordere Bauchwand (Peritoneum und Faszie) angenäht. —

Die Vaginifixation ist technisch schwieriger auszuführen, besonders bei Nulliparen. Für die Lösung von Adhäsionen fehlt ein klarer Einblick gewöhnlich; es besteht deshalb bei ausgedehnteren Verwachsungen die Gefahr unstillbarer Blutungen und Nebenverletzungen. — Spätere Geburtsstörungen bleiben aus, wenn nicht der Fundus, sondern ungefähr die Mitte des Uterus fixiert wird.

Ausführung. Anziehen der Portio. Spaltung des vorderen Scheidengewölbes quer oder längs. Abschieben der Blase nach beiden Seiten und Abtrennung derselben in der Mittellinie, wo sie meist etwas fester haftet, durch kurze Scherenschläge bis zur Plica vesico-uterina (zwei Gefäßchen an den Seiten der Zervix bluten gewöhnlich etwas stärker). Hierauf Eröffnung des Peritoneum und Erweiterung mit dem eingeschobenen Finger. Jetzt faßt man mit Kugelzangen das Corpus uteri möglichst hoch, während die Portio losgelassen wird, holt es hervor und näht es durch zwei oder mehr Nähte, welche ungefähr die Mitte zwischen innerem Muttermund und Fundus fassen, an die Scheide oder an die Blase und ihr Peritoneum an (Vesikofixation) und schließt die Wunde.

Retroflexio fixata

Auch jahrelanges Liegenbleiben des Uterus in Retroflexion führt nicht zu Verwachsung im Douglas. Nur hinzutretende Perimetritis bakterieller Art macht Retroflexio fixata. Selten entsteht sie dadurch, daß ein Exsudat im Douglas schrumpft und den Fundus uteri nach hinten zieht.

Zweckmäßig unterscheidet man zwei Grade der Fixation. Im ersten gelingt es, den Uteruskörper nach vorn zu bringen; sobald ihn aber die äußere Hand losläßt, zieht er sich wieder nach hinten zurück, oft sofort, andere Male erst im Verlaufe von einiger Zeit; es bleibt vielleicht Zeit genug, ein Pessar einzulegen, solange er noch richtig liegt; bei der Kontrolluntersuchung einige Stunden darauf ist er aber wieder retroflektiert. — Im zweiten Grade (Fig. 68) kann von einer Reposition keine Rede sein, manchmal besteht beinahe Unbeweglichkeit. Die fixierenden Stränge und Schwarten fühlt man oft deutlich, wenn sie bei Repositionsversuchen sich anspannen. In der Regel entgehen sie jedoch der Palpation; dies besonders, wo sie nur dünn und zart sind; die Diagnose muß dann eben aus der beschränkten Beweglichkeit des Uterus gestellt werden.

Bei geringer Fixation kann man versuchen, durch wiederholte Dehnung (Massage) den Uterus frei zu machen. Bei ausgedehnter Verwachsung muß die allmähliche Resorption der Exsudatschwarten durch Hydrotherapie, heiße Spülungen, eventuell Massage und Belastung von der Scheide und den Bauchdecken aus (S. 301) angestrebt werden. Vor gewaltsamen Repositionsversuchen ist zu warnen, weil kleine Eiterherde in den Adhäsionen oder in den Tuben oder Ovarien stecken und eröffnet werden könnten. — Bestehen hochgradige Beschwerden, ist die Frau dadurch in ihrem Erwerbe beeinträchtigt, so tritt die operative Behandlung in ihr Recht. Dabei kommt für die meisten Gynäkologen nur die Laparotomie und Ventrofixation nach völliger Auslösung des Uterus in Frage. Operateure, welche eine Vorliebe für vaginale Operationen besitzen, lösen auch von der Scheide aus und machen die Vaginifixation.

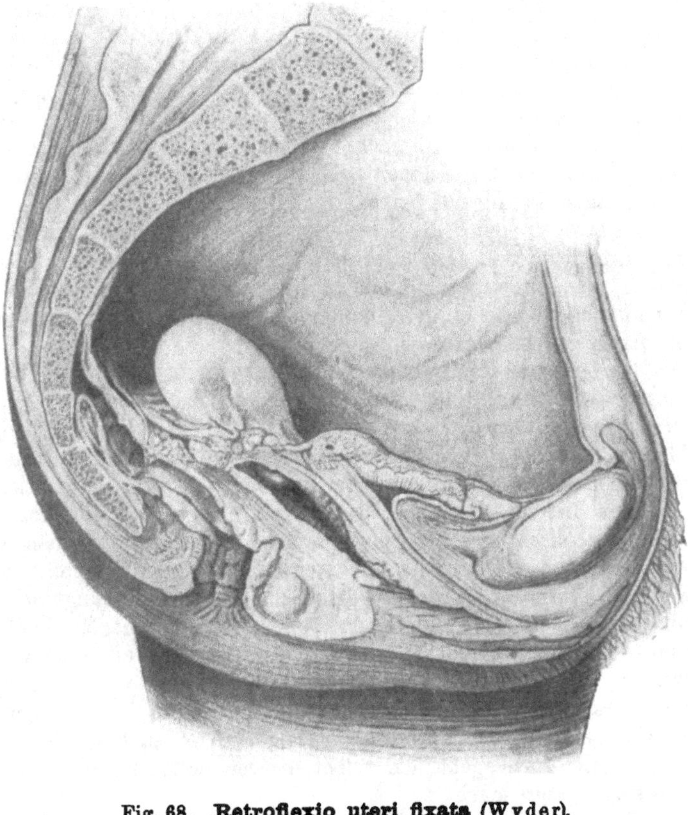

Fig. 68. **Retroflexio uteri fixata** (Wyder).

3. Prolapsus vaginae et uteri.
Senkung und Vorfall der Scheide und der Gebärmutter

Ätiologie. Am häufigsten fällt die Scheide vor. Mangelhafte Rückbildung nach der Geburt, also Weite und Schlaffheit ihrer Wandungen, starke Lockerung ihrer Verbindungen mit der Umgebung, Atrophie des Beckenbindegewebes und der Faszien sind die veranlassenden Momente. Defekte im Beckenboden und Damm; frühzeitiges Verlassen des Wochenbettes und Wiederaufnahme harter körperlicher Arbeit, häufige Anstrengungen der Bauchpresse durch Husten, Erbrechen, Hartleibigkeit, dauernde Belastung des Beckenbodens durch Tumoren der Bauchhöhle begünstigen die Entstehung des Vorfalls. — Sehr selten kommt es zu akutem Prolaps bei übermäßiger Anstrengung der Bauchpresse oder infolge eines Sturzes von der Höhe. In der Regel bildet er sich nach und nach aus. Es drängt sich gleich beim ersten Aufstehen nach einer Geburt oder erst einige Zeit danach, häufig nur bei Anstrengung eine, meist die vordere, oder es stülpen sich beide Scheidenwände aus dem etwas klaffenden Introitus vor. Mitunter leitet ein heraushängender Rest des Hymen, indem er allmählich hypertrophiert und zunächst ein kleines Divertikel, dann immer mehr von der Scheidenwand nachzieht, einen Vorfall ein.

Bei einiger Sorgfalt und Pflege kann es zeitlebens bei diesen geringen Graden des Vorfalls, welche sich nur beim Pressen oder beim Heben von Lasten bemerkbar machen, bleiben. Die Frauen können sich dermaßen an diesen Zustand gewöhnen, daß er ihnen gar keine Beschwerden mehr verursacht. — Aber diejenigen Frauen, welche das nötige Maß von Schonung entbehren und bei schwerer Arbeit ihrem Brotverdienste nachlaufen müssen, bilden die Mehrzahl. Deshalb kommt es denn so häufig zu stärkeren Vorfällen. Die Scheide hängt nach und nach im Stehen und Gehen immer etwas heraus; im Laufe von Jahren kann die Inversion der Vagina eine totale werden. Fettschwund und Gewebsatrophie im Alter oder nach erschöpfender Krankheit begünstigen diese Verschlimmerung. Jetzt ist der Vorfall so massig, daß er auch im Liegen nicht mehr zurückgeht und selbst die manuelle Reposition oft Schwierigkeiten macht.

Die heraushängende Scheidenwand übt einen beständigen Zug auf ihre Anheftungsstelle an der Zervix aus. Dies hat, wenn die Befestigung des Uterus auch eine lockere ist, ein Tiefertreten und einen Vorfall desselben zur Folge. Sitzt der Uterus aber mehr oder weniger fest, so führt der Zug zur Hypertrophie und Ausziehung (Elongatio) des Collum uteri, besonders der Portio supravaginalis (s. unten). Besteht isolierter Vorfall der vorderen Scheidenwand, so wird nur der mediäre Teil der Portio supravaginalis elongiert. In der Regel ist sowohl Senkung des ganzen Uterus als auch Elongatio cervicis vorhanden. — Sobald der Uterus dem Zuge der vorgefallenen Scheide folgt, so muß er sich, gerade wie beim Anziehen der Portio mittels Hakenzange, strecken und in die Achse des Geburtsschlauches legen, also retrovertieren. Sehr oft hat aber schon vorher Retroversio-flexio bestanden; ausnahmsweise prolabiert der Uterus in anteflektierter Stellung.

Bei Nulliparen und Jungfrauen kommt Prolaps seltener vor. Dabei geht der Uterus fast immer voran. Er tritt nach und nach immer tiefer, invaginiert von oben her die meist darmähnlich schlaffe Scheide und erscheint zuletzt im völlig umgestülpten Scheidenrohre vor der Vulva. Man hat dies selbst bei Kindern schon beobachtet. Anererbte außerordentliche Schlaffheit aller faszialen Gebilde ist dafür anzuschuldigen. Häufig sind Hernien, Wanderniere, Enteroptose zu gleicher Zeit vorhanden. —

Der Uterus kann endlich auch durch Druck von oben herausgedrängt werden, wenn Tumoren des kleinen Beckens nicht hinaufsteigen oder ungeheure Geschwülste den Bauch ausfüllen.

Befund und Diagnose. Wenn die Frau auf dem Untersuchungsstuhl preßt, so öffnet sich die Vulva, der Harnröhrenwulst drängt heraus oder ein Divertikel der hinteren Scheidenwand stülpt sich vor; wir diagnostizieren: beginnende Inversio vaginae, erstes Stadium des Vorfalls (Fig. 69). — Bei einer anderen Frau drängt die Anstrengung der Bauchpresse vordere oder hintere oder beide Scheidenwände so weit heraus, daß sie als orangen- bis faustgroße, rundliche Wülste vor der Vulva liegen: wir haben es mit fast vollständiger Inversio vaginae zu tun: zweites Stadium des Vorfalls. Manchmall sind die herausgepreßten Scheidenwände schlaff und lassen die Falten der Columna rugarum deutlich erkennen; andere Male sind sie wie ein Ballon gespannt, bei alten Frauen äußerst dünnwandig. — Führt man einen Katheter mit der Krümmung nach hinten durch die Harnröhre ein, so gelangt man in den Sack der invertierten vorderen Scheidenwand: es ist ein Divertikel der hinteren Blasenwand, in hochgradigen Fällen die ganze Blase mit vorgefallen; eine solche **Zystozele** fehlt nur ausnahmsweise. Sehr viel seltener läßt sich mit dem in den After eingeführten Finger nachweisen, daß in der vorgefallenen hinteren Scheidenwand auch eine Ausbuchtung der Mastdarmwand liegt, also eine **Rektozele** be-

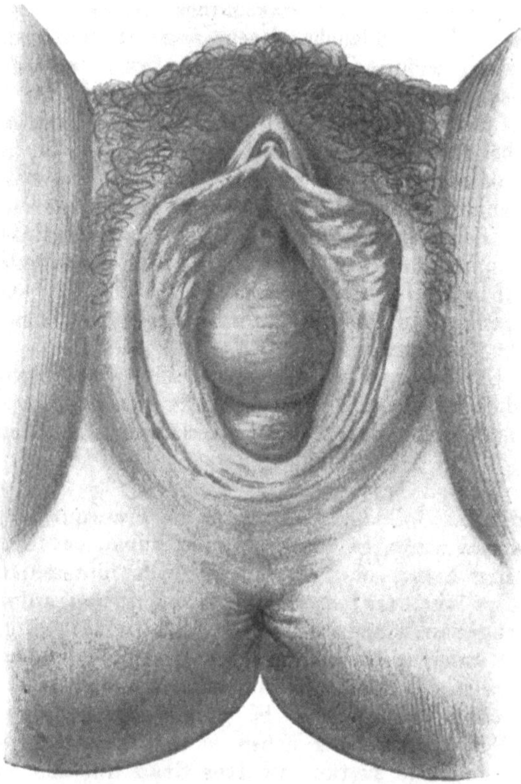

Fig. 69. **Leichte Inversio vaginae.**
Beim Pressen tritt die vordere Scheidenwand ballonartig, die hintere nur wenig heraus.

steht. Der in die Scheide eingeführte Finger findet die Portio dem Introitus genähert. — Beim Nachlassen des Pressens treten die Teile wieder zurück, die Vulva bleibt aber mehr oder weniger klaffen. Sehr häufig ist ein Dammdefekt vorhanden.

Einen totalen Prolaps sehen wir in der Regel schon vorgetreten, wenn die Kranke zur Untersuchung kommt (Fig. 70): Eine faust- bis kindskopfgroße längliche Geschwulst ragt aus den Genitalien heraus. Auf ihrem unteren Pole sitzt der Muttermund; seine Lippen gehen direkt in die Scheidenwände über; häufig hat sich die Umstülpung der Scheide auch noch auf den Zervikalkanal fortgesetzt, so daß der innere Muttermund zu Gesichte kommt. — Die invaginierten Scheidenwände sehen anämisch, weißlich, trocken, wie verhornt aus; ihre Falten sind verstrichen. Um den Muttermund herum, oft auch an anderen

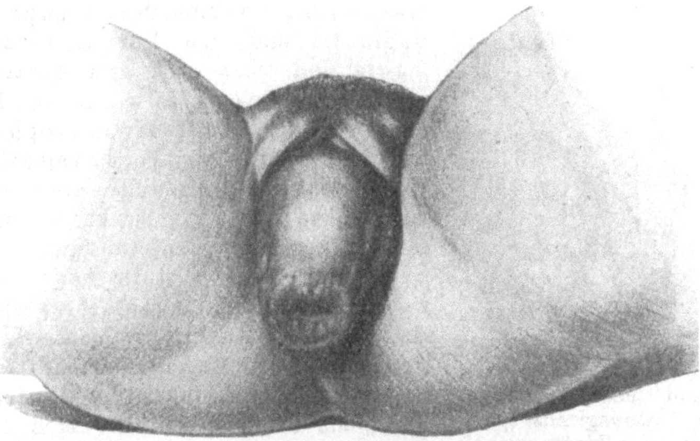

Fig. 70. **Vollständige Umstülpung der Scheide** mit Eversion des Zervikalkanals und Geschwür.

Stellen des Prolapsus, sieht man häufig umfangreiche, scharfbegrenzte Dekubitusgeschwüre von hochroter Farbe, oder grau belegt oder mit trockenen Schörfen bedeckt. — Die vordere Scheidenwand ist gewöhnlich vollständig umgestülpt; hinten dagegen kommt der eingeschobene Finger meist in einen sackförmigen Recessus, welcher das noch nicht invertierte Stück der hinteren Scheidenwand darstellt. — Mit dem Katheter ist der Grad der Zystozele festzustellen. Auch anderweitige Komplikationen von seiten des Harnapparates sind zu beachten. — Rektozele ist auch bei totalem Prolaps selten; hingegen kann das Peritoneum des Douglas im Vorfall bis vor die Vulva herabgezerrt sein (s. Fig. 74).

Die Sonde gibt Aufschluß über die Verhältnisse des Uterus. Sie dringt gewöhnlich ohne Anstand 10—16 und mehr Zentimeter tief ein. Ihr Knopf kann meist durch die Bauchdecken hindurch gefühlt werden, zum Beweis, daß der Uteruskörper sich nicht oder nur wenig gesenkt hat, dagegen der ganze Uterus enorm verlängert ist; die Hauptausziehung fällt stets auf das Kollum. Man fühlt es im Vorfall deutlich als dicken walzenförmigen Strang, der nach vorn, also nach dem Muttermund zu, breiter und weicher wird. —

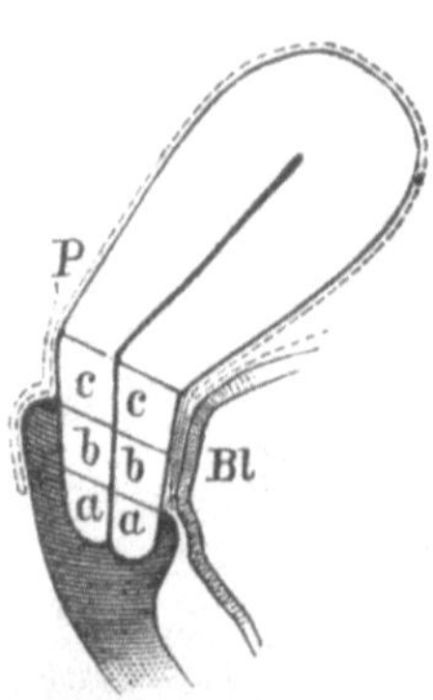

Fig. 71. Einteilung der Cervix in 3 Abteilungen (nach Schröder). *a*) Portio vaginalis, *b*) Portio media (hinten vaginal), *c*) Portio supra-vaginalis. *P* = Peritoneum. *Bl* = Blase.

Nach Schröder pflegt man die Zervix einzuteilen in eine Portio (intra-) vaginalis, eine Portio supravaginalis und eine Portio intermedia und zwar nach dem Ansatze der Scheidengewölbe, so wie es Fig. 71 darstellt. Bei bloßer Hypertrophie und Elongation der Portio vaginalis bleiben die Scheidengewölbe auf normaler Höhe (Fig. 72). Sie kommt besonders bei Nulliparen vor und soll meist Folge von Masturbation sein; auch in der Gravidität beobachtet man sie mitunter. Die lange, penisartige Portio trägt den Muttermund auf ihrer Spitze, wenn beide Lippen an der Hypertrophie beteiligt sind; ist bloß die vordere Muttermundslippe verlängert, so sitzt er auf ihrer untern Seite.

Bei Verlängerung der Portio supravaginalis werden die Scheidenwände, und zwar beide gleichmäßig, invertiert (Fig. 73). Bei vorwiegender Verlängerung der Portio intermedia wird bloß die vordere Scheidenwand umgestülpt (Fig. 74); denn der intermediäre Teil der hinteren Zervikalwand liegt intravaginal.

Ist der Uterus wirklich vorgefallen, nicht bloß ausgezogen, so kann man den Fundus vor den Genitalien, oder doch vom Rektum aus umfassen. Manchmal zeichnet er sich schon durch den umgestülpten Scheidensack hindurch, wie in Fig. 75, wo man ihn wie gewöhnlich retroflektiert und in Fig. 76, wo man ihn anteflektiert sieht. Bei alten Frauen ist er häufig nur winzig klein.

Jetzt wird der Prolaps mit der vollen Hand allmählich zurückgeschoben. Wenn er lange Zeit nicht mehr reponiert worden war, so geht es vielleicht ein wenig mühsam. Nach 1—2 Tagen Bettruhe schwellen die vorgefallenen Teile ab und die Einstülpung ist leichter zu bewerkstelligen. In seltenen Fällen machen Verwachsungen der Peritonealflächen oder das Becken gänzlich ausfüllende Tumoren die Reposition unmöglich. — Nach der Reposition fühlt sich die Scheide mit

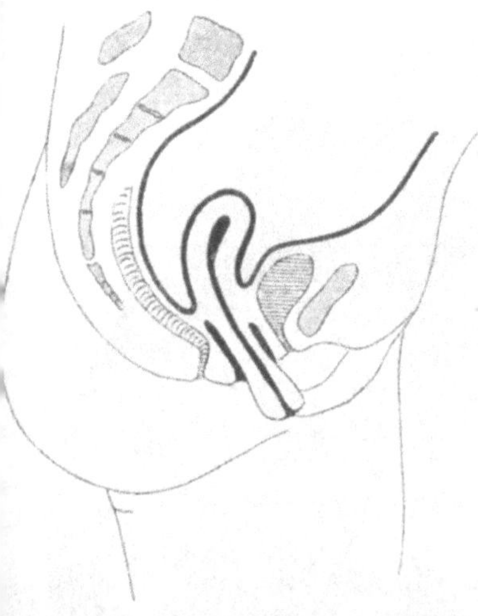

Fig. 72. Hypertrophie und Elongation der Portio (intra-)vaginalis. Scheidengewölbe vorn und hinten auf normaler Höhe, die Portio ragt aus dem Introitus heraus.

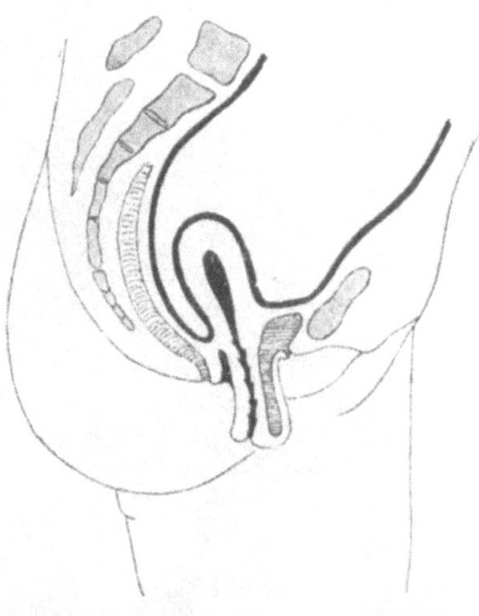

Fig. 73. Hypertrophie und Elongation der Portio supravaginalis. Vordere Scheidenwand ist vollständig, hintere teilweise invertiert; vorn besteht Cystocele.

ihren verdickten faltigen, trockenen Wänden wie ein derber Lederbeutel an. Eine Portio besteht gewöhnlich nicht: die Scheide geht direkt in die Zervikalwandungen über. Der Uterus liegt meist hinten. — Beim Drängen stülpt sich sofort wieder alles heraus.

Stets ist es bei einiger Aufmerksamkeit leicht, den Vorfall von einem fibrösen Polypen, von Inversio uteri, von Scheidenzysten, die aus dem Introitus heraustreten, zu unterscheiden.

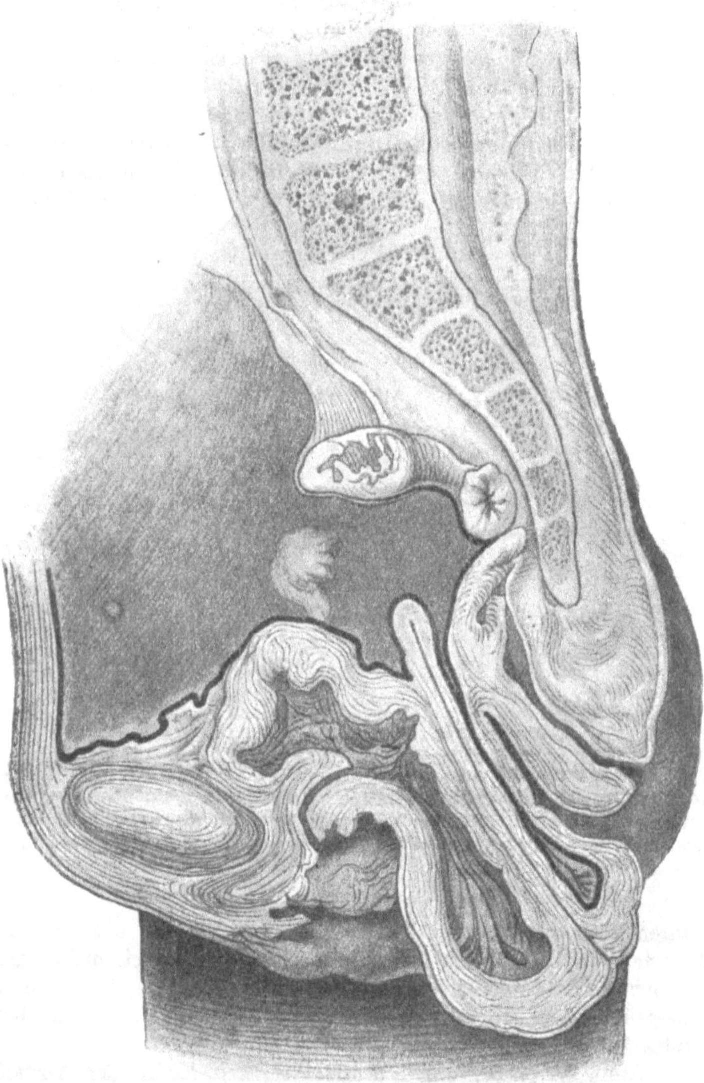

Fig. 74. Prolaps mit Hypertrophie u. Elongation der Portio media.
Vollständige Inversion der vorderen, keine der hinteren Scheidenwand.
Uterus involviert (Züricher Frauenklinik).

Auch bloße Hypertrophie und Elongation der Portio vaginalis ohne Inversio vaginae (Fig. 72), ist leicht daran zu erkennen, daß die Scheidengewölbe noch vorhanden sind.

Symptome. Viele Frauen sind gegen die Vorfallbeschwerden sehr indolent; sie empfinden keine nennenswerte Belästigung, höchstens auf direktes Befragen etwelches Unbehagen, man sieht deshalb nicht selten, daß sie selbst mit umfänglichen Tumoren zwischen den Beinen ihrer gewohnten Arbeit nach-

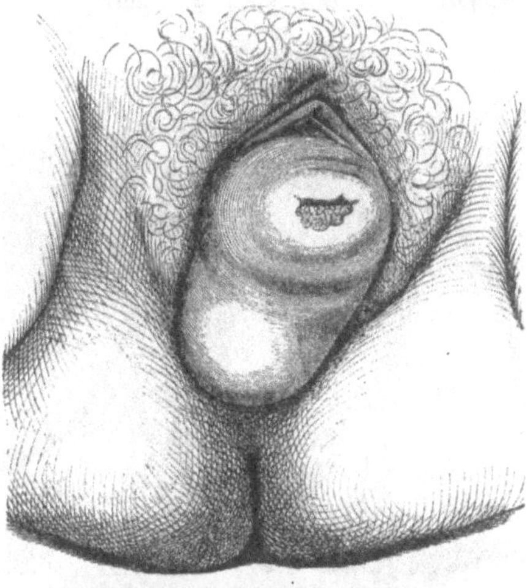

Fig. 75. **Totaler Uterusprolaps.**
In der invertierten Scheide liegt der ganze Uterus in Retroflexion (nach Olshausen und Veit).

gehen. Andere im Gegenteil treibt schon sehr bald, bei kaum beginnendem Vorfall, ein lästiges Drängen nach unten, ein Gefühl, als ob bei jeder körperlichen Anstrengung etwas unten herauswolle, zum Arzt. Kreuzweh und Ziehen in den Leisten gesellen sich oft hinzu, ebenso Urinbeschwerden, Harndrang oder unwillkürlicher Harnabgang beim Niesen, Husten, Lachen. Bei stärkerer Zystozelenbildung kommt es leicht zu Urinverhaltung; Cystitis, Steinbildung, Pyelitis, Pyelonephritis können folgen. Manche Frau muß ihren Vorfall jeweilen zurückschieben, bevor sie urinieren kann. — Im Liegen verschwinden die Vorfallbeschwerden sofort; der Vorfall selbst zieht sich spontan zurück. Bleibt er nur einmal draußen über Nacht, so schwellen die Teile infolge von venöser Stauung gewöhnlich derart an, daß die Reposition schwierig geht; selbst Strangulationsgangrän kann vorkommen. — Bei Vorfällen, die den Tag über austreten, bleibt Geschwürsbildung selten aus; die Ulzera nässen und eitern beständig; häufig bluten sie auch etwas und veranlassen deshalb Karzinomfurcht. Aber gerade bei Prolaps wird Carcinoma cervicis selten beobachtet. — Tritt Schwangerschaft ein, so schwellen die vorfallenden Teile in der Regel etwas an; aber mit zunehmender Vergröße-

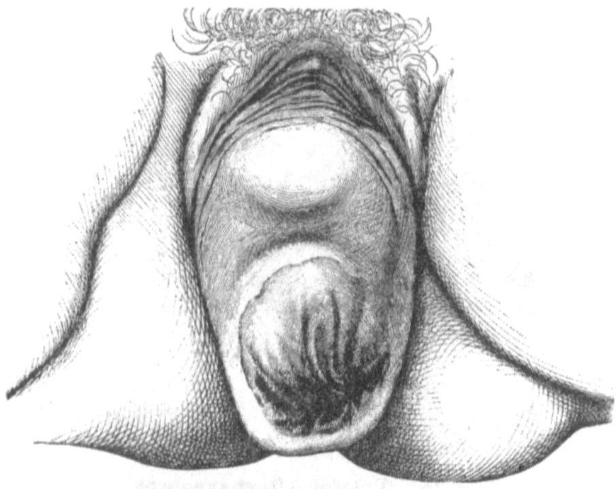

Fig. 76. Totaler Uterusprolaps.
Im umgestülpten Scheidensacke liegt der ganze Uterus in Anteflexio.

rung steigt der Uterus höher hinauf und zieht die vorgefallenen Teile zurück; eine hypertrophische Portio bleibt oft im Introitus liegen, wenn sie nicht in einem weiten hintern Scheidengewölbe Platz findet. Nach dem Wochenbett kehrt der Vorfall wieder. — Akut eintretender Prolaps ist von heftigen Schmerzen, Erbrechen, Ohnmacht begleitet.

Therapie. Zur Prophylaxe der Vorfälle gehören: gute Vernähung der Scheidendammrisse, rationelle Pflege im Wochenbett, ebenso nach erschöpfenden Krankheiten und im Klimakterium.

Leichte Vorfälle können mitunter durch monatelanges Liegen dauernd geheilt werden; regelmäßige Bäder, Kräftigung des Allgemeinbefindens, Stärkung der Beckenmuskulatur durch Thure Brandtsche Widerstandsübungen unterstützen den Erfolg einer solchen Kur. In vorgeschritteneren Fällen darf man einzig und allein von der operativen Behandlung Heilung erwarten. Nun gibt es aber Frauen, welche wegen eines solchen nicht lebensgefährlichen Leidens lange nicht oder gar nie zu einer Operation sich entschließen können; es gibt auch Umstände, welche sie vom Standpunkte des Arztes aus in der nächsten Zeit oder überhaupt nicht ratsam erscheinen lassen. Dann tritt die Behandlung mit Pessarien in ihr Recht.

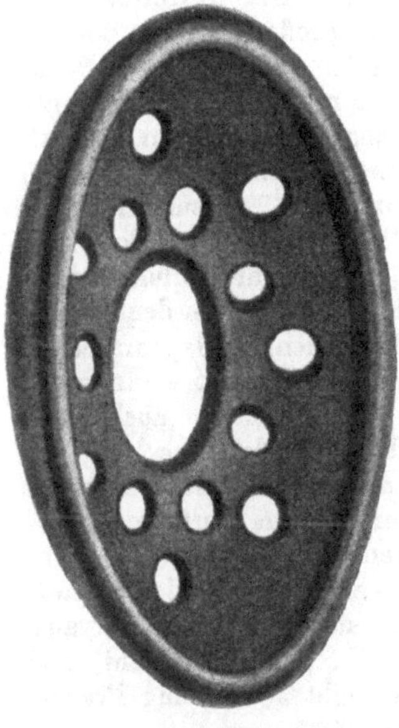

Fig. 77. **Schalenförmiges Pessar.**

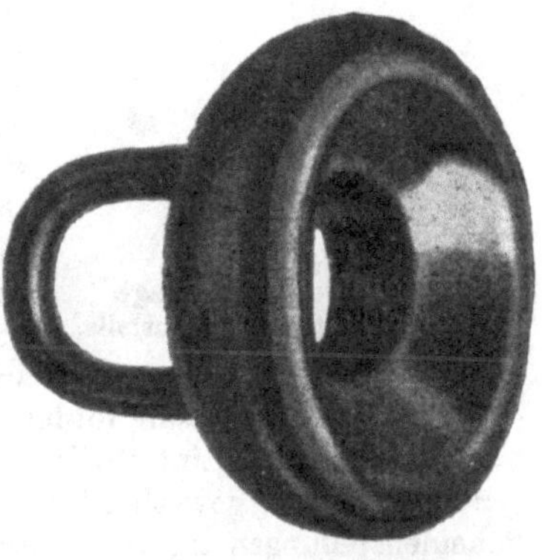

Fig. 78. **Bügelpessar.**

Die einfachen Mayerschen Ringe aus weichem oder hartem Gummi oder aus Zelluloid leisten im allgemeinen bei Vorfällen geringeren und mittleren Grades ganz befriedigende Dienste. — Drängt die vordere Scheidenwand neben dem Ring oder durch die Lichtung des Ringes durch, so ist ein Schalenpessarium, wie Fig. 77 es zeigt, zu versuchen. — Besteht zugleich Retroflexio, so ist nach der Reposition ein Hodgesches Pessar vorzuziehen. Ist der Introitus sehr weit, der Beckenboden ungemein schlaff, so fällt oft der größte Ring wieder heraus; dann versucht man es mit einem Stiel- oder Bügelpessar (Fig. 78); sie „kanten" weniger leicht und halten deshalb noch in kleineren Nummern, wo die größten einfachen Ringe herausfallen. — Selbstverständlich muß die Größe des Pessars nach der Weite der Scheide sich richten. Der Ring soll, auf dem Beckenboden liegend, die vorgefallenen Teile tragen. —

Wenn der Beckenboden gar keinen Halt bietet, der Scheideneingang hochgradig klafft oder die darmdünne Scheide durch den Ring hindurchtritt, oder bei alten Frauen ein dem Introitus entsprechend großes Pessar in der geschrumpften Scheide keinen Platz findet, so muß von Pessarbehandlung abgesehen werden. Jetzt kann man es mit einem Hysterophor (Fig. 79) versuchen. Eine gestielte becherförmige Pelotte aus Holz, Hartgummi, Zelluloid wird mittels eines zwischen den Beinen durchlaufenden Bandapparates an einem Gurte befestigt. — In manchen Fällen genügt auch eine einfache T-Binde nach Art der gewöhnlichen Menstruationsbinden, um kleinere Vorfälle zurückzuhalten.

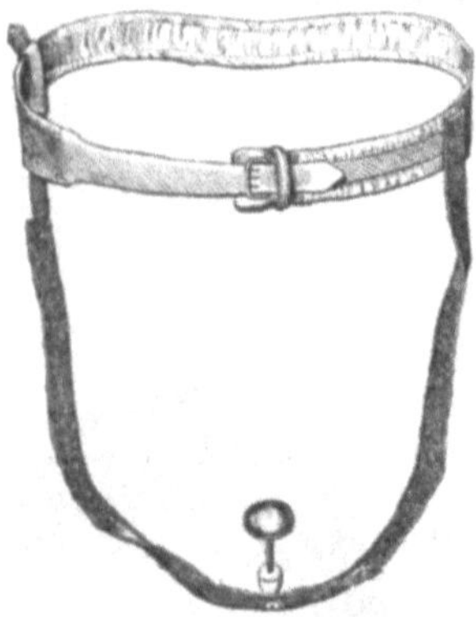

Fig. 79.
Scanzoni'sche Bandage
zur Zurückhaltung des Vorfalls.

Alle Scheidenpessare fordern zu pünktlicher Reinlichkeit auf; in regelmäßigen Zeitintervallen müssen sie zur Reinigung herausgenommen, bzw. gewechselt werden. Wo Ausfluß besteht, sind Scheidenspülungen zu verordnen. Es gibt aber genug Frauen, welche solche ganz entbehren können. —

Wenn immer es angeht, soll die Frau für die Operation gewonnen werden. Hohes Alter und schwere Krankheit, bei welchen sowohl die Operation an und für sich, wie namentlich das 14tägige Bettliegen nach derselben Bedenken machen, verbieten sie. Bei Frauen, die voraussichtlich in den nächsten Jahren noch gebären werden, behelfe man sich, wenn möglich, vorläufig mit der Pessarbehandlung;

denn durch die Geburt wird das Operationsresultat mit einiger Wahrscheinlichkeit wieder zunichte gemacht. Während der Schwangerschaft darf natürlich nicht operiert werden.

Die Prolapsoperation bezweckt einmal Verengerung der Scheide durch Resektion und Vernähung ihrer Wandungen (Kolporrhaphie); sodann Wiederherstellung des Beckenbodens und Dammes (Perineorrhaphie). Verstärkung der faszialen Gebilde und des Bandapparates und namentlich des Gewebstonus vermag sie nicht zu bringen und daran scheitert ein, allerdings kleiner, Prozentsatz der Operationserfolge.

Ausführung. Anspannung der vorgefallenen vorderen Scheidenwand; Exzision eines längsovalen Schleimhautstückes; quere Vernähung. — Exzision eines dreieckigen Schleimhautstückes nach Art von Fig. 43 hinten: Spitze des Dreiecks im hinteren Scheidengewölbe, seitliche Ecken an den hinteren Enden der Nymphen, unterer Schenkel umsäumt den Introitus. Unterminierung der Schnittränder zur Aufsuchung des zerrissenen Beckenbodens (Levator ani und Faszie). Häufig sind sie aber so atrophisch, daß man sie nicht finden kann. Quere Vernähung des Beckenbodens und der Scheide, bis ein Frenulum vulvae gebildet ist, dann Bildung des Dammes. — Mäßige Hypertrophie der Zervix bildet sich nach der Operation in der Regel von selbst zurück; wo sie hochgradig ist, tut man jedoch gut, der Kolporrhaphie eine Amputatio portionis vorauszuschicken. — Bei starker Zystozele genügt die einfache Kolporrhaphia ant. nicht; hier muß die Blase von der Scheide abgelöst, nach oben geschoben und unter ihr die Kolporrhaphiewunde möglichst tief vernäht werden. — Bei totalem Prolaps wird ein Dauererfolg dadurch eher gesichert, daß der Scheidendammplastik die Fixation des Uterus in Anteversionsstellung entweder durch die Alexander Adamssche Operation oder durch die Ventrofixatio uteri hinzugefügt wird. Die Dauerresultate können auch jetzt noch zu wünschen übrig lassen, wenn hochgradige Atrophie des Beckenbindegewebes, hauptsächlich der Faszien, besteht. Da besonders leicht die vordere Scheidenwand mit der Blase wieder herabkommt, wird von manchen Operateuren in solch hartnäckigen Fällen die sogenannte Interpositio uteri ausgeführt. Von einem medianen Längsschnitt aus wird die vordere Scheidenwand unterminiert und abgehoben; dann nach Eröffnung des vesico-uterinen Raumes der Fundus uteri hervorgeholt, unter die Blase gelagert, mit der vorderen Scheidenwand zugedeckt und übernäht. Natürlich darf jetzt keine Schwangerschaft mehr eintreten. Bei Totalprolaps mit hochgradiger Erschlaffung aller Teile kann aber selbst nach dieser eingreifenden Operation alles wieder herausfallen. — Andere machen in solchen Fällen die Scheidenexstirpation.

Wo eine Erkrankung des Uterus vorliegt, wo der Vorfall irreponibel oder unmäßig groß ist, wird bei Frauen jenseits der Menopause am besten die Totalexstirpation ausgeführt, der Rest der Scheide mit den Stümpfen der Ligg. lata vernäht und darauf die Kolpoperineorrhaphie angeschlossen.

4. Inversio uteri. Gebärmutterumstülpung

Inversio oder Umstülpung des Uterus kommt bei weitem am häufigsten in der Nachgeburtszeit vor; die puerperalen Fälle bilden $^4/_5$ aller Inversionen und doch beobachtet man sie erst auf durchschnittlich 19000 Geburten einmal.

Außerhalb des Puerperium entsteht Inversio bei hochsitzenden interstitiellen oder submukösen Myomen. Wenn diese der Gegend des inneren Muttermundes zustreben und durch den Zervikalkanal hindurch geboren werden, so können sie die Wandung des Uterus, an welcher sie sitzen, nachziehen. Meist kommt der Uterus nach partieller Umstülpung zur Ruhe; sehr selten wird er vollständig invertiert und total in die Scheide hinein geboren, in welchem Falle er dann auch noch vor die Vulva prolabiert.

Symptome. Unter der Geburt verursacht Inversion heftige Schmerzen und profuse Blutung. — Bei veralteter Umstülpung sind die Beschwerden unbedeutend; doch besteht gewöhnlich blutiger Ausfluß. — Allmählich entstehende Inversionen außerhalb des Wochenbettes, durch Myome verursacht, sind von wehenartigen Schmerzen meist nur unbedeutenden Grades begleitet. Stets sind Metrorrhagien vorausgegangen und bleibt ein starker Ausfluß bestehen.

Befund und Diagnose (Fig. 80). Der invertierte Uterus stellt eine ovoide Geschwulst dar, welche das Scheidengewölbe ausfüllt. In frischen Fällen zeigt sie im Spekulum hochrote Farbe, leicht blutende, weiche, granulierte

Oberfläche. Am unteren Ende liegen, gewöhnlich unter Schleimhautfalten versteckt, die Tubenmündungen; oft gelingt es, mit der Sonde in sie einzudringen. Nach oben zu verjüngt sich der Tumor und geht in die Muttermundslippen über. Bei den mit Prolaps verbundenen Fällen kann auch der ganze Zervikalkanal umgestülpt sein. — Nach langem Bestehen der Inversion atrophiert die Uterusschleimhaut; sie bekommt

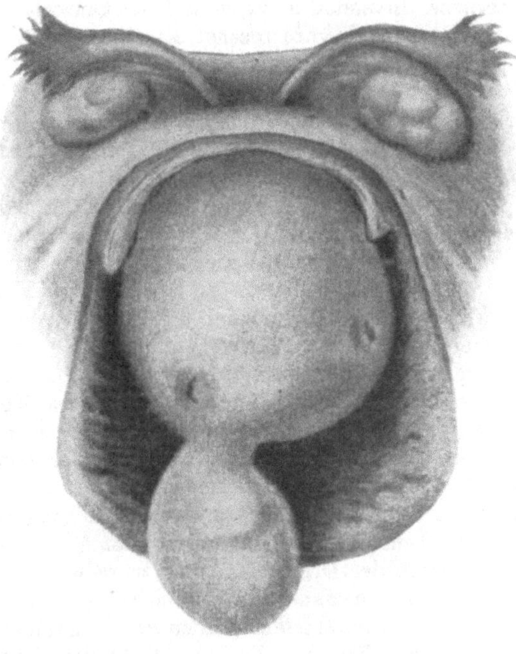

Fig. 80. **Inversio uteri chronica.**

Plattenepithel; liegt der invertierte Uterus vor der Vulva, so wird seine Bedeckung mit der Zeit epidermisartig; häufig bilden sich auch Geschwüre darauf. — Bei bimanueller Untersuchung fühlt man an Stelle des Uterus einen Trichter, in welchen hinein die Tuben und Ligamente verlaufen und an dessen Rand die Ovarien liegen. — Schwellung des invertierten Uterus und Verwachsung seiner jetzt das Kavum auskleidenden

Peritonealflächen machen mit der Zeit eine Reposition unmöglich.

Verwechslung mit fibrösem Polyp, dem ein seit langem invertierter Uterus sehr ähnlich sieht, kann verhängnisvoll werden. Wenn man nur daran denkt, so wird eine genaue Untersuchung ja immer Aufklärung bringen: Fehlen des Uterus in der Bauchhöhle, an seiner Stelle eine trichterförmige Einsenkung bei Inversio; bei Polypen dringt die Sonde leicht ins Cavum uteri, bei Inversion stößt sie auf die Umschlagstelle der Uteruswand, gewöhnlich vorn rascher als hinten.

Therapie. Die Behandlung besteht in Reposition i. e. Reinversion des Uterus. War sie durch ein Myom veranlaßt, so wird dieses stumpf enukleiert, worauf meist die Inversion von selbst zurückgeht oder leicht eingestülpt werden kann. — Bei puerperaler Inversion gelingt die Reinversion im allgemeinen um so leichter, je früher sie gemacht wird; doch lassen sich oft auch verjährte Umstülpungen wieder reponieren. In Narkose läßt man vordere und hintere Lippe je mit einer Kugelzange mäßig stark nach unten und möglichst gespreizt anziehen; jetzt umfaßt die eine Hand den Uterus in der Scheide und schiebt ihn allmählich in die Höhe, während die andere von den Bauchdecken aus entgegenhält und das Erscheinen des Korpus im Trichter kontrolliert. Kommt man auf diese Weise nicht ans Ziel, so kann durch Einlegen eines Kolpeurynter oder durch Ausstopfen der Scheide mit Jodoformgaze ein Dauerdruck auf den invertierten Uterus ausgeübt werden. Manchmal gelingt es noch nach wochenlangem vergeblichem Bemühen, auf diese Weise das Volumen des Uterus genügend zu reduzieren und den Muttermund zu dehnen, damit die Reposition spontan sich vollziehe oder manuell bewerkstelligt werden kann. Bei diesem Vorgehen bedenke man aber, daß die Innenfläche des Uterus, auch wenn sie derber geworden ist, immer noch leicht verletzlich und deshalb eine gefährliche Infektionspforte darstellt. Bei jeder Fieberregung muß deshalb Tampon oder Kolpeurynter sofort entfernt werden. — Nach gelungener Taxis wird das Cavum uteri für 2—3 Tage mit Jodoformgaze ausgestopft, damit nicht gleich wieder Inversion eintrete; nach dieser Zeit hat der Uterus denjenigen Turgor gewonnen, welcher nötig ist, um Umstülpung unmöglich zu machen.

Bleiben alle Bemühungen umsonst, so ist ein operatives

Vorgehen berechtigt. Wenn der Uterus nicht zu groß, sein Gewebe nicht zu fest ist und peritoneale Verwachsungen fehlen, so genügen beiderseitige Inzisionen in den Ring des Muttermundes, um die Reposition zu ermöglichen. Sicherer führt zum Ziele folgendes Vorgehen: Eröffnung der Bauchhöhle vom vorderen oder hinteren Scheidengewölbe aus, Lösung allfälliger Adhäsionen im Trichter von oben mit dem eingeführten Finger, dann vollständige Spaltung der vorderen bzw. der hinteren Wand des Uterus vom Muttermunde aus; jetzt Reinversion, Naht des Uterusschnittes durch das eröffnete Scheidengewölbe und Schluß des letzteren. Auch dabei sind schon Mißerfolge vorgekommen. Dann bleibt nur die Exstirpation des invertierten Uterus: Vorziehen des Uterus, Umstechung der seitlichen Abschnitte der Zervix, quere Abtragung und Vernähung des Stumpfes.

II.

Die Metro-Endometritis.

Die Gebärmutterschleimhaut stellt nicht bloß eine Deck- und Sekretionsschicht dar. Sie zeichnet sich vor allen andern Schleimhäuten des Körpers aus durch die wichtige Aufgabe, welche ihr bei den Menstruationsvorgängen und bei der Beherbergung des befruchteten Eichens zufällt. Diese Aufgabe stempelt sie zu einem Organe sui generis, das auch seine eigene Pathologie hat.

Die Erkrankungen der Uterusschleimhaut unterscheiden sich wesentlich von denjenigen der unmittelbar anstoßenden Zervikalschleimhaut, deren anatomischer Bau und physiologische Funktion, deren Verhältnis zur Scheide und damit zur Außenwelt auch ganz verschieden sind. Der innere Muttermund bildet eine Grenze, die von Keimen und deren Folgekrankheiten nur schwierig und bei besonderen Anlässen, wie Geburt, ärztliche Eingriffe, überschritten wird und die selbst Neubildungen in weitgehendem Maße respektieren. Darin liegt auch der Grund, weshalb Endometritis colli so viel häufiger vorkommt als Endometritis corporis.

Mit ihrer Unterlage dagegen, dem Myometrium, steht die Mukosa durch Blut- und Lymphgefäßverbindungen in so inniger Beziehung, daß Wechselwirkungen im Gebiete ihrer Erkrankungen nicht zu den Seltenheiten gehören, ja die Regel bilden. Erkrankung der einen hat fast immer Erkrankung der andern zur Folge. Deshalb scheint es auch gerechtfertigt, das Krankheitsbild der Metro-Endometritis beizubehalten. Nur ist dabei zu berücksichtigen, daß gewöhnlich die Affektion auf der einen oder der andern Seite derart vorwiegt, daß man sehr wohl das eine Mal von Metritis, das andere Mal von Endometritis sprechen darf.

A. Die Metro-Endometritis colli

Ätiologie. — Bei Frauen, die noch nie geboren haben, bildet der enge äußere Muttermund sowie das unversehrte Zervikalepithel einen Schutz gegen das Eindringen von Infektionskeimen in den Zervikalkanal. Selbst die Gonokokken vermögen sich nicht anzusiedeln, wenn sie nicht in ganz virulentem Zustande anstürmen oder in wiederholten Schüben eingebracht werden. — Dies ändert sich, sobald Geburt oder Abort das Orifizium erweitern und dabei die Zervikalschleimhaut verletzen. Seitliche Einrisse bringen jetzt den Muttermund zum Klaffen, hochhinaufreichende Verletzungen bedingen teilweise Defekte der Schleimhaut, Verkürzung des Zervikalkanals, unsymmetrische Verzerrungen oder Ektropium der Muttermundslippen, Kreislaufstörungen usw. Dadurch ist den Keimen der Zutritt aus der Vagina bedeutend erleichtert.

Masturbation mit Fingern oder Instrumenten, ebenso geschlechtliche Exzesse können teils durch mechanische Insulte, teils durch habituelle Blutüberfüllung in ähnlichem Sinne wirken. — Auch Prolaps prädisponiert zu Infektion.

Wenn auch die Gonokokken in der Ätiologie der Zervikalkatarrhe eine hervorragende Rolle spielen, so beteiligen sich bei der Infektion häufig auch andere Keime, wie Bacterium coli, Saprophyten, pyogene Kokken.

Pathologische Anatomie. — Während an gesunder Portio die Grenze der Zervikalschleimhaut gegen Muskularis und Scheidenschleimhaut scharf gezogen ist (Fig. 87), zeigt bei Entzündung die Schleimhaut ein ausgesprochenes Bestreben, diese Grenzen zu überschreiten und nach allen Richtungen zu wuchern, was zu den verschiedensten pathologisch-anatomischen Bildern führt.

In den Vordergrund tritt eine Wucherung der Schleimdrüsen in die Tiefe. Durch Verstopfung oder Abschnürung ihrer Ausführungsgänge kommt es dann leicht zur Bildung von kleinen Retentionszystchen, die man als Ovula Nabothi bezeichnet. Sobald diese eine gewisse Größe erreichen, scheinen sie an der Oberfläche der Portio bläulich oder, falls sich das Sekret grützig umgewandelt hat, gelblich durch (Fig. 81). Sie können erbsen- bis kirschgroß werden. In solchen Fällen wölben sie die Oberfläche stark vor und verunstalten die Form der Portio; wenn durch Geburtstraume sonst schon Verziehungen bestehen, können sie sogar Tumorbildung vortäuschen. Den Inhalt bildet mehr oder weniger zäher Schleim; in kleinern Zystchen hat er sich nicht selten in eine grützige Masse umgewandelt, die auch etwa kleine Kalkkonkremente enthält. — Bei hochgradigen Drüsenwucherungen kann die ganze Portio von ihnen durchsetzt sein, so daß eine förmliche follikuläre Entartung der Portio entsteht.

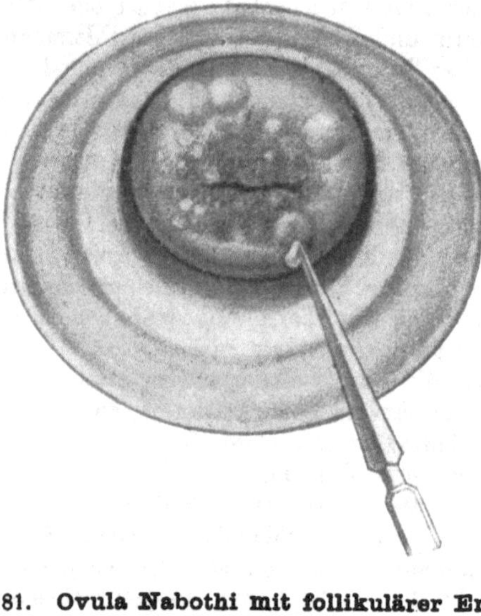

Fig. 81. **Ovula Nabothi mit follikulärer Erosion.** Skarifikation.

Andere Male macht sich das Wachstumsbedürfnis der Schleimhaut mehr im Oberflächenepithel geltend: dieses wuchert über den äußeren Muttermund hinaus auf die Portio vaginalis und verdrängt hier das mehrschichtige Plattenepithel. Jetzt scheint das blutreiche subepitheliale Gewebe hochrot durch das zarte einschichtige Zylinderepithel durch, was das Bild einer Erosion gibt. — Aber nicht genug damit, wuchert das Epithel auf der Portio auch noch drüsenartig in die Tiefe (Fig. 82), so daß die zwischen den Einstülpungen hervorragenden Stellen der Oberfläche ein papilläres Aussehen geben: Papilläre Erosion

(Fig. 83). Entwickelt sich eine Erosion auf einer von Ovula Nabothi durchsetzten Portio, oder entstehen aus abgeschnürten Epitheleinwucherungen Follikel, so spricht man von follikulärer Erosion (Fig. 81).

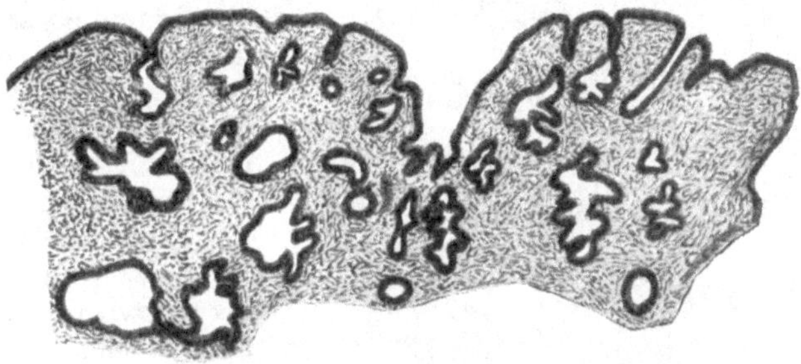

Fig. 82. **Mikroskopisches Bild einer papillären Erosion:** starke Epitheleinwucherungen.

Bei Frauen, deren Muttermund durch seitliche Einrisse stark zweigelippt ist und klafft, so daß Eversion der Muttermundslippen besteht, kann man erkennen, wie eine bestehende Erosion die direkte Fortsetzung der entzündeten Zervikalschleimhaut darstellt (Fig. 84). Bei langsamem Zurückziehen des Röhrenspiegels schließen sich die Muttermundslippen mehr und mehr, während sie beim Andrängen des Spiegels gegen die Scheidengewölbe weit klaffen.

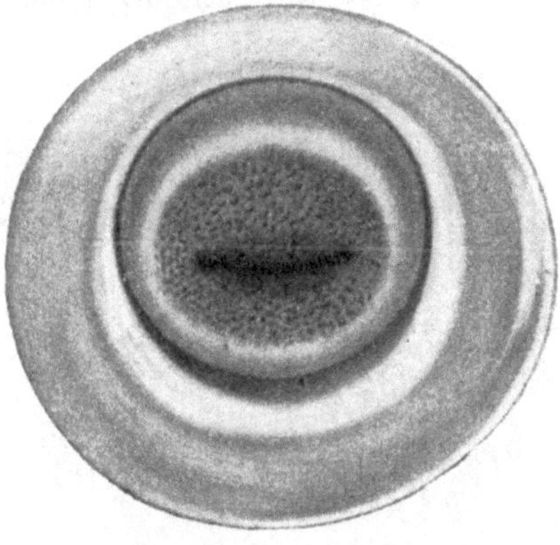

Fig. 83. **Papilläre Erosion.**

— Von Ektropium spricht man, wenn bei Einriß des Muttermundes die gewulstete Zervikalschleimhaut sich durch den Einriß aus dem Muttermund herausdrängt. —

Bei engem **Muttermund** staut sich bei Katarrh der Schleimhaut das vermehrte Sekret hinter dem Muttermund und dehnt den Zervikalkanal spindelförmig aus. Die Portio sieht dann stumpf und etwas gewulstet aus; aus dem engen Muttermund quillt ein Tropfen eines dicken, zähen Schleimes hervor (Fig. 90). — Selten werden die Plicae palmatae der Zervikalschleimhaut infolge chronischer Entzündung in faltenreiche Wülste umgewandelt, die durch Vermehrung des Bindegewebes sich so derb anfühlen, daß man bei der Digitaluntersuchung an Karzinom denkt. — Noch seltener kommt es zur Entwicklung einer wirklichen Drüsengeschwulst der Zervikalschleimhaut, eines Adenoma benignum cervicis. —

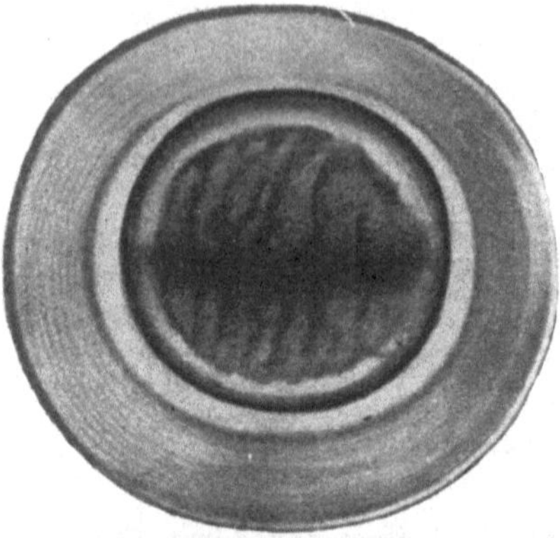

Fig. 84. **Eversion der Muttermundslippen** bei Zervikalkatarrh.

Tritt eine etwas gewucherte Schleimhautfalte stärker aus der Oberfläche heraus und stielt sie sich, so entsteht ein Schleimpolyp. Meist wird er allmählich aus dem Muttermund heraus geboren und hängt in die Scheide hinein (Fig. 85). Solche Polypen sind in der Regel plattgedrückt und hahnenkammähnlich gekerbt. Oft sind sie in Mehrzahl vorhanden. Sie bleiben klein,

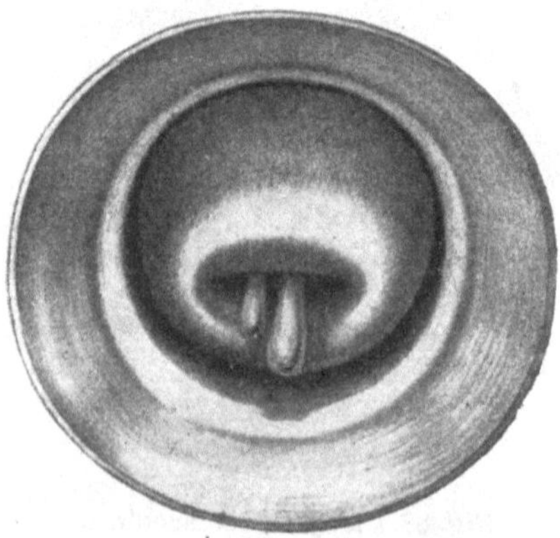

Fig. 85. **Zervikaler Schleimpolyp.**

selten erreichen sie nur Mandelgröße. Ihre Farbe ist lebhaft rot, ihre Oberfläche bei näherem Zusehen fein gekörnt. Immer sind sie gefäßreich und bluten beim Tupfen mit Watte. — Mikroskopisch bestehen sie aus gewuchertem Schleimhautgewebe. Es überwiegt dabei nicht selten das Bindegewebe, doch sind die Drüsen häufig auch gewuchert und zeigen zystische Erweiterungen. Es kommt vor, daß ein kleiner Polyp f. st nur aus einem Schleimzystchen, i. e. aus einem Ovulum Nabothi besteht, welches stark aus der Oberfläche herausgetreten ist und sich gest:elt hat (Fig. 86). — Bei längerem Liegen in der Scheide verwandelt sich das Zylinderepithel hie und da in Plattenepithel; dann sieht der Polyp graulich aus. —

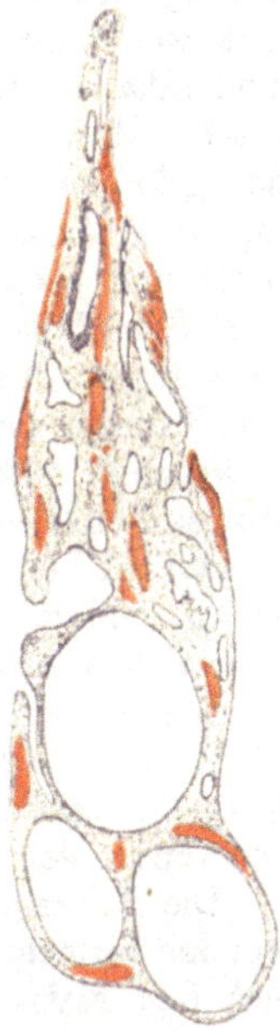

Fig. 86.
Polyp aus Ovula Nabothi bestehend (Vergr. ca. 10).

Die Entzündung der Schleimhaut und besonders die Einwucherung der Drüsen übt auf die ganze Portio einen Reiz aus, der über kurz oder lang zu einer Hypertrophie ihrer Elemente führt. Die ganze Portio wird dick und gespannt. Dabei überwiegt bald das Muskel- bald das Bindegewebe. Die Konsistenz ist dementsprechend das eine Mal weich, das andere Mal derb. Das erstere ist meist der Fall, wenn sich die Affektion an Geburt oder Wochenbett anschloß. Es bietet sich dann das Bild der Subinvolution: weiche Konsistenz, bläulich-rote Farbe, venöse Blutfülle, oft sogar an der Oberfläche sichtbare variköse Venen, d. h. die Zeichen mangelhafter Rückbildung der Schwangerschaftshypertrophie. — Wo nicht-aseptische Eingriffe oder habituelle Blutkongestionen durch Masturbation, andere Exzesse, Okklusivpessare, Intrauterinstift usw. Hypertrophie verschuldeten, überwiegt häufig das Bindegewebe: derbe Konsistenz, blasse Farbe, oft narbige Einziehungen.

Manche mit Elongation verbundene Hypertrophie der Portio vaginalis ist nur durch bestimmte Druckverhältnisse im umgebenden Beckenbindegewebe, deren Resultat eine Saugwirkung auf die Portio nach dem Introitus vag. zu ist, zu erklären;

denn daß der Weichteildruck der Umgebung einen wesentlichen Einfluß auf die Gestalt nicht nur, sondern auch auf den Umfang der Portio ausübt, ist nicht zu bezweifeln.

Symptome. Es kommt zu stärkerer Absonderung. Das normale Sekret der Zervikaldrüsen ist ein zäher Schleim. Er kann bei Katarrh dieses Aussehen beibehalten; oft zeigt er sich aber durch Beimengung von abgestoßenen Epithelien und Leukozyten graulich getrübt und bei Eiterung gelb oder grün. — Auch wenn der Schleim klar oder nur wenig getrübt aus dem Zervikalkanal herausfließt, so wird er, falls auch Scheidenkatarrh besteht, durch Vermengung mit dem Scheidensekret gelblich oder grünlich und zugleich verdünnt und vermehrt: die Frau klagt über Ausfluß, d. h. sie fühlt sich beständig oder zeitweise feucht und beobachtet gelbe oder grüne Flecken in der Wäsche. Fehlt Scheidenkatarrh, so bleibt der zähe Schleim im Zervikalkanal liegen; nur von Zeit zu Zeit, besonders bei der Defäkation und Exurese, oder bei körperlichen Anstrengungen, auch bei gemütlicher Aufregung, geht ein zäher, die Wäsche steifender, farbloser oder gelblicher Schleim ab. — Haben sich Schleimpolypen gebildet, so ist häufig dem Ausfluß etwas Blut beigemengt; dies besonders nach dem geschlechtlichen Verkehr oder nach körperlichen Anstrengungen.

Die Menstruation ist gewöhnlich verstärkt. Zervikalkatarrh mit Erosion oder follikulärer Durchsetzung der Portio oder mit Polyp ist häufig alleinige Ursache für Menorrhagien oder anteponierende Menstruation. —

Die Konzeption ist besonders bei engem Muttermund, hinter dem das vermehrte Sekret sich staut, erschwert. Häufig sind aber auch den Katarrh begleitende Affektionen der Adnexe für die Sterilität verantwortlich zu machen.

Die weiteren Beschwerden, welche Zervikalkatarrhe im Gefolge haben, sind wechselnd. Während viele Frauen durchaus beschwerdefrei bleiben, klagen andere über ein Gefühl von Schwere und Völle im Leib und über Kreuzweh. — Da auch hier das ganze Heer der nervösen und hysterischen Beschwerden auftreten kann, so ist es oft schwierig, zwischen den anatomisch begründeten und den durch krankhafte Nervenfunktionen hervorgerufenen Erscheinungen zu unterscheiden. Jedenfalls sieht man mitunter schwere nervöse Symptome nach Ausheilung von Zervikalkatarrh schwinden und darf auf einen ursächlichen Zusammenhang schließen.

Diagnose. Der Befund bei der Digital- und besonders bei der Spiegeluntersuchung läßt keinen Zweifel über das Leiden. — Immer ist die Portio mehr oder weniger verdickt, klumpig, stumpf. Dabei kann sie sich weich anfühlen, bläulich oder rötlich, glatt und glänzend aussehen. Häufiger jedoch sind die Muttermundslippen derb, blaß oder marmoriert höckerig. — Ein zäher, graulich gefärbter oder eitriger Schleim liegt in der Scheide; aus dem Orifizium hängt ein Propf eines oft ganz klaren, andere Male graulich getrübten oder gelb-grünen Schleims heraus. Er kann so zähe sein, daß es Mühe kostet, ihn mit Wattetupfern abzuwischen und man genötigt ist, die Kornzange zu Hilfe zu nehmen. Im klaffenden Muttermund sieht man die gerötete Schleimhaut des Zervikalkanals. — Erosionen, Ovula Nabothi, Schleimpolypen, Ektropium sichern die Diagnose an und für sich schon. Bei engem Muttermund genügt die Einführung der Sonde, um die spindelförmige Erweiterung des Zervikalkanals sowie die Retention von Schleim festzustellen.

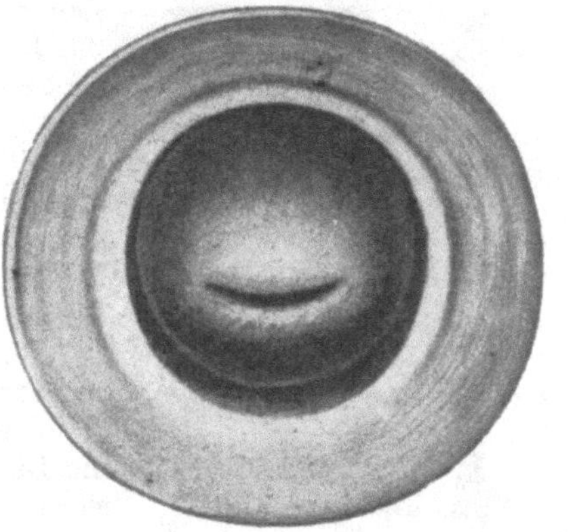

Fig. 87. **Normale Portio im Röhrenspiegel.**

Erosionen sind hochrot, wie wund aussehende Stellen um den Muttermund herum (Fig. 83; vgl. normale Portio im Spiegel in Fig. 87). Sie sitzen in der Regel an beiden Muttermundslippen; bei nach vorn gerichteter Portio — also bei Retroflexio — hauptsächlich an der hinteren, bei nach hinten gerichteter Portio an der vorderen, so daß man annehmen darf, der Reiz des Sekretes spiele bei der Entstehung der Erosion eine Rolle. — Flache Erosionen zeigen ziemlich diffuse Umgrenzung, während papilläre scharf gerandet sind. Die papillären bluten leicht, wenn man sie mit Watte abwischt. — Mit karzinomatösem Geschwür können sie nicht leicht verwechselt werden, weil bei Karzinom der Rand des Geschwüres hart infiltriert, der Grund leicht bröckelnd, spröde, zerquetschbar ist. Trotzdem sollen uns Erosionen, die bei zweckmäßiger Behandlung nicht bald ausheilen und nach der zweiten oder dritten Behandlung noch leicht bluten, zur Probeexzision mahnen.

Ovula Nabothi (Fig. 81) kann man oft bei der Digitaluntersuchung tasten, viel sicherer aber sieht man sie im Spiegel als weißliche oder bläuliche oder gelbliche Bläschen durchschimmern oder vorstehen. Im Zweifelfalle sticht man sie mit einer Lanzette ein, worauf der schleimige oder grützige Inhalt herausquillt. Sie liegen häufiger an der vorderen als an der hintern Lippe und durchsetzen die Portio manchmal derart zahlreich, daß jeder Stich eines trifft und die Portio förmlich kavernösen Bau besitzt.

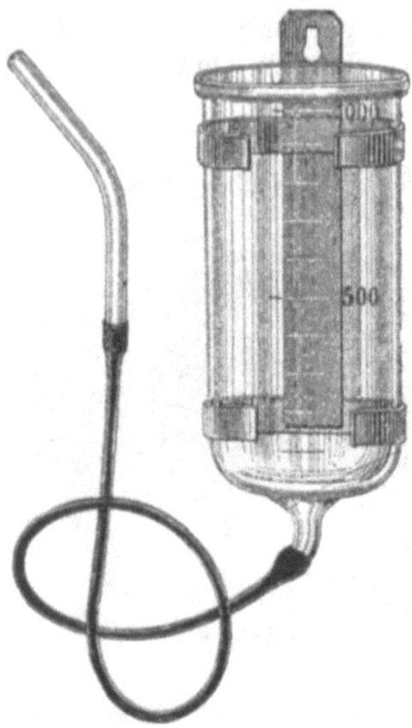

Fig. 88. **Irrigator.**

Schleimpolypen (Fig. 85) entschlüpfen dem untersuchenden Finger leicht und sind so weich, daß sie der Digitaluntersuchung öfter entgehen. Im Spekulum sind sie nicht zu verkennen, sobald nur der Muttermund richtig eingestellt wird.

Bei Ektropium tritt die entzündlich gewulstete Zervikalschleimhaut derart zutage, daß die Diagnose schon dadurch gesichert ist. Besteht dabei zugleich Eversion der Muttermundslippen, so klafft beim Vorstoßen des Spekulum der Muttermund stark und schließt sich beim Zurückziehen.

Therapie. Da das Eindringen von Keimen aus der Scheide in der Ätiologie der Endometritis cervicalis eine hervorragende Rolle spielt, gehen wir zunächst darauf aus, Sekretanomalien der Vagina zu beseitigen, Scheidenkatarrhe auszuheilen. In diesem Sinne verordnen wir Scheidenspülungen. Sie schwemmen das Scheidensekret vorweg heraus und reduzieren die Scheidenflora. Sie entfernen aber auch den zähen Zervikalpfropf, der aus dem Muttermund heraushängt, und regen zugleich

Zusammenziehung der Zervix und dadurch Entleerung ihres Drüsensekretes an. — Am besten läßt man die Spülungen mit Salz- oder Sodalösungen machen, weil diese am ehesten den zähen Zervikalschleim verflüssigen. Ein gehäufter Teelöffel des einen oder andern auf den Liter lauwarmen gekochten Wassers gibt die richtige Konzentration der Lösung. Eine bis höchstens 2 Spülungen im Tag genügen.

Alles kommt aber darauf an, daß die Spülungen in richtiger Weise ausgeführt werden, daß namentlich das Spülwasser die ganze Scheide und besonders die Scheidengewölbe und Portio treffe. Zu dem Zwecke muß die Frau flach auf der Bettschüssel liegen; Scheideneinspritzungen im Hocken oder Stehen über dem Bidet spülen die Vagina nicht gründlich aus und sind deshalb ungenügend. — Das Spülwasser soll ungefähr Körpertemperatur haben und 1—2 Liter betragen. — Als Instrument dient der Irrigator mit $1^1/_2$ Meter Gummischlauch und gläsernem Scheidenrohre (Fig. 88); letzteres hat am besten mehrere Ausflußöffnungen an seinem Ende. Die Fallhöhe sei höchstens 1 Meter. — Eine Hauptsache ist es auch, daß das Instrument sauber gehalten werde. Wöchentlich mindestens zweimal muß der ganze Irrigator mit Sodawasser ausgebrüht werden. Das gebrauchte Scheidenrohr darf nicht in den Irrigator, sondern soll nach der Spülung sofort vom Schlauche abgenommen, mit Seife gereinigt, abgetrocknet und in ein sauberes Tuch eingewickelt, oder in antiseptischer Lösung aufbewahrt werden. — Die Frau kann die Spülung selbst und allein ausführen, wenn sie den Irrigator an der Wand aufhängt oder auf einen erhöhten Platz stellt. Vor dem Einführen des Rohres in die Scheide muß durch den Wasserstrahl die Luft aus dem Schlauch getrieben werden.

Unter solchen Spülungen sieht man oftmals Erosionen heilen, selbst Eversionen sich bessern, und die Sekretion abnehmen. Bei Virgines sollen sie die bevorzugte, lokale Behandlungsmethode bilden und andere örtliche Applikationen nur in hartnäckigen Fällen angewendet werden. —

Überall, wo schon sekundäre Veränderungen sich ausgebildet haben, genügen bloße Spülungen zur Ausheilung nicht und tritt die lokale Behandlung in ihr Recht. Die allgemein angewendete Methode ist die Ätzung der erkrankten Schleimhaut. Dazu kann man verschiedene Ätzmittel verwenden; sie können alle zum Ziele führen, wie auch gelegentlich sämtliche im Stiche lassen. Die Bevorzugung des einen oder anderen Mittels hängt zum großen Teil von der Liebhaberei des Arztes ab.

Ein von manchen auch heute noch beliebtes Ätzmittel ist das Argentum nitricum in 5—10—20% Lösung. Mittels einer mit Watte umwickelten Playfairschen (Fig. 89) Sonde oder eines Sänger'schen Stäbchens bringt man die Lösung durchs Spekulum in den Zervikalkanal hinein und betupft auch eine vorhandene Erosion. Nach Auftrocknung mit Watte zieht man den Spiegel zurück und die Applikation ist beendet. Die Ätzwirkung ist eine nur sehr oberflächliche; der Schorf fällt schon nach 2—3 Tagen ab. —

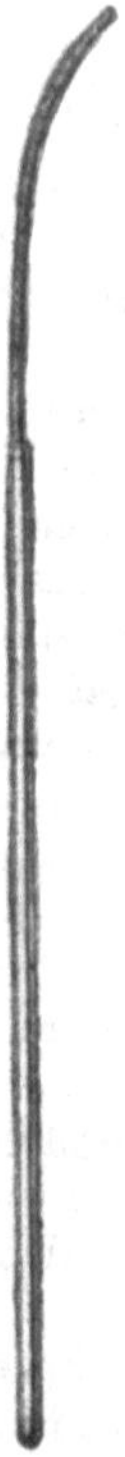

Fig. 89. Playfair-Sonde.

Intensiver kauterisiert Chlorzink in 50% Lösung. Seine Wirkung dringt in die Tiefe und zwar proportional der Zeit der Einwirkung. Nach $^1/_2$ minutenlanger Ätzung bildet sich ein dünner Schorf, der sich in wenigen Tagen löst; nach 1—2 Minuten langer Applikation reinigt sich die verätzte Fläche erst nach 8—10 Tagen. Der Erfolg der Ätzung kann erst nach völliger Reinigung und Vernarbung beurteilt werden. Bei engem Muttermund ist Chlorzinkätzung wegen der Möglichkeit einer Narbenstenose kontraindiziert. Wenn akut entzündliche Erscheinungen am Uterus oder den Adnexen bestehen, muß die Anwendung des Chlorzinks wegen seiner energisch reizenden Wirkung ebenfalls vermieden werden. Bei empfindlichen Uteri erregt die Ätzung sogleich oder kurze Zeit danach wehenartige Schmerzen, welche aber nach einigen Stunden wieder aufhören; halten sie länger an; so deutet dies auf das Bestehen von Entzündung an den Adnexen oder am Peritoneum, und deshalb sollen weitere Ätzungen unterbleiben. In den nächsten Tagen nach der Behandlung ist die Sekretion vermehrt und öfters mit Fetzen oder etwas Blut vermengt, worauf die Kranke aufmerksam zu machen ist. Sie darf erst nach völliger Abstoßung des Schorfes, also nach etwa 8 Tagen wiederholt werden; unterdessen muß die Frau Spülungen anwenden. Oftmals heilt eine Erosion nach 2—3maliger Ätzung aus.

Langsamer wirkt die Behandlung mit Holzessig (Acetum

pyrolignosum crudum). Man gießt 1—2 Eßlöffel davon ins Röhrenspekulum, badet so die erodierte Portio im reinen Holzessig eine Zeitlang bis sie graugelb geworden ist und betupft auch mit einem Wattepinsel die Zervikalschleimhaut. Diese Behandlung wird wöchentlich zweimal wiederholt bis zur Ausheilung der Erosion; auch hier macht die Frau tägliche Spülungen daneben. —

Andere pinseln mit Jodtinktur oder mit Chromsäure oder kauterisieren mit dem Glüheisen oder mit rauchender Salpetersäure. —

Bei nervösen, neurasthenischen, hysterischen Frauen dürfen lokale Behandlungen nicht oft wiederholt werden, man läuft sonst Gefahr, daß die funktionellen Nervenstörungen sich steigern und die Beschwerden kein Ende nehmen. Da spielt die Allgemeinbehandlung die wichtigste Rolle, alle örtlichen Applikationen sind auf das Notwendigste zu beschränken oder ganz aufzugeben. Gerade hier bewährt sich das intensiv verschorfende Chlorzink in $50^{0}/_{0}$ Lösung vortrefflich, weil es nur selten und wenige Male appliziert zu werden braucht.

Sind Ovula Nabothi vorhanden, so werden sie mit einer spitzen Lanzette im Spekulum eingestochen; ein knirschendes, hohl tönendes Geräusch beim Einstechen zeigt an, daß man einen Follikel getroffen hat. Ist die ganze Portio von dilatierten Drüsen durchsetzt, so muß die Stichelung in Abständen von 8 Tagen so oft wiederholt werden, bis keine Follikel mehr getroffen werden. Bilden sich immer wieder neue, so kommt man am raschesten zum Ziel durch keilförmige Exzision oder Amputation der Portio mittels der Schröderschen Operation.

Bei starker Hyperämie der Zervix wirken oftmals wiederholte Blutentziehungen durch Skarifikationen wohltätig. — Ausführung: Nach Einstellung der Portio in einem möglichst weiten Spekulum und nach Desinfektion derselben werden mit einem spitz zulaufenden, doppelschneidigen Messer (Skarifikator) 10—20 oberflächliche Einstiche gemacht, bis etwa ein Eßlöffel Blut ausgeflossen ist. Steht die Blutung auf Tupfen mit Watte, so läßt man die Frau ziehen; blutet es aber stärker, so legt man einen trockenen Jodoformgazestreif oder einen mit Jodoform- oder Ichthyol- oder Bor-Glyzerin getränkten Tampon ein und beauftragt die Frau, ihn nach 12—24 Stunden herauszuziehen. Nach 3—4 Tagen wird die Blutentziehung wiederholt.

Eine Zeitlang war bei starker Verdickung und Hyperämie der Zervix das öfter wiederholte Einlegen mit Glyzerin oder besonders Ichthyolglyzerin (10%) getränkter Tampons eine sehr beliebte Behandlungsmethode. Die von der Wasser entziehenden Wirkung des Glyzerin erwartete Abschwellung der Portio und günstige Beeinflussung der Metro-Endometritis cervicalis tritt aber recht häufig nicht ein.

Schleimpolypen werden nach Desinfektion der Portio mit einer Kornzange gefaßt und unter Drehen abgerissen oder mit der Schere abgetragen. Die leicht blutende Wunde ätzt man mit Argentum nitricum (10%) oder Chlorzink (30%) oder man belegt sie mit einem Jodoformtampon.

Bei Nulliparen mit engem Muttermund muß der Behandlung durchaus eine Diszision des Orificium externum vorausgeschickt werden. — Ausführung: In Narkose wird in die vordere und hintere Muttermundslippe je eine Kugelzange eingesetzt, die Portio heruntergezogen und der Muttermund zwischen den gespreizten Kugelzangen zu beiden Seiten auf eine Länge von etwa 2 cm mit der Schere gespalten (Fig. 90). Damit die Schnitte nicht wieder verheilen, legt man in den Schnittwinkeln zwei oder drei Catgutnähte an (Fig. 91), welche die Schleimhaut der Portio mit derjenigen des Zervikalkanals vereinigen. Einlegen eines Jodoformgazestreifens, der auch in die erweiterte Zervikalhöhle hineinlangt, beendet die kleine Operation. Der Tampon wird nach 5—6 Tagen entfernt; die Patientin darf nach 8 Tagen das Bett verlassen. — Oft heilt der Zervikalkatarrh jetzt ganz von selbst aus.

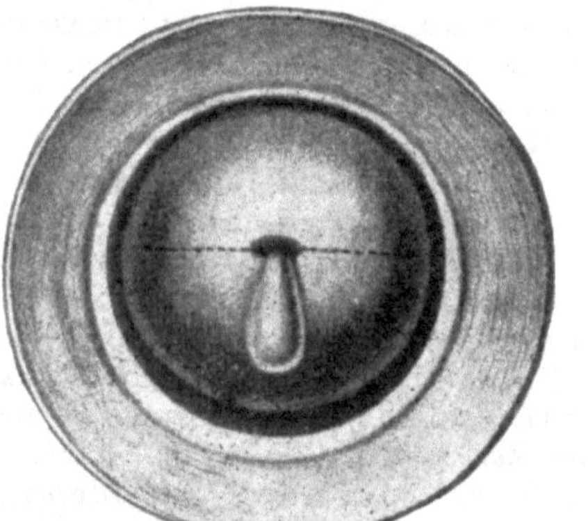

Fig. 90. **Stenose des äußeren Muttermundes mit Zervikalkatarrh: Diszision** in der punktierten Linie.

Umgekehrt wird durch tiefe seitliche Einrisse, die von Geburten herstammen, die Ausheilung von Zervikalkatarrhen häufig vereitelt. Wenn auch die Bedeutung dieser Risse eine Zeitlang überschätzt wurde und manchenorts auch jetzt noch recht oft mit zu peinlicher Strenge selbst kleinere Risse genäht werden, so ist in Fällen, wo sie bis ans Scheidengewölbe heranreichen und die Schleimhaut des Zervikalkanals durch den Riß

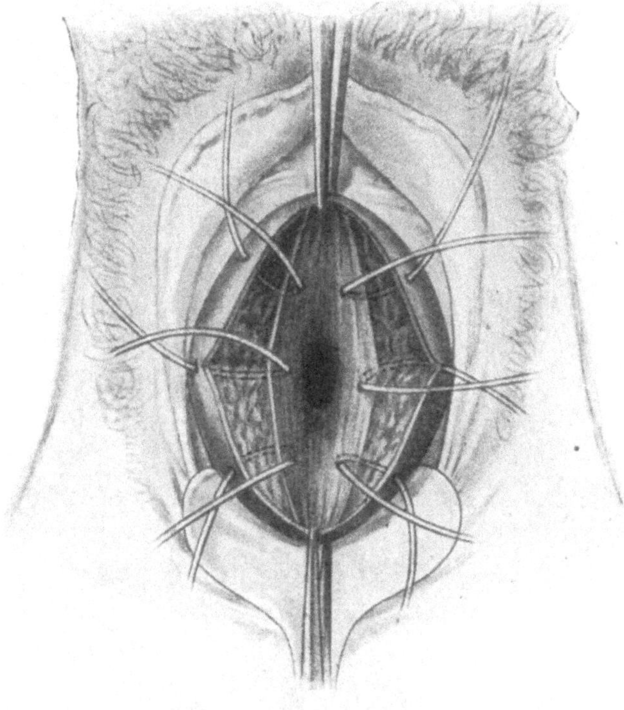

Fig. 91. **Vernähung nach der Diszision des äußeren Muttermundes.**

sich herausdrängt, eine Wiederherstellung des normalen Abschlusses gegen die Scheide für die Ausheilung chronischer Katarrhe sicher von Bedeutung. Die Operation, welche dieses bezweckt, heißt die E m m e t s c h e Operation. — A u s f ü h r u n g : Einsetzen von Kugelzangen in die vordere und hintere Muttermundslippe nahe dem Risse; Anfrischung der Rißränder mit dem Messer durch

Ausschneiden der vernarbten Rißflächen (Fig. 92), wobei besondere Aufmerksamkeit darauf zu legen ist, daß der Winkel in der Tiefe

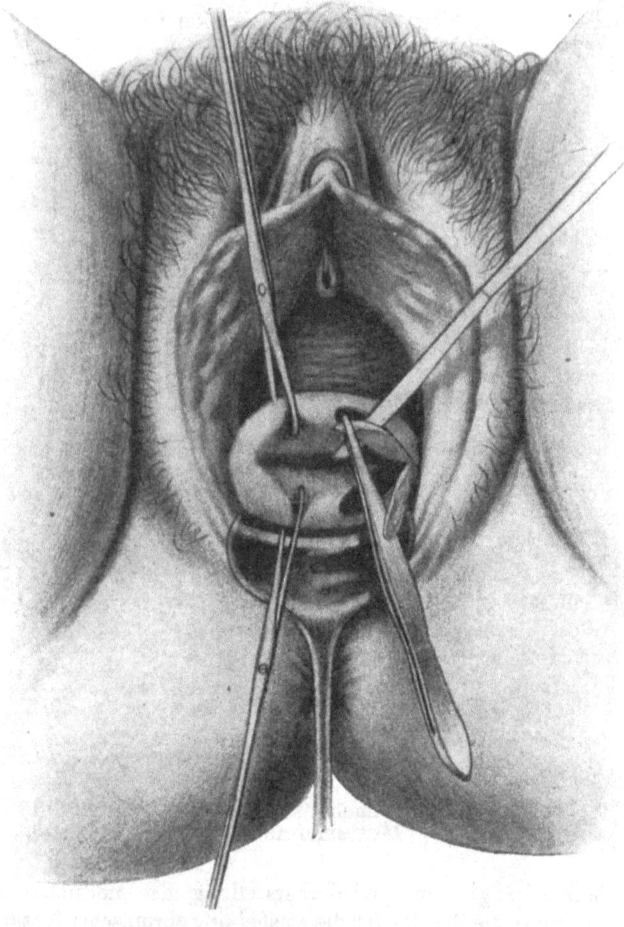

Fig. 92. **Emmet'sche Operation:** Anfrischung der Rißränder.

des Risses exakt herausgeschnitten wird. Zusammennähen der angefrischten Flächen durch einige Catgutnähte, so daß die

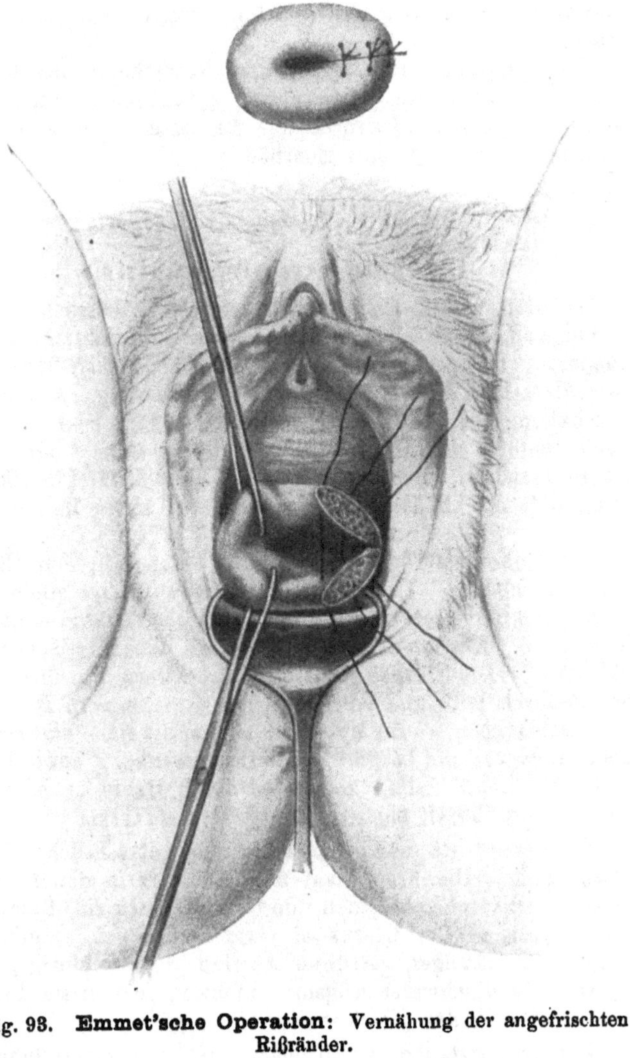

Fig. 93. **Emmet'sche Operation:** Vernähung der angefrischten Rißränder.
Oben: Portio nach Vollendung der Operation.

normale Gestalt der Portio wieder hergestellt, der äußere Muttermund aber nicht zu eng wird (Fig. 93). Jodoformgazetampon für 5 Tage.

Wo chronische Hyperämie und Verdickung des Kollum uteri besonders in den Vordergrund treten, leistet eine konsequent durchgeführte Hydrotherapie die besten Dienste: Priessnitzsche Wickel, Sol- und Moorbäder.

B. Die Metro-Endometritis corporis

1. Die akute Metro-Endometritis.

Die akute Metro-Endometritis ist stets bakterieller Natur, i. e. Folge einer septischen oder gonorrhoischen Infektion. Erstere kommt im Puerperium, dann bei gynäkologischen Eingriffen, wie Dilatation des Muttermundes, Sondierung, Austastung, Ausschabung vor. Gonorrhoische Infektion kann spontan aszendieren, schließt sich aber meist ebenfalls an Geburt oder Abort und an ärztliche Eingriffe an. — Bei akuten Infektionskrankheiten tritt oft als Begleiterscheinung eine akute Endometritis auf.

Die Mukosa ist dabei geschwollen, blutreich, von Hämorrhagien durchsetzt. Das interstitielle Gewebe zeigt stellenweise dichte Rundzelleninfiltration; auch manche Drüsen sind voll Rundzellen. Kokken findet man nur in den oberflächlichsten Schichten. Das Epithel stößt sich streckweise ab, das Sekret wird dadurch trüb und enthält neben Zelltrümmern Reste von Drüsenschläuchen. — Im Myometrium sind die Blut- und Lymphgefäße erweitert und besteht seröse Durchtränkung, sowie Leukozytenanhäufung. Selten kommt es durch Bakterienembolie zu Nekrose und Zerfall eines Wandstückes: Metritis dissecans.

Es besteht bei mäßigem Fieber eine beträchtliche Pulsbeschleunigung. Die Frau klagt über Schmerz in der Tiefe des Beckens; Blasenbeschwerden und perimetritische Symptome treten hinzu. — Der Uterus ist vergrößert, weich, empfindlich. Es geht ein wäßriger, getrübter Ausfluß, der oft blutig gefärbt ist, ab. — Bei schwerer Allgemeininfektion tritt dieses Bild der Endometritis in den Hintergrund.

Längere Bettruhe mit strenger Diät und Anwendung von feuchter Wärme werden, wenn die Erkrankung lokalisiert bleibt, nach Wochen Heilung bringen.

2. Die chronische Endometritis und Metritis corporis.

Die Veränderung an der Uterusschleimhaut, die wir unter der Bezeichnung „chronische Endometritis und Metritis corporis“ (Metro-Endometritis) zusammenfassen, sind nur zum Teil wirklich entzündlicher Natur, zum anderen Teil tragen sie den Charakter der Hypertrophie und Degeneration. — Während die entzündlichen Endometritiden stets auf Infektion beruhen, ist die Entstehung der hypertrophischen und degenerativen Formen auf Störungen im Ablaufe der anatomischen Vorgänge bei der Menstruation und im Puerperium zurückzuführen.

Die Vorgänge, die sich bei der Menstruation in der Schleimhaut abspielen, wurden auf Seite 21 genauer beschrieben. Im wesentlichen bestehen sie in einer allmonatlichen Mauserung der Schleimhaut, die von den Ovarien aus reguliert wird. — Gewisse, uns nicht näher bekannte Einflüsse sind imstande, funktionelle Störungen der Eierstocktätigkeit bezüglich Follikelreifung, Eiaustritt, Korpus luteum-Bildung zu veranlassen, die sich im Endometrium dann widerspiegeln.: Aufbau und Abbau der Schleimhaut geraten in Unordnung. Sie können übertriebene Grade erreichen oder zeitliche Verschiebungen eingehen, so daß Inkongruenz mit den Menstruationsphasen, z. B. in der postmenstruellen Zeit Hypertrophie und Sekretion, in der prämenstruellen aber Atrophie gefunden wird. Sie können auch zu Entartungszuständen im Stroma oder an den Drüsen führen.

Tatsächlich beobachtet man solche Störungen besonders häufig beim Beginn und beim Ausklingen der Ovarialtätigkeit, d. h. in den Entwicklungs- und den Verwelkungsjahren. Darin haben wir wahrscheinlich den Grund zu suchen, weshalb zu jenen Zeiten mit einer beinahe an Regelmäßigkeit grenzenden Häufigkeit atypische Menstruationsblutungen vorkommen. Aber auch zu allen anderen Zeiten sollen uns endometritische Erkrankungen daran mahnen, daß ihnen Störungen der Ovarialfunktionen zugrunde liegen können.

In noch auffälligerer Weise als bei der Menstruation macht die Schleimhaut Wucherungs-, Zerfalls- und Regenerationsvorgänge durch im Puerperium. Auch ihre Störungen hinterlassen endometritische Veränderungen.

Zweifellos spielen beim Zustandekommen von Störungen der menstruellen sowohl wie der puerperalen Vorgänge bakterielle Einflüsse eine große Rolle. Die Lockerung der Gewebe, die Erweiterung des Muttermundes, heraushängende Blut- und

Gewebsfetzen, der Zerfall des Endometrium erleichtern den Organismen den Zutritt und die Ansiedelung. Es kommt zu mangelhafter Abstoßung, Entartungszuständen, krankhafter Regeneration der Schleimhaut. Die schuldigen Keime verschwinden, die endometritischen Veränderungen bleiben. So manche Endometritis stammt aus dem Wochenbett oder von einer Menstruation her. Wenn sie nicht noch häufiger vorkommen, so ist das wohl natürlichen Schutzkräften zu verdanken. Wo diese größtenteils wegfallen, wie in der senilen Gebärmutter, haben die Bakterien leichtes Spiel; daher erklärt sich die Häufigkeit der Endometritis senilis. In gleicher Weise vermögen die natürlichen Abwehrkräfte nicht aufzukommen gegen jene ärztlichen Eingriffe, die mit Verletzungen der Schleimhaut verbunden sind, wie Sondierung, Ausschabung, Erweiterung des Muttermundes mit Quellstiften, Anwendung von Intrauterinpessarien usw. Deshalb sind diese in der Ätiologie der Endometritis nicht in letzte Linie zu setzen.

Als Erreger kommen die Gonokokken vor allen andern Keimen in Betracht. Selbst dort, wo der Urologe in den Tripperfäden keine Gonokokken mehr nachzuweisen vermag, können die nach Gram nicht nachweisbaren Degenerationsformen mitspielen. Es beteiligen sich aber bei der Infektion nicht selten auch Streptokokken, pyogene Kokken, Bacterium coli, Saprophyten.

Gewiß kann der normale Ablauf der Schleimhautabstoßung und die Regeneration bei Geburt und Abort sowohl wie bei der Menstruation noch durch anderweitige Umstände beeinträchtigt werden, so durch mangelhafte Retraktion und Rückbildung des Myometrium (Subinvolution), dann durch Retroflexion, durch Neubildungen; ferner durch geschlechtliche Exzesse, Masturbation, ungenügende geschlechtliche Befriedigung; endlich durch Erkrankungen des Herzens, der Leber, der Nieren, die mit venösen Stauungen in den Unterleibsorganen einhergehen. Alle diese Momente spielen deshalb eine Rolle in der Ätiologie der Endometritis.

Besonderer Erwähnung bedarf noch die Tuberkulose. In der Hälfte aller Fälle von Genitaltuberkulose geht die Infektion von den meist zuerst erkrankten Tuben auf den Uterus über und erzeugt eine typische Endometritis. Wenn man bedenkt, daß 15 % der an Tuberkulose verstorbenen Frauen Genitaltuberkulose zeigen, so begreift man die Wichtigkeit der Tuberkulose in der Ätiologie der Endometritis.

Pathologische Anatomie.

Die entzündlichen Formen kennzeichnen sich durch Rundzellenanhäufungen, die in streifigen Feldern oder herdweise längs den Gefäßen und Drüsen angeordnet sind; da und dort sieht man auch Leukozytenherde subepithelial gelegen. Das eine Mal läßt die Verteilung der Rundzellen auf Invasion von der Oberfläche, das andere Mal von der Basis der Schleimhaut aus schließen. Neben den Rundzellen sind häufig auch Plasmazellen (Radsternzellen) im Gewebe zerstreut zu finden, was von den meisten Autoren als pathognomonisch für Entzündung angesehen wird. Im übrigen kann die Schleimhaut

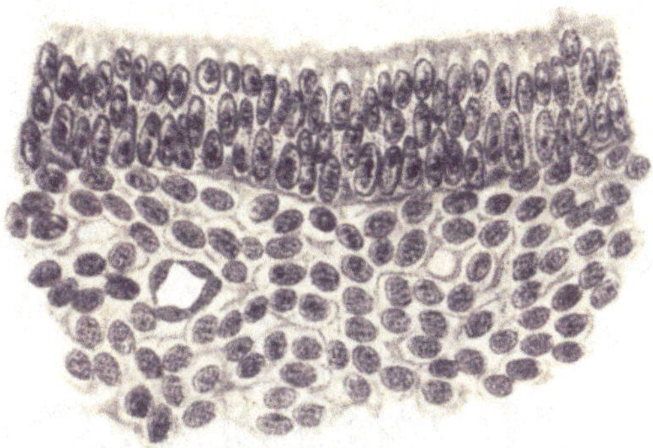

Fig. 94. **Scheinbare Mehrschichtigkeit** des Epithels bei Endometritis. (Vergr. 400).

durchaus normal entwickelt sein, aber ebensowohl verschiedene Grade der Hypertrophie oder der Atrophie aufweisen.

Die nicht entzündlichen Formen zeigen mit der periodischen Entwicklung der Mukosa in Widerspruch stehende Wucherung aller oder einzelner Elemente oder Atrophie oder Degeneration derselben. Die Wucherung steigert sich manchmal in gewaltiger Weise. Die frische Schleimhaut sieht dann hirnartig oder schwammig aus (fungöse Endometritis), so daß man an Malignität glauben möchte. Oft ist die Schleimhaut dabei unregelmäßig verdickt, höckerig, wie mit Polypen besetzt.

Die mikroskopischen Bilder gleichen ganz denen, die wir in der prämenstruellen Zeit anzutreffen pflegen (s. Fig. 13).

Vor allem fällt die starke Wucherung der Drüsen auf. Mitunter ist sie geradezu ins Groteske gesteigert. Die Epithelien können stellenweise so dicht zusammengedrängt sein, daß die Kerne, die weniger zusammendrückbar sind als die Zelleiber, aus der Reihe treten und Mehrschichtigkeit des Epithels vorgetäuscht wird (Fig. 94). Die Epithelien können auch unregelmäßige Entwicklung zeigen, so daß im gleichen Drüsenschlauch ganz hohe und ganz

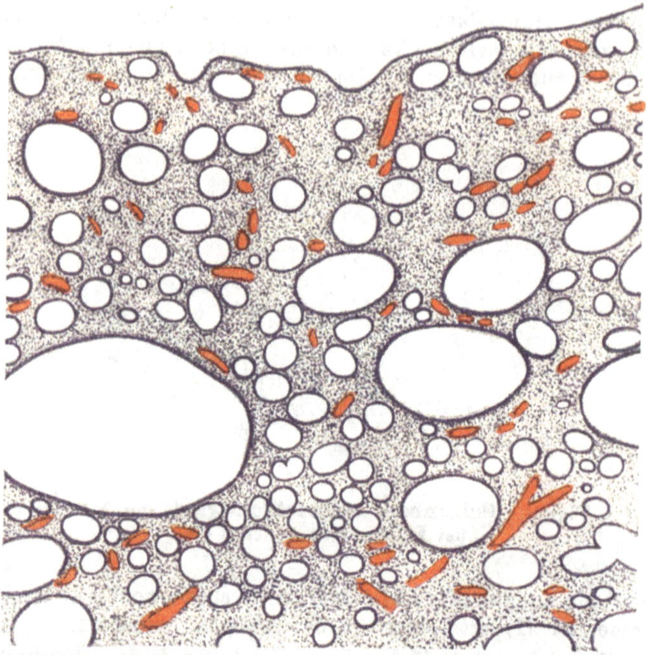

Fig. 95. Endometritis follicularis s. cystica. (Vergr. 40.)

niedrige streckenweise vorkommen. In seltenen Fällen wuchern die Drüsen tief zwischen die Muskulatur hinein und geben ihr ein adenomatöses Aussehen. Nicht so selten kommt es durch Strangulation zu Sekretstauung und zu zystöser Erweiterung der Drüsen: Endometritis follicularis oder cystica (Fig. 95). Die Bläschen sind manchmal schon makroskopisch deutlich sichtbar (s. Fig. 96).

Andere Male ist besonders das Zwischengewebe stark vermehrt, was zur Endometritis interstitialis (Fig. 97) führt. Die Stromazellen sind dabei zum Teil vergrößert wie im prämenstruellen Stadium. In den Interzellularräumen hat sich ein feinkörniges Exsudat gebildet, das als Ödem oder seltener als Fibrin erscheint und wesentlich zur Verdickung der Schleimhaut beiträgt. Erweiterte Blutgefäße durchziehen das Gewebe. Da und dort sind Rundzellenhäufchen zu sehen. Die Drüsen sind nicht zu entsprechender Entwicklung gekommen oder zystös entartet.

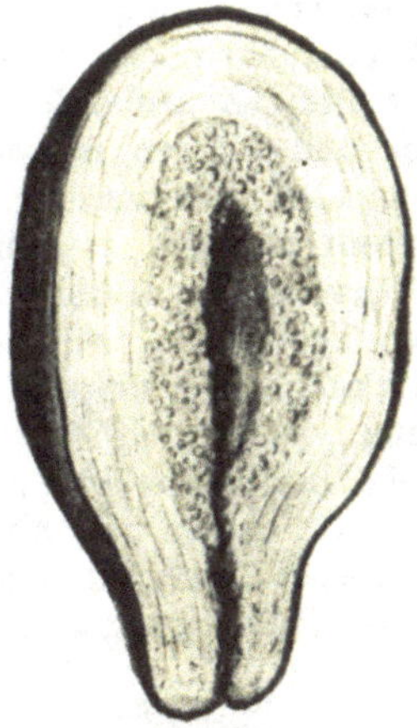

Fig. 96. **Endometritis follicularis s. cystica** (makrosk.).

Allfällige Polypen zeigen die

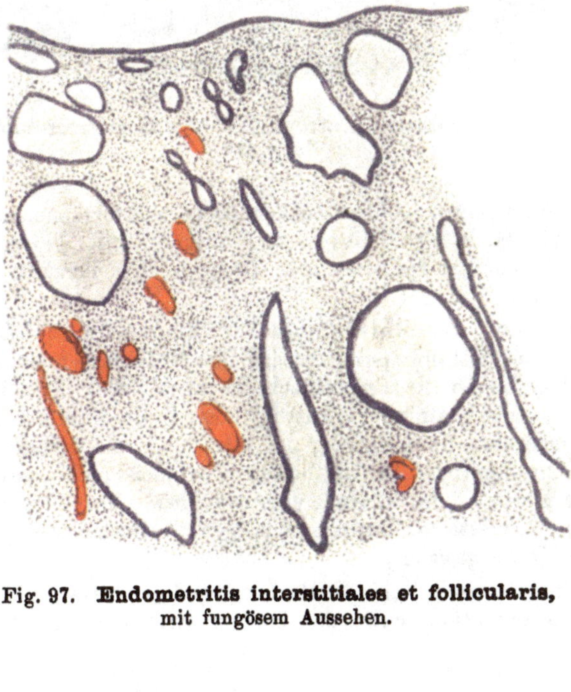

Fig. 97. **Endometritis interstitiales et follicularis,** mit fungösem Aussehen.

Zusammensetzung des Mutterbodens. Sie stellen ganz lokale Wucherungen dar und bilden sich auch ohne Hypertrophie der übrigen Mukosa. Sie gehen fast alle von der Basalis aus und stülpen im weitern Wachstum die darüberliegenden Schichten vor sich her. Haben sie einmal eine gewisse Prominenz erreicht, so helfen Uteruskontraktionen mit, den Stiel mechanisch auszuziehen. Deshalb kommen sie namentlich in den Tubenecken vor, wo durch die besondere Anordnung der Muskulatur zentripetal gerichtete Kontraktionen leicht ausgelöst werden. Meist überwiegt in ihnen das glanduläre Gewebe, und häufig sind die Drüsen erweitert oder zystös entartet. Seltener haben sie mehr bindegewebigen Bau und spärliche Drüsen. Durch Kompression des Stieles entsteht oft Stauung in den Polypen und als Folge Blutung ins Gewebe und nach außen.

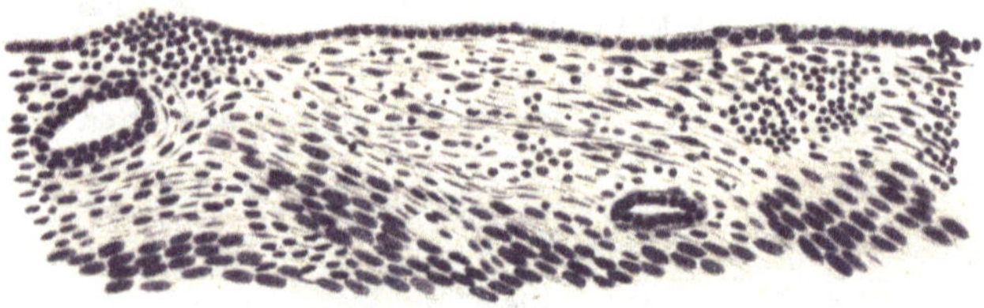

Fig. 98. **Endometritis atrophicans mit Geschwürsbildung.** Vergr. 120.

Hie und da zeigen sie oberflächliche Defekte infolge mechanischer Insulte. Ganz alte Polypen sind mitunter mit Plattenepithel bedeckt oder gar epidermisiert. Bösartige Degeneration kommt selten vor.

Bei der atrophierenden Endometritis besteht die Schleimhaut fast nur aus der Basalis. Die Muskularis reicht da und dort fast bis an die Epitheldecke heran (Fig. 98). Der Drüsenapparat weist kümmerliche Entwicklung auf; die einzelnen Drüsenschläuche sind unregelmäßig und zeigen oft mangelhaft ausgewachsenes Epithel. Im Epithel der Oberfläche sieht man häufig kleine Defekte oder eiternde Geschwürchen. Das Stroma zeigt stellenweise festeres, fibrilläres Bindegewebe, doch nirgends eigentliches Narbengewebe.

Ein Gemisch von Entzündung und gestörter Abstoßung und Regeneration stellt die Endometritis post abortum dar. Zwischen Partien normaler Schleimhaut finden sich Deziduainseln oder einzelne mangelhaft zurückgebildete Deziduazellen. Andere Male durchsetzen synzytiale Elemente, vereinzelt oder zuhauf unter Rundzellen eingebettet, die Schleimhaut (Fig. 99) oder man stößt da und dort auf Reste hyalin entarteter Chorionzotten. Dabei sind häufig die Drüsen mangelhaft zurückgebildet; ihr Bau erinnert an die erste Schwangerschaftszeit

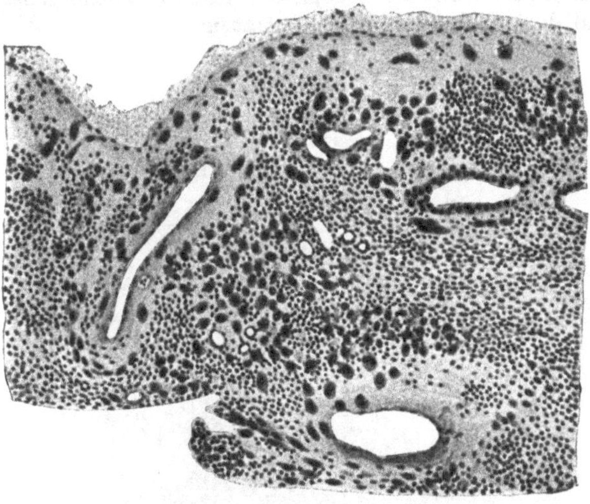

Fig. 99. **Endometritis post abortum:** Synzytiale Zellen im Stroma (Hofmeier).

(Fig. 100), die Schläuche liegen eng aneinander, ihre Wandungen treiben papillenartige Vorsprünge mit Büscheln hoher palissadenartiger Epithelien, deren Kerne ausgesprochen basal liegen, oder die Drüsenschläuche sind erweitert und ihre Epithelien so gequollen, daß sie eher breit als hoch erscheinen; zwischen und in den Drüsenschläuchen sieht man massenhafte Leukozyten. Dabei kommt es nicht zur Epithelisierung; die Schleimhaut bleibt wund.

Die Beteiligung des Myometrium äußert sich unter dem Bilde, das man mit dem Namen der chronischen Metritis auch heute immer noch am besten bezeichnet. Die ganze Uteruswand ist verdickt, bald mehr das Muskel-, bald mehr das Bindegewebe hypertrophiert. War Schwangerschaft vorausgegangen, so handelt es sich um Subinvolution. Anfänglich wird dabei die Muskelhypertrophie stets überwiegen; mit der Zeit jedoch kann das Muskelgewebe großenteils durch Bindegewebe ersetzt werden. Ähnlich verhält es sich mit den Formen, in welchen habituelle Blutkongestion infolge von Masturbation und anderen Exzessen, Okklusivpessare, Intrauterinstifte, Neubildungen, Stauungen im Pfortadersystem, bloße Retroflexion usw. chronische Hypertrophie verursachen. Neben einfacher Hypertrophie findet man mikroskopisch mitunter Gefäßdegeneration, da und dort auch Rundzelleninfiltration.

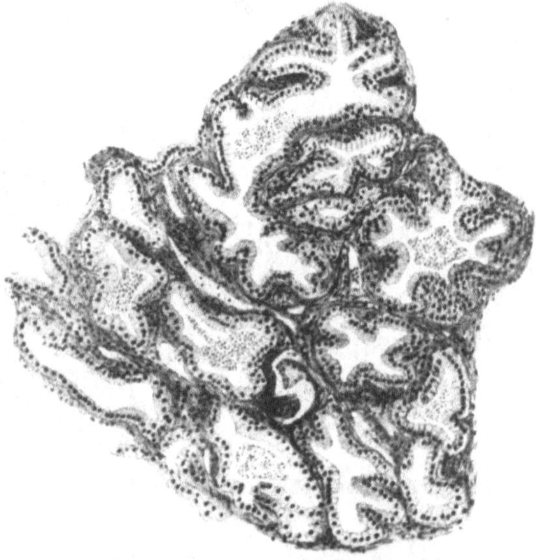

Fig. 100. **Endometritis post abortum** (Vergr. 100): Schwangerschaftsdrüsen.

Symptome. Das Krankheitsbild der chronischen Endometritis ist oft durch Komplikationen, wie Lageveränderungen, Neubildungen, Adnexleiden, getrübt. Die konstantesten Symptome sind Menstruationsstörungen und Ausfluß; Kreuzweh und nervöse Erscheinungen begleiten sie häufig.

Die Menstruation ist meist verstärkt. Es gehen dabei kleine Blutgerinnsel ab. Bei stärkerer Wucherung der Schleimhaut oder Polypenbildung besteht unregelmäßige Blutung oder andauernder blutiger Abfluß. Wenn aber auch im allgemeinen die Stärke der Blutung dem Grade der Schleimhautwucherung entspricht, so fehlen doch hie und da gerade bei fungöser Endometritis mit höchstgradiger Hypertrophie der Mukosa stärkere Blutungen, während sie umgekehrt bei atrophischer Schleimhaut sehr hartnäckig sein können. Wir sind noch weit davon entfernt, über die Ursachen der Blutungen bei Endometritis und besonders ihre anatomischen Grundlagen ganz aufgeklärt zu sein. — Die Endometritiden ovariellen Ursprungs zeichnen sich meist aus durch Unregelmäßigkeit der Menstruation: zeitweise Amenorrhöen wechseln mit zu häufig eintretenden Blutungen; das eine Mal sind sie ganz schwach, das andere Mal übertrieben stark. Bei sehr alten Endometritiden, besonders solchen gonorrhoischer Natur, kann die Menstruation äußerst spärlich werden oder ganz aufhören. Dysmenorrhöe ist häufig, doch keineswegs regelmäßig vorhanden.

Der Abfluß ist dünnschleimig, oft trüb-wässerig oder geradezu eitrig, meist nicht profus, manchmal sogar spärlich und nur vor oder nach der Periode etwas vermehrt.

Kreuzweh ist ein ziemlich regelmäßiger Begleiter der chronischen Endometritis. Häufig gesellen sich noch Schwere im Leib, Druckgefühl, wehenartige Schmerzen, Urindrang hinzu. In den meisten Fällen steigern sich die Beschwerden über die Zeit der Menstruation; hie und da jedoch nehmen sie gerade über jene Zeit ab. Manche Frauen klagen auch über Mittelschmerz.

Das Allgemeinbefinden wird durch die Endometritis, besonders wenn die Affektion gonorrhoischer Natur ist, deutlich in Mitleidenschaft gezogen. Die Frauen magern ab, werden blaß, fühlen sich matt und niedergeschlagen. In spätern Stadien, nachdem eine Art Angewöhnung an den Krankheitszustand eingetreten ist, bieten diese Kranken oft ein sehr gesundes Aussehen, das zu ihren beständigen Klagen in auffallendem Widerspruch steht. Bei dafür beanlagten Frauen treten leicht Nervosität, Neurasthenie, Hysterie hinzu und erschweren die Deutung der Symptome und die Wertung der Klagen.

Endometritis hat häufig Sterilität im Gefolge oder sie führt bei eingetretener Schwangerschaft zu Abort. Die Ursache kann in mangelhafter Bildung der Dezidua und ungenügender Einbettung des Eichens in der kranken Schleimhaut liegen; gewiß ist sie aber oft auf Erkrankungen der Adnexe, die ja nicht selten das Grundübel darstellen, zurückzuführen.

Diagnose. Die Endometritis kann nur aus dem gynäkologischen Befunde erkannt werden. Bei der Spiegeluntersuchung finden wir den Abfluß aus dem Muttermunde vermehrt. Stammt er aus dem Zervikalkanal oder aus der Uterushöhle? Zervikalschleim ist im allgemeinen viel zäher als Uterussekret. Aber es gibt Ausnahmen, und durch die Vermengung beider wird die Unterscheidung im Spiegel erschwert. Wo die bekannten Symptome der Zervizitis (Erosion, Eversion, Ovula Nabothi, Polypen, zäher, glasiger Schleim) fehlen, spricht ein vermehrter Ausfluß für Erkrankung der Körperschleimhaut, besonders dann, wenn die obenerwähnten Veränderungen der Menstruation bestehen. Selbstverständlich findet sich auch nicht selten Endometritis corporis neben Endometritis cervicalis. Man erlebt es dann, daß nach Heilung der angegebenen Symptome der Zervizitis der Ausfluß weiter besteht, und damit ist der Hinweis gegeben, daß er aus dem Kavum stammt. Bei der Sondierung, wenn man sie aus irgendeinem Grunde wirklich für nötig hält, zeigt sich, daß die Sonde leicht ins Kalvum hineingleitet, weil der innere Muttermund etwas erweitert ist. Die Uterushöhle erscheint ebenfalls geräumig. Wo starke Wucherungen bestehen, kann es gelingen, mit der Sonde die weiche, dicke Polsterung der Schleimhaut wahrzunehmen. Ohne Verletzung der Mukosa wird es dabei nie abgehen; deshalb müssen die nötigen Desinfektionsmaßregeln nicht außer acht gelassen werden: Sondierung nur mit steriler Sonde, durchs Spekulum, nach guter Reinigung derMuttermundsgegend.

Bei der bimanuellen Untersuchung findet man den Uterus in der Regel etwas vergrößert und empfindlich, öfters locker, erschlafft. Die Prüfung der Empfindlichkeit wird häufig beeinträchtigt durch gleichzeitig bestehende Adnexitis oder Entzündung der ligg. sacro-uterina oder Perimetritis. Differentialdiagnostisch kommen am häufigsten Schwangerschaft, Myom, maligne Neubildung in Frage. Schwangerschaft ist ja stets, wenn man nur daran denkt, durch den Verlauf auszuschließen. Ein kleines submuköses Myom entpuppt sich manchmal erst nach Monaten, ja Jahren, als Ursache der auf bloße Endometritis zurückgeführten Erscheinungen. Maligne Neubildung täuscht in ihren Anfängen leicht einfache Endometritis mit profusem Ausfluß oder blutigem Abgang vor. Diese Tatsache ist um so bedeutungsvoller, als gerade im Karzinomalter, um die Klimax herum, mit einer fast an Regelmäßigkeit grenzenden Häufigkeit endometritische Prozesse auftreten, die mit blutigem Ausfluß oder stärkeren Blutungen einhergehen und darüber leicht eine beginnende Neubildung übersehen werden kann.

Völlig sichern Aufschluß über die Beschaffenheit der Uterusschleimhaut bringt uns erst die mikroskopische Untersuchung der ausgeschabten Schleimhaut. Diese wird bei Endometritis entweder wirkliche Entzündungserscheinungen oder dann Inkongruenz des Schleimhautbefundes mit der menstruellen Phase, krankhaft gesteigerte Wucherung oder Atrophie oder Degeneration der ganzen Schleimhaut oder einzelner Bestandteile, manchmal auch beides zugleich, erweisen.

Therapie. Sobald die Diagnose „chronische Endometritis" gestellt ist, kommt eine Abrasio in Frage. Wir hoffen, daß nach Entfernung der kranken Schleimhaut die große Regenerationskraft der Basalis eine gesunde nachsprossen lasse. Leider sehen wir uns in dieser Hoffnung nicht selten getäuscht; wir schaben aus, und über kurz oder lang stellen sich die früheren Symptome wieder ein. Die Zahl unserer Mißerfolge reduziert sich sofort bedeutend, wenn wir uns angewöhnen, nur bei atypischen Blutungen auszuschaben. Atypisch sind alle jene blutigen Abgänge, die interkurrent zwischen den Menstruationen sich zeigen. Die Menstruationen selbst werden erst dann atypisch, wenn sie gegenüber früher verlängert und verstärkt und unregelmäßig sind, der Blutverlust in Störungen des Allgemeinbefindens zum Ausdruck kommt und das Menstruationsblut größere Gerinnsel enthält.

Wir wissen aus Erfahrung, wie prompt die Ausschabung Blutungen stillt, die durch zurückgebliebene Eireste nach Geburt oder Abort veranlaßt sind. Die Eireste hatten sich teilweise gelöst; an den betreffenden Stellen bestand also eine Wunde; zudem verhinderten sie eine völlige Retraktion der Uteruswand und Regeneration der Schleimhaut. Etwas Ähnliches haben wir bei der chronisch hyperplasierenden Endometritis. Auch hier handelt es sich um eine Art Dezidua, die der Uterus nicht los wird. Infolge teilweisen Zerfalls entstehen oberflächliche Defekte, die Blut durchsickern lassen. Wenn wir diese hypertrophische Schleimhaut auskratzen, so muß der Erfolg der gleiche sein wie nach einer Ausräumung nach Abort, d. h. eine der Abstoßung verfallene Schicht wird entfernt, und aus der zurückgebliebenen Basalis regeneriert sich eine gesunde Mukosa.

Die Abrasio darf nie in ambulanter Behandlung, sondern stets nur klinisch, am besten im Krankenhause, ausgeführt werden. Nur so sind Mißgeschicke bei dem Eingriffe auszuschalten, wie Perforation der Uteruswand, Durchbruch eines Pyosalpinx oder Abszesses oder einer Tubarschwangerschaft, ferner heftige Blutung bei Eiresten oder submukösen Myomen oder maligner Neubildung usw. Stets muß eine genaue Abtastung uns über Lage des Uterus und allfällige Komplikationen völlig aufgeklärt haben. Jede floride Entzündung der Beckenorgane kontraindiziert den Eingriff.

Ausführung der Abrasio. 1. Nach gründlicher Desinfektion der Vulva und Vagina wird die vordere Muttermundslippe mit Kugelzange gefaßt und angezogen; sodann ein Rinnenspiegel in die hintere Scheidenwand eingesetzt. 2. Dilatation des Muttermundes: Nachdem die Sonde den Weg bis zum Fundus getastet hat, schiebt man vorsichtig die Hegarstifte auf dem gewiesenen Wege ein und erweitert so den innern Muttermund bis zu Nr. 10 bis 12. Man lasse sich Zeit; Gewaltanwendung kann zu perforierender Zerreißung der Zervikalwand führen. Plötzliches leichtes Eindringen eines Stiftes, nachdem die vorigen nur schwierig einzuschieben waren, soll auf die Möglichkeit einer solchen Zerreißung aufmerksam machen und zur Unterbrechung der Erweiterung auffordern. Komplikationen werden dann nicht erfolgen. 3. Abrasio: Einführen einer etwa $1\,{}^1/_2$ cm breiten Curette bis an den Fundus; Abschaben der vordern, hintern und seitlichen Wände, so daß das Instrument rauh kratzend über die Muskularis wegschabt (Vorsicht bei derberen Unebenheiten). 4. Reinigung des Cavum uteri von Blut und abgeschabten Fetzen durch Ausspülung mittels doppelläufigen Katheters oder durch Auswischen mittels eines mit antiseptischer Lösung getränkten Wattepinsels. 5. Ätzung der Uterus-Innenfläche mit Jodtinktur. — Lokale Nachbehandlung ist überflüssig. Nur wenn der Abfluß reichlich ist, sollen Scheidenspülungen, 1—2 mal täglich, das Sekret herausbefördern helfen.

Die nächste Menstruation kann zur normalen Zeit eintreten, mitunter erscheint sie aber etwas verspätet oder sie bleibt einmal ganz aus, wenn die Ausschabung kurz vor der Periode ausgeführt wurde. Der wohltätige Einfluß des Eingriffes macht sich öfters erst bei der 2—3. Periode bemerkbar.

Wir erleben es durchaus nicht selten, daß die ausgeschabte Schleimhaut nicht hypertrophisch, sondern durchaus normal entwickelt oder sogar atrophisch ist und nicht mit einer Dezidua graviditatis verglichen werden kann, daß aber die Blutung nach der Ausschabung trotzdem dauernd sistiert. In solchen Fällen ist die Ursache der Blutungen nicht in der Schleimhaut selbst, sondern meist im Myometrium gelegen. Es fällt dann bei der Ausschabung auf, daß die Wandungen des Uterus ungemein schlaff, seine Höhle auffallend weit erscheint. Gelingt es nun, durch den kräftigen mechanischen Reiz der Ausschabung und eine nachfolgende tüchtige Kauterisation mit Jodtinktur oder etwas Ähnlichem den Uterus zu fester Kontraktion zu bringen, so ist damit der Anstoß zu einem normalen Tonus des Uterus gegeben. Erleben wir doch ähnliches, wenn eine Erschlaffungsretroflexion durch eine Ausschabung, ebenfalls wegen Wiederherstellung des normalen Gewebstonus, dauernd geheilt wird. — Der Erfolg wird dort ausbleiben, wo ein Myom im Myometrium sitzt, wenigstens wenn es nahe der Schleimhaut liegt oder im Wachsen begriffen ist, oder solche Größe zeigt, daß die Uterushöhle bei der Ausschabung sich nicht maximal zusammenziehen kann.

Ein dauernder Erfolg der Ausschabung bleibt ebenfalls aus, wenn die Mukosa nach der Ausschabung außerstande ist, sich zu regenerieren und zu epithelisieren. Dies trifft nicht selten zu bei der atrophischen Mukosa der klimakterischen Zeit. Die Blutungen beruhen dann meist auf Epitheldefekten und oberflächlichen Erosionen, die ihrerseits Folge der verminderten Lebensfrische und Abwehrkraft gegen Mikroorganismen und andere Schädlichkeiten sind. Einer solchen alternden Schleimhaut gelingt es oft nicht wieder, die Wundfläche nach einer Ausschabung zu decken und sich besser zu epithelisieren, als dies vorher der Fall war. Zudem ist sie bei den mangelhaften Abwehreinrichtungen der Greisinnen erneuten Schädlichkeiten immer wieder ausgesetzt.

Die Ausschabung wird auch dort voraussichtlich ihren Zweck nicht erfüllen, wo die zurückbleibende Basalis der Schleimhaut erkrankt ist, insbesondere Entzündungsherdchen in ihr liegen. Denn an gründliche Desinfektion der tiefsten Schichten durch Ausschabung und einmalige Ätzung ist nicht zu denken.

Für solche Fälle müssen energischer wirkende Behandlungsmethoden angewendet werden. Entweder brennt man nach der Ausschabung die Innenfläche des Uterus mit der Glühschlinge eines Thermokauters vorsichtig aus oder man wendet die Vaporisation an. Bei dieser soll mit heißen Dämpfen, die aus einem kleinen Kessel durch ein katheterartiges Ansatzrohr ins Cavum uteri geleitet werden, die Schleimhaut verätzt werden. Die Wirkung kann in einem normalen Uterus nur eine unregelmäßige sein, weil die Wandungen des Uterus ja aneinanderliegen und deshalb die Schleimhaut um so unregelmäßiger getroffen wird, je dicker sie ist. Erfolge sind am ehesten im Klimakterium zu erwarten, weil da die heißen Dämpfe die atrophische Schleimhaut in dem kleinen Uterus gänzlich verbrennen und die entstehende Wunde durch Eiterung heilt, allerdings oft unter Obliteration der Uterushöhle. Ähnliches ist über die Zestokausis, d. h. die Anwendung von Siedehitze durch einen geschlossenen Katheter, zu sagen. —

Gleichen heilenden Einfluß auf den Ausfluß, wie auf die Blutung, dürfen wir von der Ausschabung nicht erwarten. Die Menge des abgesonderten Sekretes hängt nicht einzig von der Entwicklung der Drüsen ab. Bei Endometritis fungosa sondert der enorm entwickelte Drüsenkörper häufig nur ganz spärlichen Schleim ab; umgekehrt kann bei ganz dünner oder atrophischer Schleimhaut ein profuser Ausfluß bestehen. Die Tätigkeit der Uterusdrüsen untersteht, uns noch unbekannten, sekretorischen Einflüssen, ähnlich wie die in der Schwangerschaft gewaltig hypertrophierten Milchdrüsen ja auch erst auf den Sekretionsreiz, den sie in den ersten Tagen des Wochenbettes, wahrscheinlich vom Uterus her, empfangen, in Funktion treten. Tatsächlich bringt denn auch die Ausschabung gemeiniglich keine Heilung des Ausflusses.

Es erscheint deshalb gerechtfertigt, für die Therapie eine Endometritis hämorrhagica zu unterscheiden von einer Endometritis catarrhalis. Bei der ersteren ist die Abrasio indiziert, bei der letztern nicht.

Gegen Endometritis catarrhalis wendet man am besten die intrauterine Behandlung der Schleimhaut durch desinfizierende und ätzende Mittel an. Vorbedingung, wie für jede intrauterine Behandlung, ist dabei, daß entzündliche Erscheinungen im Perimetrium und an den Adnexen ausgeschlossen seien. Der Muttermund muß zudem genügende Weite besitzen, um das zur intrauterinen Behandlung verwendete Instrument ohne große Behinderung passieren zu lassen. Wo dies nicht der Fall ist, da quäle man sich und die Frau nicht mit einer vorausgeschickten künstlichen Erweiterung, denn sie würde nicht lange anhalten; überdies kann man sich darauf verlassen, daß dort, wo bei richtiger Ausführung der innere Muttermund eines Uterus im geschlechtsreifen Alter einem dünnen Wattepinsel größeren Widerstand entgegensetzt, auch keine Endometritis corporis besteht.

Als Ätzmittelträger benützt man ein mit dünner Watteschicht umwickeltes, biegsames oder elastisches, sondenartiges Instrument, also entweder die Plaifairsche Sonde oder noch besser ein Mengesches Hartgummistäbchen. Wenn die ganz dünne Watteschicht auf etwa 10 cm Länge gleichmäßig fest aufgewickelt und dabei die Spitze des Instrumentes gut geschützt wird, so ist Verletzung bei regelrechtem Einführen ausgeschlossen und ein Abgleiten der Watte fast nicht möglich. Bei der Anwendung wird in einem Spiegel zunächst die vordere Muttermundslippe angehakt und der Uterus durch Anziehen gestreckt, sodann das Instrument langsam bis zum Fundus eingeschoben und nach einer halben oder ganzen Minute sorgfältig wieder herausgezogen.

Als Medikament verwendet man am zweckmäßigsten ein Mittel, das nur leicht ätzt, dessen Wirkung aber in die Tiefe geht, z. B. Jodtinktur, 50—90%igen Aklohol, Formalin. Dieses letztere, in 40—50%iger Konzentration, ist von Menge besonders empfohlen worden. Man hält sich die gebrauchsbereiten Stäbchen in einem hohen Standglas in Mehrzahl vorrätig (Fig. 101) und entnimmt sie dem Behälter jeweilen erst unmittelbar zur Einführung. Die Wäsche wird durch Formalin nicht beschädigt; hingegen verursacht es an den äußern Genitalien heftiges Brennen, wenn nicht die aus dem Muttermund zurückfließende Lösung sorgfältig aufgetupft wird. Während der Einführung des Stäbchens treten krampfartige Schmerzen auf, die meist nur kurze Zeit anhalten. Vergehen sie nicht nach einigen Stunden, so setzt man lieber die Behandlung aus, denn es deutet darauf hin, daß entzündliche Affektionen in der Umgebung übersehen wurden. Der Behandlung folgt ein leicht blutiger Abfluß, teils vom Hakenstich, teils aus der verletzten Schleimhaut stammend. Am dritten Tag stößt sich ein Fetzchen ab, das aus fest geronnenem Schleim und darin eingeschlossenen Zellen besteht. Diese Behandlung darf nur alle 6—8 Tage wiederholt werden.

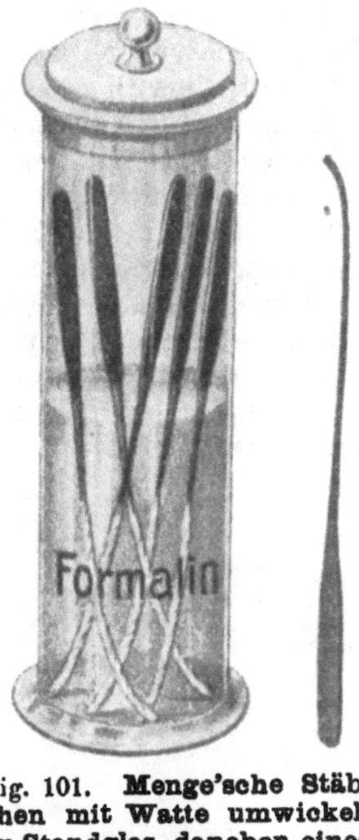

Fig. 101. **Menge'sche Stäbchen mit Watte umwickelt im Standglas, daneben eines ohne Watte.**

Es ist Regel, daß eine solche Behandlung mit der tiefwirkenden starken Formalinlösung bei wiederholter Anwendung eine gründliche Desinfektion der Mukosa zustande bringt und deshalb bei den entzündlichen Formen der Endometritis erfolgreich ist.

Die intrauterinen Ausspülungen mit steriler Salzwasserlösung, die früher oft angewendet wurden, sind als ziemlich nutzlos und sehr umständlich verlassen worden.

Die lokale Behandlung kann wesentlich unterstützt werden durch hydrotherapeutische Maßnahmen; wie regelmäßige Bäder, mit und ohne Zusatz von Meersalz, Soole, Moor und vor allem durch warme Wickel rings um die Beckengegend, jeweilen nachts appliziert. Dem Allgemeinbefinden muß ebenfalls Aufmerksamkeit geschenkt werden. Wo eine Causa prima zu beseitigen ist, hat dies selbstverständlich zu geschehen.

Wenn hysterische und neurasthenische Erscheinungen in den Vordergrund treten, ist es unbedingt ratsam, von lokaler gynäkologischer Behandlung möglichst abzusehen, die Aufmerksamkeit der Kranken vom Unterleib abzulenken und das Nervensystem selbst zum Zielpunkt der Behandlung zu machen. Die Wege der Psychotherapie sind mannigfach und schwierig; nicht jeder versteht sie zu wandeln; manchmal strauchelt auch der beste Psychiater.

III

Die Neubildungen des Uterus

I. Fibro-Myome

Die Fibro-Myome sind die häufigsten Neubildungen des Uterus. Sie entstehen während der Geschlechtsreife, bei Verheirateten wie Ledigen, bei Nulliparen wie nach Geburten. Recht oft findet man in derselben Familie mehrere weibliche Glieder, die an Myom leiden. Bei Negerinnen und Mulattinnen sind sie besonders häufig.

Pathologische Anatomie (Fig. 102). Sie sitzen viel seltener in der Cervix als im Corpus uteri. Oft sind sie vereinzelt, häufiger zu mehreren vorhanden; das Uterusgewebe kann in zahlreichen Myomen fast vollständig aufgehen (Uterus myomatosus). Ihr Umfang schwankt zwischen Tumoren von winziger Größe bis zu solchen, welche die Bauchhöhle ganz ausfüllen. Ist ihre Form für gewöhnlich kugelig, so gibt es auch abgeflachte und unregelmäßig gelappte Myome. Meist sind sie recht derb, ja hart, selten trifft man ganz weiche Geschwülste. Aus glatten Muskelzellen und faserigem Bindegewebe bestehend, hängt ihre Härte vom Gehalte an letzterem ab. — Jedes Myom ist in eine bindegewebige Kapsel eingeschlossen, aus der es sich mehr oder weniger leicht ausschälen läßt. Einzig die an der hinteren Wand des Uterus und den Tubenecken vorkommenden Adenomyome mit eingeschlossenen Drüsen und Zystchen, von den Wolffschen Körpern oder Ausführungsgängen, oder von Utrikulardrüsen abstammend, gehen diffus ins Uterusgewebe über. — Die Myome enthalten im Innern nur sehr kleine Blutgefäße, während an der Oberfläche oft recht dicke Venen verlaufen. An Lymphgefäßen sind sie manchmal sehr reich. — Viele Fibromknoten bleiben klein; andere vergrößern sich sehr langsam im Laufe vieler Jahre; wieder andere geraten auf einmal in rapides Wachstum.

Sie können dabei als interstitielle oder intramurale Myome in der Uteruswand sitzen bleiben, oder gegen das Cavum uteri zu wachsen und die Schleimhaut als submuköse Myome vorwölben, oder aber ihre Wachstumsrichtung mehr gegen das Peritoneum zu nehmen und subperitonealen (subserösen) Sitz bekommen. Seitlich und tiefer am Uterus sitzende Myome wachsen zwischen beide Blätter des Lig. latum hinein und werden

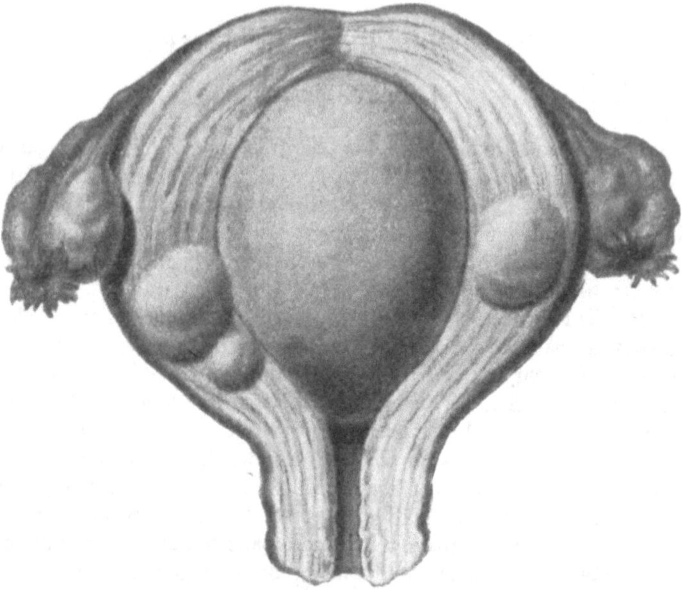

Fig. 102. **Uterusmyome**: ein großes submuköses, kleinere interstitielle. (Züricher Frauenklinik.)

zu intraligamentären Tumoren. Sowohl die submukösen wie die subserösen Myome können so weit aus der Uteruswand heraustreten, daß sie gestielte fibröse Polypen darstellen. Ihr Stiel, der immer einen Fortsatz des Myomgewebes und die meist nur kleinen Gefäße enthält, kann so dünn ausgezogen sein, daß er leicht zerreißt. Die submukösen Polypen werden dann geboren; subseröse nekrotisieren oder gehen mit dem Peritoneum Adhäsionen ein und werden durch diese weiter ernährt.

Kleinere Myome können den Uterus durch ihre Schwere verlagern; hochsitzende begünstigen z. B. Retroflexio uteri. Ein submuköses Myom des Fundus führt mitunter zu Inversio uteri (Fig. 80). Große Geschwülste verdrängen den Uterus nach der entgegengesetzten Richtung; sitzen sie tief, so elevieren sie ihn. Meist wird der Uterus in seiner Form verändert, mitunter so bedeutend, daß man ihn selbst am herausgeschnittenen Tumor geradezu suchen muß und der Ausgangspunkt der Geschwülste schwierig zu bestimmen ist. — Die Muskulatur des Uterus hypertrophiert besonders bei interstitiellen Myomen; bei rasch wachsenden sieht die Uteruswand deshalb ganz so aus wie in der Schwangerschaft (Fig. 102). — Auf die Mukosa haben subseröse Myome sehr wenig oder gar keinen Einfluß; interstitielle und besonders submuköse Myome dagegen bedingen Hypertrophie; über einem stark sich vorwölbenden Tumor dagegen atrophiert die Schleimhaut infolge der Spannung häufig.

Auch die Ovarien und Tuben zeigen oft Verlagerung und Veränderungen: beide sind manchmal ungemein stark in die Länge gezogen; die Eierstöcke nehmen an Größe zu; die Follikelbildung und Eireifung in ihnen ist gestört, das Stroma überwuchert die Follikel.

Die Blase erleidet ebenfalls Verlagerung und Verziehung durch tiefer sitzende größere Myome. Selbst Ureterenkompression mit ihren Folgen kommt vor. — Durch Druck auf die Beckenvenen kann Ödem und Thrombose entstehen; sehr große Tumoren können wegen Druck auf die Bauchgefäße auch das Herz beeinflussen, fettige und braune Entartung des Herzmuskels veranlassen. —

Alle Kongestivzustände der Genitalien, also die Menstruation und die Schwangerschaft, bedingen eine Vergrößerung der Myome; in erster Linie durch seröse Durchtränkung, dann auch durch aktives Wachstum. Exzesse im geschlechtlichen Verkehr und Onanie sollen in dieser Hinsicht ebenfalls schädlich wirken. — Mit dem Erlöschen der Ovarialtätigkeit schrumpfen sie gewöhnlich; doch nicht immer. —

Myome der Zervix sind gegenüber den Korpusmyomen selten (etwa 8 %). In der Regel entwickeln sie sich ins Beckenbindegewebe hinein und elevieren den Uterus. Seltener wachsen sie gegen die Scheide zu und erscheinen in einer Muttermundslippe.—

Strukturveränderungen der Myome. Ausnahmsweise entwickeln sich die Gefäße in einem Myom derart stark, daß es von förmlichen Blutlakunen durchsetzt ist und als Myoma cavernosum oder telangiectodes bezeichnet werden muß (s. Fig. 103). — Wenn die Lymphgefäße sich enorm erweitern, so entstehen lymphangiektotische Myome unter der Form von Fibrozysten (s. unten).

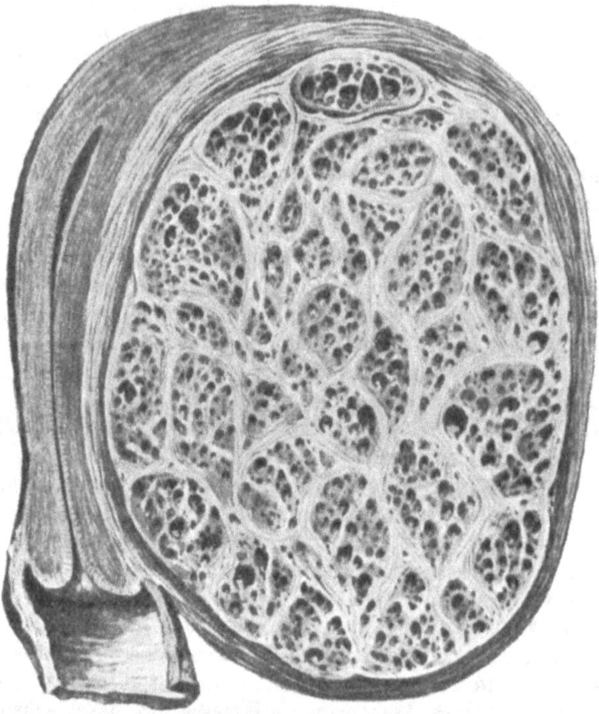

Fig. 103. **Fibromyoma telangiectodes.** (Hofmeier.)

Sklerose der Myome besteht in bindegewebiger Entartung, nachdem die Muskelzellen hyalin degeneriert, nektrotisiert und zerfallen sind; oft findet man dabei im Zentrum nekrotische Herde mit weißlichem breiigem Inhalt. — Daran schließt sich häufig Verkalkung. Verkalkte Myome können, wenn sie submukös sitzen, abgestoßen und als sogenannte „Uterussteine“ geboren werden.

Fettige Degeneration und infolge davon Verkleinerung oder Schwund von Myomen wird besonders im Wochenbett beobachtet. Sie tritt meist an einzelnen umschriebenen Stellen auf und kennzeichnet sich durch deutlich gelbe Verfärbung. Manchmal bilden sich mit gelbem Fett angefüllte Hohlräume.

Ödematöse Durchtränkung der Myome tritt in der Schwangerschaft in geringerem Grade auch vor der Menstruation ein; dabei werden die Tumoren größer und weicher.

Myxomatöse Entartung wandelt das Myom ganz oder teilweise in eine gelatinöse Masse um, in deren Innerem mit gelblichem, grünlichem, rötlichem Serum angefüllte Zysten ohne Epithelauskleidung liegen. Solche Myome wachsen rasch und bilden oft sehr große Tumoren.

Kystofibrome (Fibrozysten) entstehen durch lokalisierte ödematöse, myxomatöse, fettige, hyaline Entartung, sowie Nekrose infolge Gefäßobliteration. Die Zysten sind oft nur klein und multipel, oft nehmen sie aber beträchtliche Dimensionen an. Ihre Innenfläche ist unregelmäßig, buchtig und entbehrt der Epithelbedeckung. — Die größten Fibrozysten stellen aber erweiterte Lymphräume dar; sie besitzen ein Endothel und als Inhalt Lymphe, welche nach der Entleerung gerinnt. — Andere mit Zylinderepithel ausgekleidete kleine Zysten findet man in Adenomyomen (s. oben); sie sind entweder aus Utrikulardrüsen oder aus Resten des Wolffschen Körpers oder Ganges hervorgegangen und enthalten ebenfalls klare, gerinnbare Flüssigkeit.

Maligne Entartung in Sarkom kommt mitunter vor. — Karzinomatöse Degeneration ist sehr selten und kann nur bei Adenomyomen vom Drüsenepithel aus entstehen oder durch Einwucherung von der Mucosa uteri oder endlich durch Metastase auf embolischem Wege möglich sein. Das gleichzeitige Vorkommen von Myom und Karzinom im gleichen Uterus gehört nicht zu den großen Seltenheiten. — Als Raritäten sind Myochondrome und -osteome beschrieben worden.

Entzündung, Vereiterung, Verjauchung der Myome sind von größter praktischer Wichtigkeit. Stets sind sie durch Infektion verursacht. Die Keime können bei tief herabragenden Myomen von der Scheide her spontan eindringen; häufiger aber bahnt ihnen ein intrauteriner Eingriff den Weg; die Sondierung und Ausschabung stehen in dieser Hinsicht in besonders schlechtem Rufe. Es muß jedoch auch die Möglichkeit einer Infektion auf dem Blutwege, oder bei Darmverwachsung direkt vom Darme aus zugegeben werden. — Bleibt es bei Vereiterung und Obliteration der Kapsel, so nekrotisiert das Myom, es löst sich und wird geboren; der ganze Vorgang kann ohne Gefährdung des Lebens ablaufen und zur Radikalheilung führen. Man beobachtet dies ab und zu im Wochenbett. Kommt es aber nicht rechtzeitig zur Ausstoßung des Myom, so treten schwere septische Zustände ein. —

Symptome. Blutungen, Ausfluß, Schmerz sind die konstantesten Erscheinungen bei Myomen; doch stößt man gar oft bei gynäkologischen Untersuchungen oder an der Leiche auf subseröse oder interstitielle Myome, die durchaus keine Symptome gemacht hatten. Sehr große Geschwülste verursachen durch Raumbeschränkung Beschwerden.

Blutungen begleiten immer submuköse, meist auch interstitielle, selten dagegen subseröse Myome. Das Blut entstammt der veränderten Schleimhaut; es ist flüssig oder mit Gerinnseln untermengt. Die Blutungen treten zunächst als verstärkte und verlängerte Menstruation auf. Wenn die Geschwulst rascher und mehr ins Cavum hinein wächst, so beginnen auch unregelmäßige Metrorrhagien. Das Allgemeinbefinden wird bald angegriffen; es bilden sich alle Zeichen der Anämie aus; dabei bleibt der Panniculus adiposus meist gut erhalten. Jahrelange Blutungen können aber fettige und braune Entartung des Herzmuskels zur Folge haben. Die Hoffnung, daß das Klimakterium zur gewohnten Zeit eintrete und die Blutungen aufhören, wird gar oft getäuscht und die Menopause um 5—10 Jahre hinausgeschoben.

Der Ausfluß ist in der Regel bei submukösen und interstitiellen Myomen, entsprechend den Blutungen, vermehrt. Hie und da wird er so profus und dabei wässerig, daß man berechtigt ist von Hydrorrhöe zu sprechen.

Schmerz fehlt sehr häufig. Wo er vorhanden ist kann, er herrühren von peritonitischen Reizungen, die zu Adhäsionsbidlung führen; sehr selten verursacht eine Stieldrehung bei subserösen Polypen oder die Torsion des Uterus samt Blase und Adnexen durch einen größeren Tumor die Schmerzen. Meistens rühren sie von Kontraktionen der Uterusmuskulatur her, die, wie in der Schwangerschaft, durch eigenes Wachstum, sowie durch die Vergrößerung des in ihr sitzenden Myom von

Zeit zu Zeit ihre Schichtung ändern muß. Alle Kongestivzustände lösen sie aus und vermehren sie; deshalb treten sie bei der Menstruation als Dysmenorrhöe, ferner nach dem geschlechtlichen Verkehr, nach Anstrengungen, Erkältungen auf. Die Kontraktionen sind imstande, ein Myom zu Wanderungen zu veranlassen, insbesondere interstitielle Tumoren aus der Wand herauszudrängen und zu submukösen oder subserösen zu machen.

Kompressionserscheinungen sind bei allen größeren, besonders bei tiefsitzenden und intraligamentär entwickelten Myomen zu erwarten. Druck auf die Nerven gibt zu Neuralgien (Ischias) oder Schwerbeweglichkeit der Beine, Kompression der Venen zu Ödemen der Beine und Genitalien, zu Hämorrhoiden, Thrombose in Schenkel- und Beckenvenen, ja zu Herzstörungen Anlaß. Eine gewöhnliche Erscheinung ist der Druck auf die Blase; er macht sich durch Urindrang oder Behinderung der Urinentleerung bemerkbar. Druck auf einen oder beide Ureteren hat Nierenbeckenerweiterung, Pyelitis, Nierenstörungen zur Folge. Kompression des Mastdarms verursacht Obstipation, ausnahmsweise Verschluß und Ileus. — Alle diese Erscheinungen können sich bei der menstruellen Kongestion steigern.

Mitunter bildet sich bei Myomen Aszites.

Neurasthenische Symptome sind besonders den kleineren Tumoren, welche die Arbeitsfähigkeit und den Lebensgenuß beeinträchtigen, ohne starke Beschwerden zu machen, eigen. —

Verlauf und Prognose. Die Myome sind gutartige Geschwülste. Eine große Zahl bleibt unbemerkt; eine weitere Anzahl macht keine oder nur wenig Beschwerden. Viele Fibromknoten bleiben klein, andere vergrößern sich sehr langsam im Laufe vieler Jahre; wieder andere geraten auf einmal in rapides Wachstum. Wenn die beschriebenen Symptome, welche doch in erster Linie mit dem Wachstum der Myome in Zusammenhang stehen, einmal eingesetzt haben, so werden sie meist nicht mehr rückgängig; gerade zu der Zeit, wo die Menopause gewöhnlich einzutreten pflegt, machen sie sich durchschnittlich am bedenklichsten bemerkbar und dauern bis tief in die 50er Jahre hinein. Je früher ein rascheres Wachstum des Myom beginnt, um so eher kann man sich auf schwere Symptome gefaßt machen. — Ist die Frau nicht schon früher einem interkurrenten Leiden erlegen, so können die Blutungen gegen die 60er Jahre endlich sistieren und die Geschwulst zu schrumpfen beginnen. — Wächst sie erst nach der Menopause weiter, so muß man an bösartige Entartung denken. —Weiche und zystische Myome wachsen im allgemeinen schneller. In der Schwangerschaft ist gewöhnlich rasche Zunahme zu beobachten; im Wochenbett nehmen sie dann wieder ab, setzen jedoch nach der Involution ihre langsame Entwickelung fort. — Vereiterung und Verjauchung sind immer schlimme Ereignisse; ohne rechtzeitigen

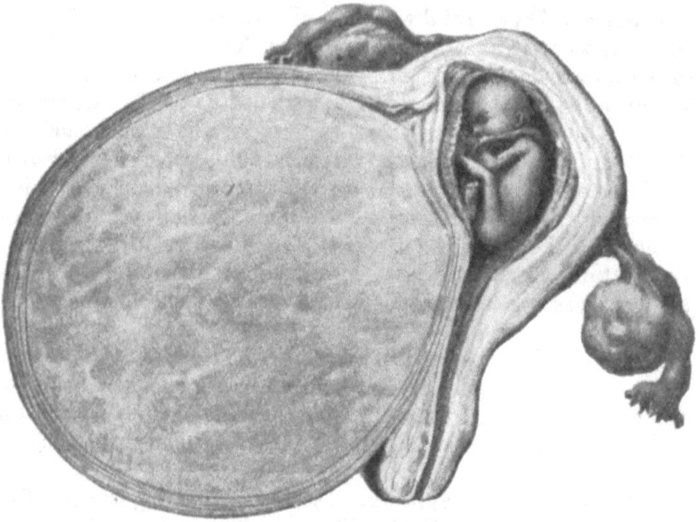

Fig. 104. **Gravidität bei tiefsitzendem Myoma uteri.** (Züricher Frauenklinik.)

Eingriff kann nur zeitige Ausstoßung der Geschwulst oder Durchbruch in Blase, Darm, durch die Bauchdecken Rettung bringen. — Spontane Ausheilung der Myome ist möglich durch Ausstoßung, Abdrehung und Schrumpfung eines subserösen Polypen, Nekrose, Sklerosierung, Verkalkung, Vereiterung, fettige Entartung im Wochenbett, Schrumpfung nach der Menopause. — Tod kann eintreten an Kachexie, Verblutung, Nierenaffektionen, Herzentartung, rezidivierender Peritonitis, Lungenembolie bei Thrombose, Sepsis bei Vereiterung.

Bei Eintritt von Schwangerschaft erfolgt häufig Abort. Größere Tumoren können Lageanomalien des Kindes verursachen. Tiefsitzende Myome ziehen sich unter den Wehen meist zurück und wandern ins große Becken hinauf; nur in der Beckenhöhle eingeklemmte geben dem Kind den Durchtritt nicht frei, bedingen Gebärunmöglichkeit und erheischen die Exstirpation des Uterus samt Tumor wie in dem Falle, von dem das in Fig. 104 dargestellte Präparat stammt. Sitzt die Plazenta auf einem Myom, so kann wegen mangelhafter Deziduabildung Einwachsen der Chorionzotten ins Myomgewebe und damit Adhärenz der Plazenta stattfinden.

Diagnose. Selbst ganz kleine subseröse, besonders dem Fundus und der vorderen Wand aufsitzende Myome entgehen dem untersuchenden Finger nicht. Kugelige, scharf sich abhebende, harte Tumörchen, welche in die Oberfläche des Uterus mehr weniger tief eingelassen sind oder ihr gestielt aufsitzen, können fast nur Myome sein. — Interstitielle und submuköse Myome sind, solange sie Kirschgröße nicht erreicht haben, schwerlich der Palpation zugänglich. Verstärkte, unregelmäßige menstruelle oder interkurrente Blutungen bei etwas vergrößertem Uterus müssen Verdacht auf Myom erregen, namentlich wenn die gewöhnlich gegen Blutungen angewendeten Mittel, insbesondere die Abrasio mucosae, ohne Erfolg geblieben sind. Fühlt man an einer Stelle mit der Kurette die Uteruswand etwas derber und höckerig vorragen, gelingt es auch zu konstatieren, daß das Corpus uteri auf jener Seite etwas massiger und härter ist, zeigt die mikroskopische Untersuchung in der Tiefe der ausgeschabten Schleimhaut starke Bindegewebsfibrillen, so wird das Vorhandensein eines kleinen Myom sehr wahrscheinlich. Bei der Palpation ist auf die vermehrte Konsistenz des Myom gegenüber den anderen Teilen des Uterus das Hauptgewicht zu legen. —

Ein Myom von etwa Eigröße der vorderen Wand (Fig. 105) kann für den stark anteflektierten, ein tief sitzendes der hinteren Wand für den retroflektierten Körper des Uterus gehalten werden. — Am retroflektierten Uterus kann ein Myom bis zu Eigröße sowohl an der vorderen wie an der hinteren Wand leicht bei der Palpation unerkannt bleiben; deshalb ist der Uterus zur genauen Untersuchung stets nach vorn zu bringen — Nicht selten wird durch ein Myom im Fundus Retroflexion begünstigt und die Aufrechthaltung mittels Ring erschwert oder unmöglich gemacht. — Bei durch chronische Metritis oder Subinvolution vergrößertem Uterus kann eine lokalisierte vermehrte Konsistenz ein Myom vortäuschen und nur mehrfache Untersuchung zu verschiedenen Zeiten oder eine Ausschabung Klarheit bringen. —

Das Myom sei größer geworden und fange an das Becken mehr oder weniger auszufüllen. Ist die Form des Uterus nicht verändert, so daß der Tumor nur den vergrößerten Uterus darzustellen scheint, so muß in erster Linie Gravidität ausge-

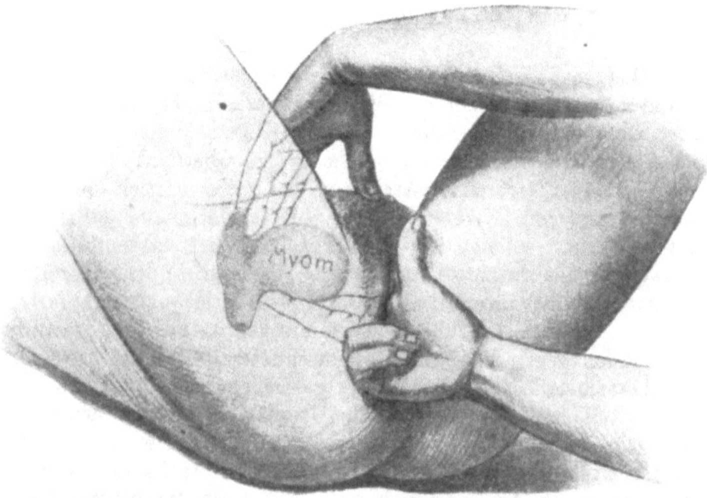

Fig. 105. **Ein Myom der vorderen Wand kann für das anteflektierte Korpus uteri gehalten werden.**

schlossen werden. Sitzt der Tumor so, daß die Gestalt der Gebärmutter verändert wird, so ist er leichter zu palpieren und durch seine derbere Konsistenz abzugrenzen. Tiefer sitzende Myome der hinteren oder seitlichen Wand heben den Uterus in die Höhe und nach vorn; die Portio vaginalis kann dabei, hoch über der Schamfuge gelegen, kaum zu erreichen sein. — Vor Verwechselung mit Adnextumoren schützt hauptsächlich die rundliche Form, die glatte Oberfläche, die harte, gleichmäßige Konsistenz, die innige Verbindung mit dem Uterus, das Tasten des betreffenden Ovarium. Noch aber ist Verwechselung mit altem Exsudat oder Hämatozele denkbar; aber auch diese sind nicht so gleichmäßig rundlich begrenzt, überdies müßte die Anamnese einen Anhaltspunkt geben. —

Der Tumor, aus einem oder mehreren Myomen bestehend, sei mit oder ohne den Uterus teilweise oder ganz ins große Becken hinaufgestiegen. Jetzt gibt die Konfiguration und die Konsistenz gewöhnlich von vornherein die Entscheidung. Der Ausschluß von Schwangerschaft macht in der Regel keine Schwierigkeit. Bei Zystofibrom ist Unterscheidung von Ovarialzyste oft fast unmöglich; denn letztere kann innig mit dem Uterus verwachsen sein, ihn ähnlich wie ein Myom verlagern, ja seine Höhle verlängern, auch Uteringeräusch und Blutungen sind dabei mitunter vorhanden. Selbst das Herunterziehen des Uterus mittels Kugelzange (Fig. 141) kann bei sehr fester Verwachsung eines Ovarialtumors im Stiche lassen. Was stets für Myom spricht, das ist das Auffinden eines Myomknotens an anderer Stelle des Uterus. — Karzinomknollen des Peritoneum, des Netzes, der Beckendrüsen können für gestielte Myome gehalten werden. —

Schwangerschaft neben Myom ist oft ungemein schwierig zu erkennen; umgekehrt werden die Myome durch die Schwangerschaft auch manchmal so stark aufgelockert, verlagert, abgeplattet, beweglich, daß sie kaum mehr abzutasten sind oder für Kindsteile genommen werden. —

Ein submuköses Myom ragt tief ins Cavum hinein, berührt die Gegend des Muttermundes, es erregt Wehen, die Zervix verstreicht allmählich und im Verlaufe längerer Zeit öffnet sich das Orifizium, so daß der untersuchende Finger auf die Geschwulst stößt und nach und nach ihr unterer Pol in die Scheide hineinragt. Es zeigt im Spekulum unebene, rote Oberfläche und sehr häufig leicht blutende mißfarben belegte Stellen. Jetzt muß auch an Inversion gedacht werden. Der Umstand, daß der Fundus uteri getastet werden kann und daß man mit der Sonde am Tumor vorbei tief in die Uterushöhle hinaufkommt, schließt sie aus.

Einen intrauterinen Polypen wird man bei der Sondierung oder bei der wegen Blutungen ausgeführten Ausschabung oder endlich, nach starker Dilatation, mit dem Finger feststellen.

Plötzliches rapides Wachstum eines Myom deutet, namentlich in Verbindung mit überhandnehmender Kachexie, auf maligne Degeneration; Schüttelfrost und Fieber, Empfindlichkeit und Aufweichung sind die Zeichen der Vereiterung. —

Therapie. Zufällig entdeckte Myome, die keinerlei Beschwerden machen, brauchen auch nicht behandelt zu werden. Den Anlaß zur Behandlung geben Blutungen, fortschreitendes Wachstum, Störungen der Nachbarorgane, Schmerzen, in seltenen Fällen auch hinzugetretene Schwangerschaft. Alter, Allgemeinbefinden, soziale Stellung der Trägerin, Sitz und Größe der Geschwulst beeinflussen unser Vorgehen. Die Behandlung kann bestehen in Ausrottung der Neubildung durch Operation oder Bestrahlung oder sie kann eine palliative sein.

Rasches Wachstum, schwächende Blutungen, Schmerzen, Druckerscheinungen verlangen eine Ausrottung. — Wächst die Geschwulst nur langsam, sind die Blutungen gering oder mäßig stark und bestehen sonst keine weitern Symptome, so kommt es in erster Linie auf das Alter der Patientin an, ob wir radikal vorgehen oder zuwarten. — Frauen in der Klimax können unter solchen Umständen häufig durch symptomatische Behandlung in die Zeit der Menopause und Schrumpfung der Geschwulst hineingelangen. — Je jünger aber die Trägerin eines solchen Tumors ist, je länger sie von der Zeit der Klimax noch absteht, um so wahrscheinlicher werden jene Fährlichkeiten eintreten, welche eine Ausrottung erheischen.

1. Die operative Entfernung der Myome. Myome können auf vaginalem oder abdominellem Wege entfernt werden; die Entscheidung gibt neben der Vorliebe des Operateurs die Größe und der Sitz der Geschwulst. Im allgemeinen wird immer mehr die abdominale Methode bevorzugt.

Bei submukösen Polypen durchtrennt man den Stiel. Hängt der Polyp aus dem Muttermund heraus und ist der Stiel dünn, so wird er einfach abgedreht oder abgeschert; der zurückbleibende Stumpf schrumpft dann zusammen. Bei dickerem Stiel durchtrennt man die Myomkapsel nahe dem Stiel und schält den Tumor aus, weil die umgestülpte Uteruswand im Stiel enthalten sein könnte. Die Blutung ist gering und wird durch Jodoformgaze-Tampon gestillt. — Hat der Polyp den Muttermund nur zum geringsten Teil passiert, so zieht man ihn mittels einer festen Zange völlig heraus und spaltet im Notfall den Muttermund beiderseits. Wiederum ist dann bei der Abtrennung an Inversion zu denken. — Große Polypen, die noch im Cavum uteri sitzen und sich nicht herunterziehen lassen, kann man zerstückeln: Anfassen mit fester Zange und Exzision des gefaßten Stückes mit starker Schere; hierauf Zusammenfassen der leicht blutenden

Wundfläche und abermalige Exzision, bis schließlich der Rest ausgeschält und extrahiert werden kann. — Leichter geht es, wenn man das vordere Scheidengewölbe quer ablöst, die Blase zurückschiebt und dann die vordere Uteruswand median nach Bedarf aufschneidet und aufklappt. Nach Entfernung des Myom folgt wieder Vernähung. — Auf letztere Weise kommt man auch breitbasig aufsitzenden Myomen bei; kleinere kann man dann nach Inzision der Kapsel in toto enukleieren, größere müssen zerstückelt werden. — Tief sitzende Zervikalmyome, die sich ins parametrane Zellgewebe hinein oder auch subserös im Douglas entwickelt haben, sind ebenfalls von unten her angreifbar, indem man sie nach Abtrennung des Scheidengewölbes und eventuell nach Eröffnung des Douglas enukleiert, oder, wenn sie gestielt sind, abschneidet und den Stumpf übernäht. —

Enukleation von der Bauchhöhle aus wird dann gemacht, wenn nach Eröffnung der Bauchhöhle die gänzliche Entfernung des Uterus sich als zu gefährlich erweisen würde; sie ist sodann die Operation der Wahl, wenn man wegen der Fortpflanzung Gewicht darauf legt, den Uterus zu erhalten, also bei jüngeren Frauen mit sonst gesunden Genitalien. Die Operation ist einfach: ausgiebige Inzision der hervorragendsten Stelle; Ausschälung unter festem Anfassen und Hervorziehen mittels starker Zange. Die Blutstillung geschieht durch Abklemmung und Unterbindung oder wird durch bloße Vernähung des Geschwulstbettes in einer oder mehreren Etagen besorgt. Wurde das Cavum uteri eröffnet, so wird es einfach vernäht, eventuell nach der Scheide drainiert. — Gestielte subseröse Myome (Polypen) werden abgeschnitten und der Stiel vernäht. —

Myomotomie mit teilweiser oder totaler Mitentfernung des Uterus wird dort gemacht, wo wegen Größe, Sitz oder Vielzahl der Geschwülste der Uterus nicht erhalten werden kann, oder wo es auf seine Erhaltung nicht ankommt. Sie kann wiederum auf vaginalem oder auf abdominalem Wege ausgeführt werden. Die Entscheidung wird beeinflußt durch die Größe des Tumors, durch die Weite der Scheide und die Vorliebe des Operateurs für die eine oder die andere Methode. Ist der Tumor nicht über faustgroß, so kann die Exstirpatio uteri vaginalis gemacht werden. Größere Tumoren, selbst bis zu Nabelhöhe reichende, müssen während der Operation durch Enukleation eines oder mehrer Myome, eventuell nach vorheriger Spaltung des Uterus in der Medianlinie vorn oder hinten beginnend, zerkleinert werden, bis man sie vorziehen kann Immer mehr kommt man von schwierigen vaginalen Operationen ab zugunsten der Laparo-Myomotomie.

a) Die supravaginale Amputation: Tuben und Ligg. lata werden beiderseits abgebunden und durchtrennt bis gegen die Gegend des inneren Muttermundes herab. Will man die Ovarien mit entfernen, so müssen die Ligaturen natürlich außen von ihnen angelegt werden; bei Frauen im Geschlechtsalter tut man im allgemeinen aber gut, wenigstens ein Ovarium zurückzulassen. Dann wird das Peritoneum vorn, einige Zentimeter oberhalb des Blasenfundus, quer durchtrennt, so daß der Schnitt in die Stümpfe der Ligg. lata beiderseits ausläuft, und die Blase samt dem Peritoneum bis in die Gegend des inneren Muttermundes abgeschält. Auch auf der hinteren Seite wird das Peritoneum auf entsprechender Höhe zirkulär durchtrennt und zurückgestreift. Hierauf folgt die Umstechung und Abbindung der seitlichen Uteruskanten in der Gegend des inneren Muttermundes und damit zugleich der Arteriae uterinae. Sind diese Ligaturen gut angelegt, so darf jetzt dreist amputiert werden; die Blutung ist gleich Null; durch einige Nähte werden vordere und hintere Uterus- resp. Zervikalwand vereinigt, der Stumpf sorgfältig mit dem vorderen Peritoneallappen übernäht und ebenso der Spalt in den Ligg. lata durch sero-seröse Nähte geschlossen. — Bei intraligamentärem Sitz des Tumors muß das entfaltete Lig. latum gespalten und das Myom aus dem Bindegewebe ausgeschält werden, bevor die Unterbindung der betreffenden Uterina und die Amputation auf der Höhe des inneren Muttermundes möglich ist. Das Geschwulstbett ist hernach zu vernähen.

b) Die Totalexstirpation ist angezeigt bei bösartiger Degeneration und bei infiziertem Myom; wohl die Mehrzahl der Operateure bevorzugen sie überhaupt. Nach Auslösung des Uterus bis an die Scheidengewölbe werden diese eröffnet, in kleineren Partien abgebunden, vernäht und darüber das Peritoneum geschlossen. — Man kann auch von vornherein, nachdem der ganze Tumor nach vorn über die Schamfuge gewälzt worden ist, auf eine von unten durch einen Assistenten ins hintere Scheidengewölbe vorgeschobene Zange von der Bauchhöhle her einschneiden, dann die Portio durch diese Öffnung des hinteren Scheidengewölbes nach der Bauchhöhle zu hervorholen und möglichst nach oben ziehen, hierauf das Scheidengewölbe umschneiden, vorn die Blase zurückstreifen und erst jetzt an die Abbindung der seitlichen Verbindungen des Uterus, von unten her beginnend, übergehen.

Zweckmäßig ist es, sowohl bei der supravag. Amputation als bei der Totalexstirpation gleich im Beginn größere Myomknoten zu enukleieren, um Raum zu schaffen.

Die Prognose der Myomotomie wird wesentlich beeinflußt durch die Blutbeschaffenheit der Patientin. Ein Hämoglobingehalt unter 30 % gefährdet die Narkose sowie die Operation in hohem Grade, besonders wenn dabei der Leukozytengehalt des Blutes auch gering ist, was auf gewisse Insuffizienz der blutbildenden Organe hinweist.

2. Röntgenbestrahlung. In neuerer Zeit rivalisiert die Röntgenbestrahlung mit der Operation. Die intensive Tiefenbestrahlung vernichtet, so weit man jetzt schon über ihre Einwirkung aufgeklärt ist, die Eierstocksfollikel, ohne den interstitiellen Drüsenapparat zu schädigen, zudem bringt sie die Muskelfasern des Myom zur Schrumpfung: man sieht Blutungen sistieren und größere Myome schmelzen. — Von manchen Seiten ist von so überraschend guten Erfolgen berichtet worden, daß man beinahe das Ende der Myomotomie mit ihren sicheren Resultaten herannahen sah. — Doch, abgesehen davon, daß die Bestrahlung eine sehr intensive sein muß und deshalb trotz Filtration Hautverbrennungen dabei vorkommen, abgesehen auch von der langen Dauer und den großen Kosten einer solchen Behandlung, gibt es einerseits Versager, andererseits zahlreiche Fälle, in denen die Bestrahlung gegenüber der Operation im Nachteil und solche, wo sie geradezu kontraindiziert ist. Myome in der Schwangerschaft z. B. dürfen nicht bestrahlt werden, bei Adnex- und anderen Tumoren bestehende Myome müssen dieser Komplikation wegen operativ angegriffen werden; nicht so selten ist wegen Raumbeschränkung, wegen Entzündung und Vereiterung, wegen Nekrose usw. sehr rasche Hilfe nötig und diese kann nur die Operation bringen. Bei submukösen Myomen ist im Fall heftiger Blutungen eine längere Behandlung ausgeschlossen. Endlich kann unter der Bestrahlung eine nicht diagnostizierte maligne Degeneration verborgen bleiben und so rasche Fortschritte machen, daß die Operation zu spät kommt.

Vorteile gewährt die Bestrahlung bei ungünstig sitzenden, im Becken eingekeilten, intraligamentären Tumoren, bei Krankheiten, die eine Operation nicht ratsam erscheinen lassen, wie

Tuberkulose, Nephritis, Diabetes, schwere Herzaffektionen usw., falls wenigstens nicht rasche Hilfe nötig ist.

Im großen Ganzen muß immer noch die operative Behandlung der Myome als die beste und sicherste gelten. In einer guten Zahl von Fällen kann die Röntgenbestrahlung mit ihr konkurrieren, aber nur in einer Minderzahl ist sie ihr überlegen.

3. Daneben werden wir in einzelnen Fällen sowohl auf die Bestrahlung wie auf die Operation verzichten und uns mit der symptomatischen Behandlung begnügen müssen.

Myome, die durchaus keine Erscheinungen machen, brauchen überhaupt nicht behandelt zu werden. Es gibt recht große Tumoren, von denen die Trägerinnen gar nichts wissen. Zufällig hat man bei einer gynäkologischen Untersuchung, oder bei der Palpation eines schwangeren Leibes, oder beim Reiben des Uterus in der Nachgeburtszeit einen Myomknoten entdeckt, von dem bisher niemand eine Ahnung hatte und der auch nachher ganz symptomlos bleibt. Nur wer Angst hat, es möchte ihm eine Behandlungsgelegenheit entgehen, wird in einem solchen Falle operieren oder bestrahlen. — Es gibt auch Frauen, welche allfällige Beschwerden bei symptomatischer Behandlung so gut vertragen, daß sie niemals dazu zu bringen wären, ihre Messerscheu zu überwinden oder zur Bestrahlung sich herbeizulassen. Stehen sie in der Nähe des Klimakterium, so hoffen sie von Monat zu Monat auf die Menopause und auf Schrumpfung der Geschwulst und wissen Bekannte zu nennen, „die auch ohne Behandlung über die Abänderung hinweggekommen sind".

Am häufigsten werden wir wegen Blutungen in Anspruch genommen. Da erfreut sich das Ergotin immer noch eines gewissen Rufes. Vor 30—40 Jahren war man auf dieses Mittel angewiesen und machte hie und da erfolgreiche Kuren damit. Man stellte sich vor, daß durch Kontraktionen der Uteruswand die Verbindung mit dem Myom gelockert und infolge davon seine Gefäßversorgung und Ernährung leide. Man injiziert jeden zweiten bis dritten Tag 1 g einer käuflichen Ergotinlösung subkutan. Die Einspritzung schmerzt etwas und hinterläßt für einige Tage eine Verhärtung; es gibt auch Frauen, die nach kurzer Zeit Vergiftungserscheinungen — Kribbeln an Fingern und Beinen — bekommen. Statt der Injektionen kann man Ergotinpillen zu 0,05 verschreiben und täglich 6—8 Stück nehmen lassen. — Die Wirkung ist bei weitem keine zuverlässige, häufig bleibt sie ganz aus. Es müssen gegen 50 Einspritzungen gemacht werden, bevor ein deutlicher

Erfolg erwartet werden darf. — Die andern Hämostatika, wie Hydrastis, Stypticin, Erystypticum wirken ebensowenig zuverlässig.

Mit der Abrasio mucosae erlebt man manchmal recht gute Erfolge, wenn die Schleimhaut wirklich hypertrophisch oder polypös gewuchert ist. Der Erfolg bleibt aber aus, wenn das Cavum uteri zu weit, durch hereinragende Tumoren deformiert und seine Wandung so gesteift ist, daß nach dem Eingriff die erwartete Verkleinerung durch Kontraktion nicht zustande kommt. Dabei besteht auch die Gefahr der Infektion und Vereiterung und zwar ist sie um so größer, je weiter und unregelmäßiger die Uterushöhle ist und je weniger sie sich nach der Ausschabung verkleinert. — Ihre Wirkung erstreckt sich auch nur auf eine gewisse Zeit, so daß sie meist wiederholt werden muß.

Die elektrische Behandlung mittels starker konstanter Ströme nach Apostoli, wobei die Mukosa durch Elektrolyse zerstört und verschorft wird, ist heutzutage allgemein verlassen.

Solbäder haben insofern öfters einen guten Einfluß, als die Schmerzen gelindert werden können und der allgemeine Kräftezustand sich bessert. Hingegen geht der Gewinnst dabei nicht selten durch Verstärkung der Blutungen wieder verloren.

Gegen die Schmerzen wirken sonst am besten Ruhe, heiße Umschläge, mäßige Lebensweise, Enthaltung im Geschlechtsverkehr, Regelung des Stuhlganges.

2. Carcinoma uteri

Krebs ist beim Weibe fast doppelt so häufig wie beim Manne und annähernd ein Drittel der Krebse beim Weibe stellen die Uteruskrebse. In Deutschland sterben jährlich etwa 23000 Frauen daran; eine Zunahme ist nicht festzustellen.

a) Carcinoma cervicis s. colli

Es tritt selten vor dem 20., selten auch nach dem 60. Jahre auf; am meisten gefährdet sind die Frauen zwischen dem 40. und 50., dann vom 50.—60. und 30.—40. Jahre. Die Vererbung spielt nur eine geringe Rolle. Armut und Elend, sowie reicher Kindersegen scheinen einigermaßen dazu zu veranlagen. Daß der Krebs bei chronischen Katarrhen und auf Erosionen eher ansetze als auf gesunder Schleimhaut, ist nicht nachzuweisen. — Negerinnen, welche so häufig Myome zeigen, erkranken seltener an Krebs als Weiße. — Wir unterscheiden nach dem Ausgangspunkt:

1. Das Kankroid der Portio vaginalis (Fig. 106 u. 107). Es geht vom Plattenepithel des Scheidenteils, häufiger von der hinteren Lippe aus, beginnt als kleine papilläre Wucherung oder unter der Form eines papillären Geschwürs oder einer warzenartigen, lebhaft roten Erhabenheit und wächst ziemlich rasch zu einem die Scheidengewölbe mehr oder weniger ausfüllenden pilz- oder blumenkohlartigen Knollen heran. Manchmal tritt Zerfall ein, wenn die Neubildung kaum über die Oberfläche vorragt; es entsteht dann ein Geschwür, das mit einer Erosion verwechselt werden könnte (s. unten). — Bald ergreift es die Scheidenschleimhaut, selten diejenige des Zervikalkanals und relativ spät die Parametrien. —

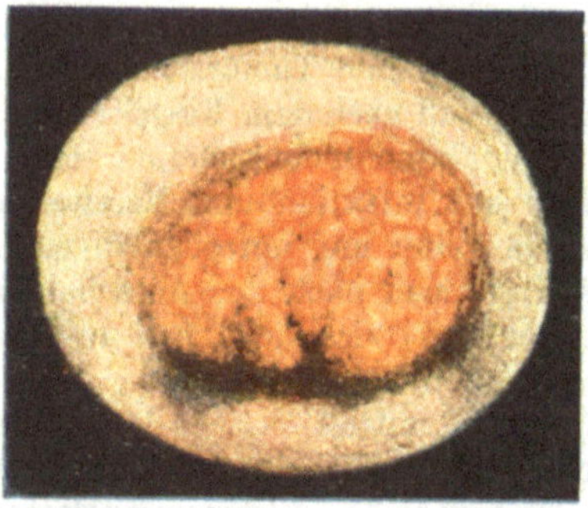

Fig. 106. **Kankroid der vorderen Muttermundlippe.**

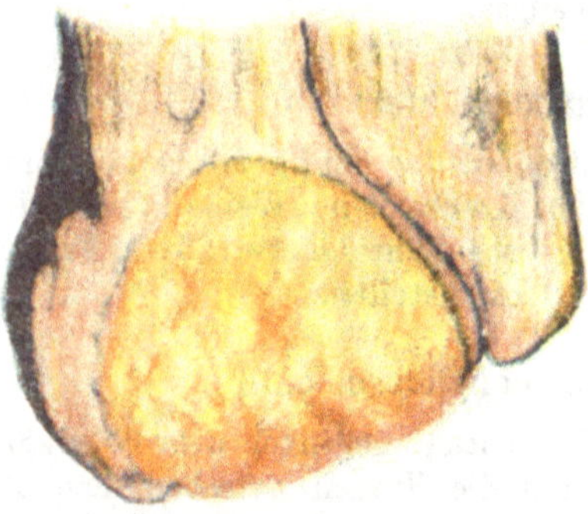

Fig. 107. **Kankroid der vorderen Muttermundlippe:** Längsschnitt.

2. Karzinom der Zervikalschleimhaut (Fig. 108). Es geht von den Epithelien der Zervikalschleimhaut oder als Adenokarzinom von ihren Drüsen aus. Es wuchert auf Kosten der Zervikalwandungen, höhlt den Zervikalkanal aus, füllt ihn mit fungösen Krebsmassen an bis es zerfällt, abbröckelt und die Zervikalhöhle als weiten dünnwandigen Raum zurückläßt. Dabei kann der Saum des Muttermundes längere Zeit unversehrt bleiben. Hier und da wuchern aber die Krebsmassen polypenartig aus dem Muttermund heraus und

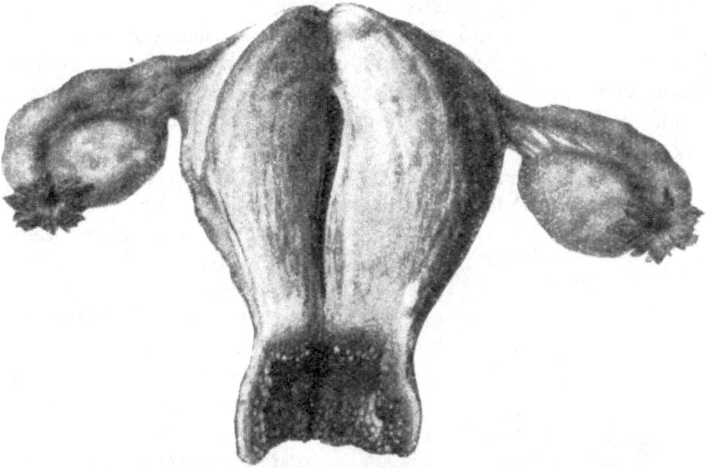

Fig. 108. **Karzinom der Zervikalschleimhaut** mit Zerfall der Zervikalwandung (Züricher Frauenklinik).

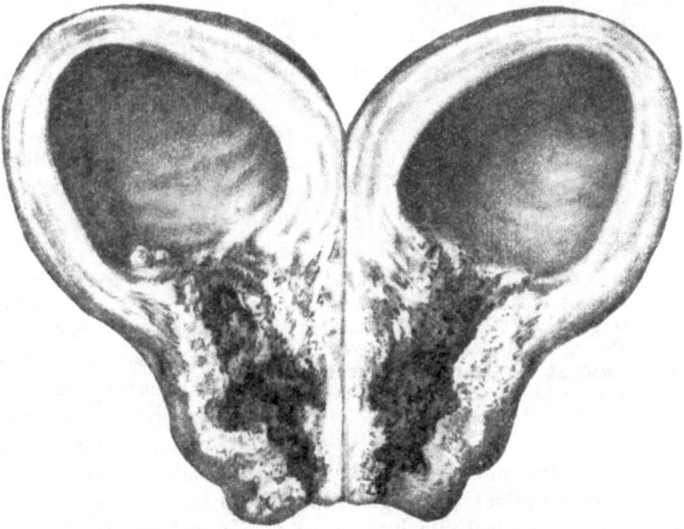

Fig. 109. **Verschluß des inneren Muttermundes durch Krebswucherungen:** Hämatometra (Path. Inst. Zürich).

füllen die Scheidengewölbe mehr oder weniger an. Die ausgebohrte Zervikalwand wird bald durchbrochen und die Neubildung geht aufs Parametrium und das Corpus über. Andere Male verstopfen die Krebswucherungen den innern Muttermund und es kommt zur Bildung einer Hämatometra, wie in Fig. 109.

3. Infiltrierendes Karzinom (Fig. 110). Zahlreiche Herde, von den tiefen Drüsen ausgehend, konfluieren, indurieren und verdicken die ganze Zervix, brechen durch und ulzerieren. —

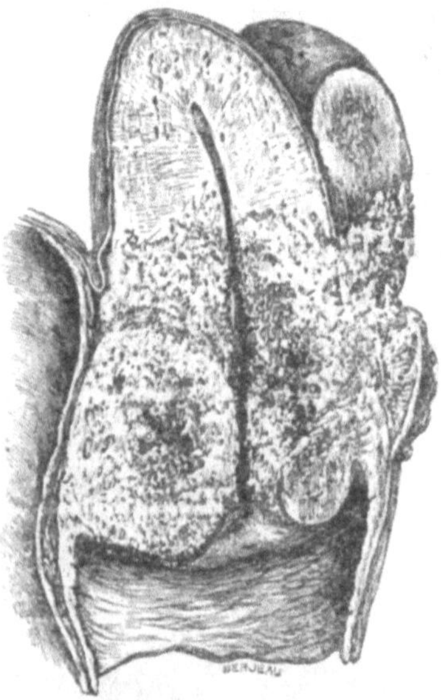

Fig. 110. **Weit vorgeschrittenes infiltrierendes Carcinoma cervicis** mit Übergang auf Scheide, Parametrium, Corpus uteri. An der hinteren Uteruswand ist das Ovarium adhärent und bereits auch schon von der Neubildung ergriffen.

Sind diese drei Formen auch im Beginn deutlich zu unterscheiden, so gehen sie doch bald ineinander über, so daß sehr oft schon bei der ersten Beobachtung der Ausgangspunkt der Neubildung nicht mehr zu erkennen ist. —

Das Karzinomgewebe ist kurzlebig; rasch tritt Zerfall ein, Saprophyten und andere Keime setzen sich an, es folgen Zersetzung und Jauchung, die unter blutig gefärbter fleischwasserähnlicher Absonderung und zeitweisen Hämorrhagien bis zum Ende andauern.

Die Lymphdrüsen (Hypogastricae, Sacrales, Lumbales, Iliacae) werden durchschnittlich später angegriffen als bei Karzinomen anderer Körperstellen; auch kommen Metastasen fast nur in sehr vorgeschrittenen Stadien der Neubildung vor; hingegen gibt es hie und da regionäre Metastasen als isolierte Knoten in der Umgebung der Zervix, besonders im Lig. latum. — Bei Annäherung ans Peritoneum bildet dieses abkapselnde Pseudomembranen.

In vorgeschrittenen Stadien erscheint das ganze Becken ausgefüllt von brettharten Tumormassen, in welche die Organe unbeweglich eingebacken sind; gegen die Scheide zu öffnet sich eine zerklüftete Jauchehöhle. Die hintere Blasenwand, häufig auch der Mastdarm, werden angefressen; es entstehen Fisteln; mitunter erreicht der Krebs auch verwachsene Darmschlingen, es kommt zur Perforation und nun entleert neben Blase und Mastdarm auch der Dünndarm seinen Inhalt in diese scheußliche Scheidenkloake. Durch Umwachsung der Ureteren entsteht Hydronephrose, Niereneiterung, bei Doppelseitigkeit Urämie. —

Wenn auch der Krebs nur selten vom Kollum aufs Korpus übergeht, so findet man doch etwa isolierte Krebsknoten in ihm. Häufig besteht rundzellige Infiltration des Endometrium, oft auch Hypertrophie der Muscularis, also Metro-Endometritis.

Symptome. — Die Anfangsstadien des Krebses verlaufen ärgerlicherweise gar oft symptomlos, so daß man die Neubildung nicht selten bei den ersten Erscheinungen schon in voller Blüte oder im Zerfall und bereits auf die Nachbarschaft übergegangen findet. — Oft tritt allerdings als Folge der begleitenden Metro-Endometritis schleimiger Ausfluß und verstärkte oder länger dauernde oder anteponierende Menstruation auf. Aber erst mit dem Zerfall der Neubildung stellen sich unregelmäßige Blutungen, fleischwasserähnlicher und später jauchiger Ausfluß ein. Eine körperliche Anstrengung, besonders aber der Beischlaf gibt hier und da den ersten Anlaß zu Blutabgang. Den größten Verdacht auf Kollumkrebs muß eine Blutung bei einer Frau jenseits der Menopause erregen. Bei Frauen im Klimakterium, bei denen die Periode bereits anfing seltener zu werden, erscheinen wieder regelmäßige, dann häufigere oder kontinuierliche Blutabgänge. — In vorgeschritteneren Graden der Ulzeration tritt an Stelle der Blutungen ein fleischwasserähnlicher, oft graulich mißfarbener und mit kleinen Bröckeln nekrotischen Gewebes untermengter Ausfluß, der einen widerlich faden oder nach Jauchung stinkenden Geruch annimmt und Erytheme an den äußeren Genitalien und deren Umgebung verursacht.

Schmerz kann bei Krebs schon sehr frühzeitig auftreten als Folge der begleitenden Metro-Endometritis; zum Gegenstand der Klage wird er in der Regel erst dann, wenn die Neubildung, auf die Umgebung, besonders das Parametrium, übergegangen ist.

Jetzt beginnt auch das Allgemeinbefinden zu leiden; die Frau verliert ihre gesunde Farbe, der trotz der Blutungen noch gut erhaltene Pannikulus fängt an zu schwinden; der Appetit nimmt ab, Erbrechen und Obstipation gesellen sich hinzu, Trockenheit im Hals und Durstgefühl stellen sich ein. Die Schmerzen werden allmählich stärker, nur Morphium vermag sie erträglich zu machen und Schlaf zu bringen. Der Schmerz sitzt im Unterleibe und strahlt nach Lenden, Kreuz und Beinen aus, ist kribbelnd, brennend, reißend, schießend; bald unerträglich heftig und kontinuierlich. — Kommt noch Durchbruch in Blase, Mastdarm, Dünndarm hinzu, so bildet sich ein Erbarmen erregender Zustand aus; um so mehr als durchaus geistige Klarheit bestehen bleibt. Wochen- und monatelang kann die Kranke nur mit Hilfe unglaublicher Morphiumdosen ihr Dasein fristen. — Mitunter ändert sich plötzlich von einem Tag zum anderen das Bild: die Kranke wird apathisch, die lauten Klagen verstummen, eine leichte Somnolenz tritt ein. Man führt diese Änderung auf chronische Urämie, veranlaßt durch Kompression der Ureteren und Nierenaffektion, zurück; gewiß macht sich in diesem Zustande auch die allmähliche Blutvergiftung durch Resorption und wohl ebenso der Einfluß des Morphium auf das Sensorium bemerkbar. Einem langsam, durch zunehmende Kompression sich ausbildenden Verschluß der Ureteren geht meist ein Stadium der Polyurie mit etwas Eiweißgehalt von 2—3 Tagen Dauer voraus, und unter abwechselnd großen und sehr kleinen täglichen Urinmengen (intermittierender Verschluß) bildet sich langsam völlige Anurie aus. Akut auftretende Anurie kann 10—12 Tage und länger vertragen werden, bevor der Tod eintritt; in seltenen Fällen erfolgt nach mehreren Tagen wieder Durchbruch des Urins und vorübergehende Besserung. — Selten stirbt die Kranke an Verblutung oder allgemeiner Karzinose, selten auch an Peritonitis, Pleuritis, Pneumonie; etwas häufiger an Lungenembolie von den phlebitischen Herden im Becken aus. Gegen septische Infektion scheinen die Patientinnen immunisiert zu sein.

Befund und Diagnose. — Bei atypischen Blutungen, bei rötlich gefärbtem, oder gar fleischwasserähnlichem und jauchigem Ausfluß ist es Pflicht des

Arztes, eine sofortige Untersuchung vorzunehmen und dabei in erster Linie auf Karzinom zu fahnden.

In vorgeschrittenen Fällen trifft man stets Gewebsneubildung und Zerfall kombiniert und da ist die Diagnose leicht zu stellen. Wenn die Zervix knollig verdickt, verhärtet und ulzeriert, im infiltrierten Parametrium wie eingemauert erscheint, wenn das Scheidengewölbe eine steifwandige Jauchehöhle mit unregelmäßig buchtiger, leicht blutender Innenfläche bildet, dabei die Kranke ausgesprochene Kachexie zeigt, so liegt die Diagnose auf der Hand. Auch deutlich ausgebildete Blumenkohlgewächse der Portio sind nicht zu verkennen und das Vorkommen einer rein gutartigen Form so zweifelhaft, daß man gut tut, gleich von vornherein die Diagnose auf Karzinom zu stellen. — Bei der Fahndung auf Karzinom muß bei intakter Portio stets der untersuchende Finger in den Zervixkanal eindringen, um ein hinter dem Muttermund verstecktes Zervikalkarzinom zu entdecken. Findet man ihn mit leicht zerdrückbaren polypösen Massen angefüllt (Fig. 108) oder stark ausgeweitet und die Innenfläche seiner verdünnten Wandungen höckerig weich und leicht blutend, so erkenne man dreist auf Karzinom.

Schwieriger ist die Erkennung, solange das Karzinom nicht als deutliche Neubildung über die Fläche hervorragt, sondern als Knoten in der Tiefe der Zervikalwand sitzt oder sie mit unregelmäßiger Begrenzung infiltriert ohne zu ulzerieren; schwierig auch dann, wenn das infiltrierte Gewebe vorweg zerfällt und nur ein oberflächliches Geschwür bleibt. In solchen Fällen haben wir auf folgende Merkmale zu achten.

Die krebsige Neubildung ist nicht wie ein Myom rundlich und abgekapselt; zwischen ihr und dem gesunden Gewebe liegt eine diffuse, entzündlich infiltrierte Zone. Ihre Konsistenz ist derber, unelastischer als die eines Myom, ihr Rand oft kantig, und worauf besonderes Gewicht zu legen ist: sie ist spröde; es gelingt leicht mit der Fingerspitze oder mit einer Sonde zerstörend ins Gewebe einzudringen, mit der Kurette oder dem Fingernagel kleine Bröckel abzukratzen; eine eingesetzte Hakenzange reißt beim Anziehen aus. — Auch beim karzinomatösen Geschwür ist die Sprödigkeit des Grundes, der sich abbröckeln und zermalmen läßt und in den eine Sonde leicht eingebohrt werden kann, von ausschlaggebender

Bedeutung. Seine Ränder sind überdies scharf, stellenweise gezackt, nicht stark gewulstet aber induriert; sein Grund gelbgrau, feingekörnt, oft zerfetzt, leicht blutend.

Wo, bei Berücksichtigung dieser Merkmale, noch Zweifel bestehen, handelt es sich in der Regel nicht um Karzinom.

Differentialdiagnose. Verdächtig können Hypertrophien der Portio mit Durchsetzung des Gewebes von zahlreichen Ovula Nabothi (Schleimretention in den Drüsen) erscheinen, besonders, wenn durch alte Narben oder über die Oberfläche vorragende Ovula Nabothi die Portio eine unebene, knollige und sehr derbe Beschaffenheit aufweist. Aber sie ist dabei mit glatter Schleimhaut bedeckt, durch welche oft die Follikel durchscheinen; sie bietet elastische Konsistenz und läßt die Sonde nicht einbohren noch mittels des Fingernagels Bröckel von der Oberfläche abkratzen. — Bei papillären oder follikulären Erosionen fehlen indurierte Ränder; sie umgeben meist gleichmäßig den Muttermund, besitzen eine glänzende und hochrote Oberfläche, die allerdings oft auch leicht blutet, aber nicht abbröckelt beim Kratzen. — Dekubitusgeschwüre bei Prolaps lassen den Muttermund meist frei; sie zeigen am Rande einen Narbensaum, ihr Grund ist fein granuliert, aber nicht induriert. — Druckusuren, durch Pessarien verursacht, sind länglich, fast immer sitzen sie in den seitlichen Scheidengewölben und heilen rasch nach Entfernung des Pessars. — Diphtheritisch oder kruppös belegte oder nach Ätzungen zurückbleibende Geschwüre sind fetzig und zeigen keinen infiltrierten Grund. — Tuberkulöse Ulzera liegen zirkulär um den Muttermund, besitzen scharfe, aber oft unterminierte Ränder; ihr Grund ist gelblich, feingekrönt, höckerig. Fast ausnahmslos werden tuberkulöse Erkrankungen anderer Organe oder miliare Knötchen in der Umgebung oder Tuberkulose an Uterus, Tuben, Ovarien, Peritoneum die Zweifel lösen helfen. — Spitze Kondylome können zur Seltenheit papillomatöse Tumoren auch an der Portio bilden; doch fehlt dabei die infiltrierte, leicht zerstörbare Basis; zudem wird man ihresgleichen an der Vulva und in der Vagina finden. — Ulcera syphilitica kommen zur Seltenheit an der Portio vor und können sich in den Zervikalkanal hinein erstrecken. Wenn sie nicht multipel und wenn neben dem Geschwür nicht ulzerierte Papeln oder Gummata zu sehen sind, so kann die Differentialdiagnose sehr schwierig sein und erst die mikroskopische Untersuchung oder die Behandlung sichere Entscheidung bringen.

— Zervixmyome zeigen beim Zerfall nie die spröde, bröcklige Konsistenz wie Karzinome und sind rundlicher, regelmäßiger und schärfer begrenzt. — Eitrige Vaginitis vetularum mit Verengerung der Scheide und buchtiger, rigider Beschaffenheit der Gewölbe sieht manchmal verdächtig aus; doch spricht der geringe Zerfall bei so diffuser Ausbreitung der Affektion gegen Krebs. —

Überall da, wo die Diagnose nicht mit genügender Sicherheit zu stellen ist, muß das Mikroskop zu Hilfe genommen werden; denn sich auf den weiteren Verlauf verlassen zu wollen, ist eine böse Pflichtvergessenheit. Zu dem

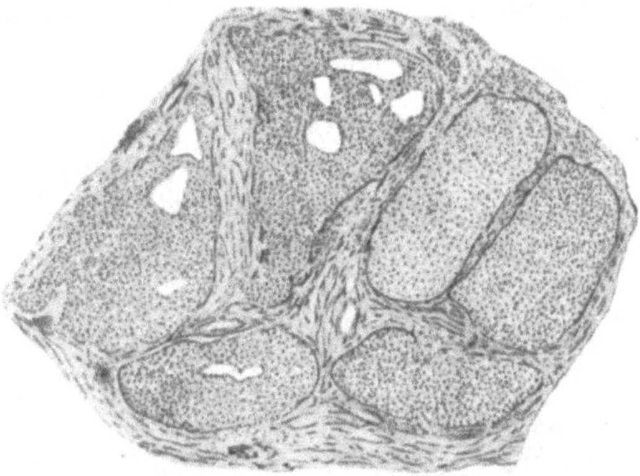

Fig. 111. **Mikrosk. Bild eines Zervikalkrebses.**

Zwecke wird aus der verdächtigen Stelle ein Stückchen exzidiert. Man stellt die Portio im Rinnenspekulum ein, setzt in der Nähe der betreffenden Stelle eine Kugelzange ins gesunde Gewebe ein, zieht sie in den Introitus herab und schneidet mit Schere oder Messer einen Keil heraus, dessen Basis zur Hälfte Neubildung, zur anderen Hälfte gesundes Gewebe enthält. Die Blutung wird durch Umstechung oder feste Tamponade mit Jodoformgaze gestillt. —

Das mikroskopische Bild (Fig. 111) zeigt Maschenräume (Alveolen), die mit epithelialen Zellen angefüllt sind. Die Alveolen sind eng oder weit, rundlich oder länglich oder unregelmäßig gestaltet, durch dünnere oder dickere mehr oder weniger kleinzellig infiltrierte Bindegewebeschichten voneinander geschieden. Die

Epithelien können größer oder kleiner sein, lockerer oder dichter gedrängt liegen; da und dort sind sie konzentrisch zu Perlen geordnet. Nur selten wird man eine Einwucherung eines Karzinomknotens vom Epithel der Vaginalportion aus so schön im Beginn antreffen, wie Figur 112 es zeigt. Ist die karzinomatöse Struktur nicht durch zapfenförmige Einwucherung von Oberflächenepithel ins Gewebe, sondern durch Wucherung von Drüsenepithel zustande gekommen, so können die Alveolen von bloß einer einzigen Schichte Epithel ausgekleidet sein; es handelt sich dann um sehr starke Vermehrung der Drüsenräume, um Drüsenkarzinom oder malignes Adenom. Andere Male findet sich das Epithel in den Drüsen zwei-, dreischichtig, doch bleibt das

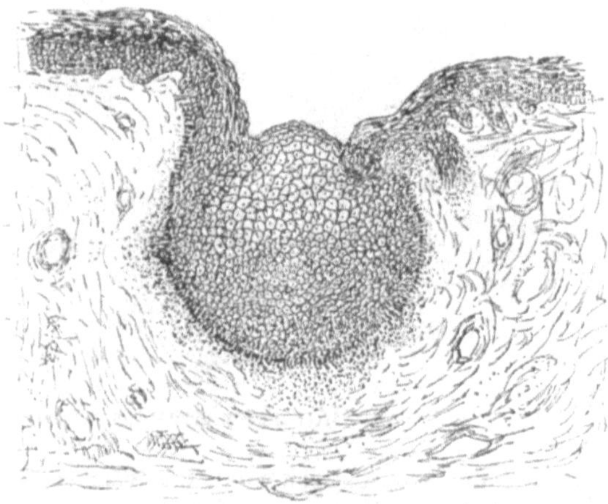

Fig. 112. **Krebsknoten der Portio vaginalis,** aus normalem vielschichtigem Epithelbelag zapfenförmig einwuchernd (nach Richelot).

Zentrum frei (drüsige, adenoide, glanduläre Form). Mitunter zeigt in ganz ausgefüllten Alveolen das Zentrum der Epithelmasse Entartung. —

Ist die Diagnose auf Karzinom gestellt, so kommt es darauf an zu entscheiden, ob die Neubildung auf die Zervix beschränkt oder bereits auf die Nachbarschaft übergegangen sei. Über den Zustand der Scheide gibt die Untersuchung mit Finger und durch Spekulum bestimmten Aufschluß;

schwieriger ist die Ausbreitung auf Parametrium und Drüsen festzustellen. Eine beschränkte Beweglichkeit des Uterus bei der bimanuellen Untersuchung, noch mehr beim Herabziehen der Zervix mittels Hakenzange weist auf Elastizitätsverlust der Bänder wegen karzinomatöser oder doch entzündlicher Infiltration. Freilich kann es sich dabei um alte Entzündungen, aber ebensowohl um Ausläufer der die Neubildung umgebenden entzündlichen Zone handeln. Knollige Verdickungen im Verlaufe der Bänder bei der Untersuchung per rectum sprechen für schon erfolgte bösartige Infiltration; bei erst entzündlicher Infiltration fühlen sie sich gleichmäßig verdickt, derb, schmerzhaft an. — Nur selten wird man an der hinteren Beckenwand mit Sicherheit ergriffene Drüsen tasten können. — Auch der Zustand des Uterus und der Adnexe muß festgestellt werden. Ob sie von der Neubildung bereits ergriffen sind, ist meist schwierig zu entscheiden, besitzt aber auch nicht die große Wichtigkeit wie der Übergang auf Scheide und Parametrium.

Prognose. Weil die Drüsen bei Zervixkarzinom relativ spät ergriffen werden und Metastasen ziemlich selten vorkommen, so sind die Aussichten auf Radikalheilung besser als bei vielen anderen Karzinomen. Vorbedingung einer guten Prognose ist aber auch hier frühzeitige Behandlung. Leider eignet sich die Mehrzahl der Krebsfälle, welche wir zur Untersuchung bekommen, schon nicht mehr für eine Radikaloperation. Die Hauptschuld liegt eben daran, daß die Zervixkrebse im Anfang symptomlos verlaufen, hierauf lange Zeit bloß atypische Blutungen machen, denen die Frauen, weil sie meist in der auch sonst so häufig mit unregelmäßiger Menstruation verbundenen Abänderungszeit auftreten, nicht genügende Wichtigkeit beimessen. Umso strenger ist es Pflicht des Arztes, bei atypischen Blutungen örtlich zu untersuchen und zwar sogleich, trotz der Blutung und auch dort, wo allenfalls andere verdächtige Erscheinungen wieder aufgehört haben. Pflicht des Arztes ist es aber auch, sofort ein sicheres Untersuchungsresultat zu gewinnen, und wo ihm dies nicht gelingt, ohne Zögern einen Kollegen beizuziehen oder die Patientin ihm zuzuschicken. Bei richtigem Vorgehen wird nur sehr selten eine Frau die Untersuchung verweigern; im Notfall darf ihr der Verdacht auf Krebs eröffnet werden.

Therapie. Von einer frühzeitigen Totalexstirpation des Uterus ist in einem gewissen Prozentsatze dauernde Heilung zu erhoffen. Die Ausführung der Operation per vaginam ist leicht und gibt nur 6—8 % Todesfälle, insofern die Neubildung auf den Uterus beschränkt ist, d. h. die Scheidengewölbe frei und normal dehnbar sind, der Uterus volle Beweglichkeit zeigt, namentlich bis in den Introitus vaginae herabgezogen werden kann. — Nierenaffektionen, Diabetes, Herz-, Lungen-, Leberleiden bilden Kontraindikationen.

Ausführung. Exkochleation (s. unten) und Desinfektion. Hervorziehen des Restes der Portio und Umschneidung letzterer behufs Abtrennung der Scheidengewölbe. Stumpfes Zurückschieben der Blase und Eröffnung des vesiko-uterinen Raumes. Spaltung des Douglas. Umstechung und Abtrennung der seitlichen Verbindungen der Zervix im Beckenboden. Hervorholen des Fundus uteri vorn oder hinten. Abbinden und Absetzen der Tuben und des Restes der Ligg. lata (gesunde Eierstöcke können zurückgelassen werden). Nach definitiver Blutstillung werden die Stümpfe beiderseits in die Scheidengewölbe eingenäht und Peritonealsack samt Scheidenwunde geschlossen. Die Ligaturen stoßen sich im Verlaufe einiger Wochen ab.

In der Überzeugung, daß stets auch die Parametrien, sowie die Beckendrüsen mitentfernt werden müssen, um sich vor Rezidiv möglichst zu schützen, wird von vielen Gynäkologen der abdominale Weg eingeschlagen. Manche von ihnen lassen sich auch durch den Übergang der Neubildung auf die Umgebung nicht abschrecken und exstirpieren Scheide, Parametrien und übriges Beckengewebe, wenn sie ergriffen sind, präparieren die Ureteren aus karzinomatösem Gewebe frei, suchen alle Drüsen des Beckens ab und schneiden sie heraus (Wertheimsche Operation). Diese Methode hat ihre nur um weniges bessern Dauererfolge mit der viel größeren Gefährlichkeit des Eingriffes zu erkaufen. —

Die unsicheren Dauererfolge der Operation, noch mehr aber die große Zahl der nicht radikal operierbaren Fälle, erweitern das Gebiet der Strahlenbehandlung des Krebses immer mehr. Durch Einlegen von Radium oder Mesothorium enthaltenden, vernickelten Metallkapseln, mitten in den Karzinomherd, wird die Einwirkung eine möglichst direkte. Es sind Mengen von mindestens 50 mg Mesothorium nötig, um eine Wirkung zu erzielen. Die Karzinomzellen werden durch die Strahlung leichter und intensiver angegriffen und vernichtet als die gesunden Elemente, die überdies durch geeignete Filter noch in weitgehendem Maße geschützt werden können. Von größeren Dosen darf man bei vermehrten Schutzvorrichtungen im allgemeinen intensivere Wirkung erwarten. Die Anwendung geschieht 1 mal wöchentlich und dauert 12—24 Stunden. Sie wird zweckmäßig noch unterstützt durch Röntgenbestrahlung. Unter dieser Behandlung sieht man einzelne Krebse völlig verschwinden. Weit vorgeschrittene, operativ gar nicht mehr angreifbare bessern sich so, daß weder subjektiv noch objektiv irgendwelche Karzinomerscheinungen zurückbleiben. Leider sind die Dauererfolge nicht sehr tröstlich. Einzelne tieferliegende Krebsnester scheinen der Bestrahlung doch meist zu entgehen, so daß über kurz oder lang Rezidiv eintritt.

Durch weitere Verbesserungen der Methode, namentlich mit Bezug auf den Schutz der gesunden Gewebe, verspricht zwar die Mesothorium-Röntgenbestrahlung in der Behandlung des Zervixkrebses eine wichtige Rolle zu übernehmen. Auf alle Fälle werden die eingreifenden, gefährlichen operativen Verfahren (Wertheimsche Operation) etwas in den Hintergrund gedrängt. Grundsätzlich wird es aber wohl richtig sein, bei operativen Fällen die ungefährlichere vaginale Uterusexstirpation auszuführen und hernach den Karzinomkeimen durch Bestrahlung auf den Leib zu rücken. Auf diese Weise erreicht man in etwa 20 % dauernde Heilung. —

Wo aus irgend einem Grunde nicht bestrahlt werden kann, löffelt man die zerfallenden Krebsmassen am besten möglichst vollständig aus (Exkochleatio) und appliziert darauf das Glüheisen. Dies hat selbstverständlich nur dann Sinn und Erfolg, wenn bröckelnde, zerdrückbare Krebswucherungen, die eben Blutung und Absonderung verursachen, in größeren Massen vorhanden sind. Es wäre ein Fehler, in einem harten, wenig blutenden Knoten oder in einer starrwandigen Jauchehöhle ohne fungöse Wucherungen herumzukratzen oder -zubrennen. Auch Fistelbildung, sowie zu großer Kräfteverfall kontraindizieren den Eingriff.

Die Ausführung geht so: in Narkose macht man die Neubildung, über deren Ausbreitung man sich vorher durch bimanuelle Tastung orientiert hat, im Rinnenspiegel gut ansichtig; ein allfällig gesunder Rest der Portio wird angehakt und angezogen. Dann kratzt man mit großem, flachem Löffel oder mit Kurette sämtliche bröckligen Wucherungen möglichst vollständig, d. h. bis das Instrument auf festes, knisterndes Gewebe gelangt, aus; vor Blase, Mastdarm, Bauchfell hat man sich beständig in acht zu nehmen. Einzelne anhängende Gewebsfetzen oder Brücken schneidet man mit der Schere ab. Die ziemlich stark blutende Wundfläche wird kalt abgespült, abgetupft und nun mit dem Kugelbrenner des Paquelin oder mit glühenden Eisen energisch und wiederholt bearbeitet. Gegen das Heißwerden der Spekula schützt der kalte Wasserstrahl; noch besser ist es, nasse Wattebäusche oder Kompressen unter sie zu legen oder hölzerne Spiegel zu benutzen. Zum Schluß wird die ausgebrannte Höhle mit Jodoformgaze fest ausgestopft. Nach einigen Tagen entfernt man den Tampon und verordnet antiseptische Spülungen. Am 8.—10. Tage kann die Kranke das Bett verlassen.

Ähnlich wie das Ferrum candens wirkt ein auf die Wundfläche während 3—5 Minuten aufgedrückter, in 50% Chlorzinklösung getränkter, aber ausgedrückter Wattebausch. Die Ätzung geht dabei etwas tiefer als beim Glühen; Liegenlassen eines solchen Tampons hätte unkontrollierbare Zerstörungen ins gesunde Gewebe hinein zur Folge.

Einige Tage nach der Exkochleation mit Verschorfung des Grundes beginnt Eiterung und Granulation; nach Wochen ist die Höhle zusammengeschrumpft und vernarbt, so daß Blutung und Absonderung aufhören; die Patientin erholt sich prächtig. Doch nach Wochen oder Monaten beginnt das alte Leid wieder; jetzt treten häufig die Schmerzen des nach innen wuchernden Krebses in den Vordergrund, während Blutung und Jauchung längere Zeit ausbleiben können. — Ausnahmsweise folgt nach dem Eingriffe Allgemeininfektion und die Kranke geht an Sepsis zugrunde; oder eine sich vorbereitende Fistel bricht durch.

Gegen die Schmerzen wirken im Anfang heiße Umschläge in Form von Kataplasmen oder Prießnitz recht wohltätig. Auch Aspirin, Phenacetin, Analgesin usw. vermögen jetzt die Schmerzen noch zu mildern. Bald aber muß man zu Opiaten greifen. Dabei ist wohl zu bedenken, daß der Tod oft lange auf sich warten läßt und nur stets steigende Dosen den Schmerz zu dämpfen vermögen; man sei deshalb anfänglich möglichst zurückhaltend damit. Nun gilt es, durch taktvolle psychische Beeinflussung der armen Frau ihren Zustand erträglich zu machen, sie durch Hoffnungen darüber hinwegzutäuschen, bis Umnachtung des Bewußtseins das Übrige tut.

Wo gegen Blutung oder Jauchung eine Exkochleatio nicht in Frage kommt (s. oben), haben Spülungen oft guten Erfolg, wenn man dem Wasser Kalium hypermanganicum (eine kleine Messerspitze auf 1 Liter Wasser), Lysol ($^1/_2$ %), Alsol Alkohol, Liquor ferri sesquichl. usw. beifügt. Noch wirksamer ist die austrocknende Behandlung durch wiederholtes Einlegen von Jodoformgaze oder Tampons, die mit Jodoformtannin, Bortannin, Mirmol, Dermatol, Airol usw. bestreut, oder in Alkohol absol. getränkt, oder von Gazesäckchen, welche mit den angegebenen Pulvern gefüllt sind. — Parenchymatöse Injektionen von Methylenblau oder Alkohol absol. ins Krebsgewebe sind schmerzhaft und leisten nicht mehr als eine Exkochleatio. Alle bisher empfohlenen Sera haben versagt.

b) Carcinoma corporis uteri

Carcinoma corporis ist beinahe 10mal seltener als Kollumkrebs. Es ist das Alter zwischen 50 und 60 Jahren bevorzugt;

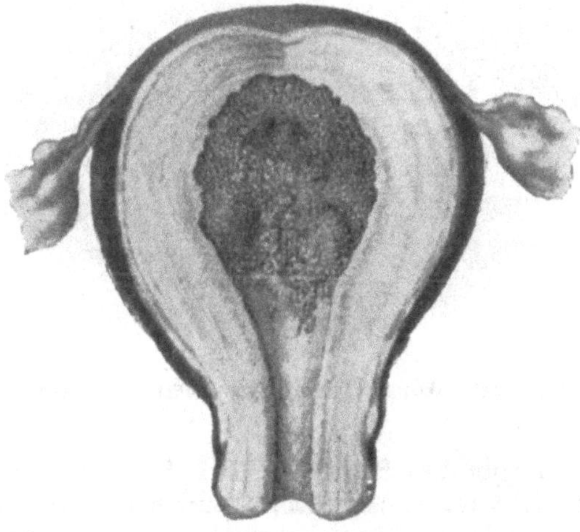

Fig. 113. **Carcinoma corporis uteri.** (Züricher Frauenklinik).

vor dem 35. Jahre kommt es fast nicht vor; relativ häufig findet man es bei Nulliparen.

Pathologische Anatomie (Fig. 113). Das Carcinoma corporis geht immer *von der Schleimhaut aus* und kann entweder *diffus* die ganze Mukosa ergreifen oder auf eine *umschriebene* Stelle beschränkt bleiben; im letzteren Falle wächst es gewöhnlich zum *Polypen* aus, seltener dringt es tumorartig in die Muskularis ein und wölbt sich auf der Außenfläche des Uterus buckelig vor. Bei Annäherung ans Peritoneum entsteht adhäsive Peritonitis und Abkapselung. Hie und da setzt sich die Neubildung auf die Zervix fort. Die *Beckendrüsen* werden noch später ergriffen als beim Zervixkarzinom; leichter erkranken die Tuben und Ovarien; weiter entfernte Metastasen sind selten. —

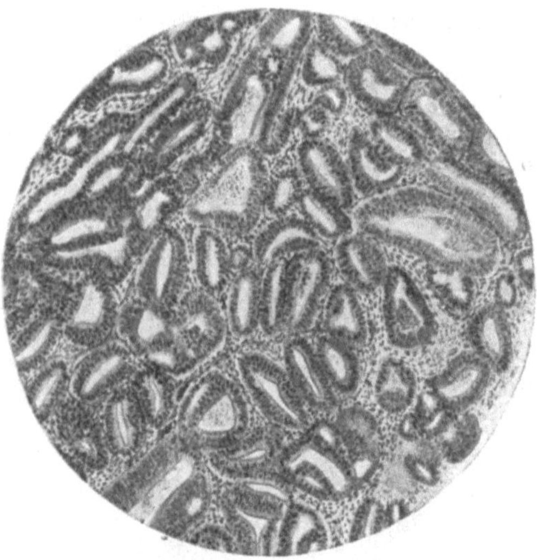

Fig. 114. Adeno-Carcinoma corporis uteri.

Mikroskopisches Bild (Fig. 114). Schläuche, mehr oder weniger angefüllt mit zylindrischen, oft auch polyedrischen Epithelzellen sind durch bald recht ansehnliche, bald verschwindend dünne, kaum wahrnehmbare bindegewebige Septa voneinander geschieden. Manchmal hat man es mehr mit adenomartigen Formen zu tun: enorme Wucherung und Vermehrung von Drüsenschläuchen mit einschichtigem Epithel, ganz wie bei der fungösen Endometritis (Adenoma benignum). Bei der Durchmusterung zahlreicher

Präparate findet man aber doch schließlich einzelne Drüsen, in welchen die Epithelien zwei- oder mehrschichtig liegen, woraus der Karzinomcharakter hervorgeht. — Als Seltenheiten sind Plattenepithelkrebse des Corpus uteri beschrieben worden.

Symptome: Ausfluß, Blutung, später Jauchung, Schmerzen. Ein heller, wässeriger, fad riechender Ausfluß bildet oft das Initialsymptom, dann zeigen sich mehr oder weniger profuse Blutungen, mitunter in regelmäßigen Abständen, so daß man an Wiedereintritt der Menstruation denkt. Zwischen den Blutungen dauert ein rötlicher Ausfluß an, der nun bald übelriechend wird. — Die Schmerzen treten selten im Beginn, meist erst im späteren Verlaufe ein und steigern sich nach und nach zu unerträglicher Höhe. Häufig zeigen sie sich in Anfällen, manchmal periodisch zu bestimmten Tageszeiten; hie und da setzen sie längere Zeit aus.

Diagnose. Findet man bei einer Frau, die zwischen den Menses oder jenseits der Menopause blutet, die Zervix unversehrt, so kann es sich um Endometritis, intrauterinen Polyp, submuköses Myom, aber auch um bösartige Neubildung des Corpus uteri handeln. In all diesen Fällen fühlt man den Uterus wenig vergrößert, meist von regelmäßiger Gestalt, oft an einzelnen Stellen etwas weicher und empfindlich, auch tastet man bei der Sondierung Unebenheiten auf der Innenfläche. Klarheit bringt erst eine Probeausschabung; es kommen dabei reichliche, weißlichgraue, hirnähnliche Massen heraus. — In vorgerückteren Stadien kann man gewöhnlich durch den klaffenden Zervikalkanal in den vergrößerten weichen Uterus eindringen und mit dem Finger einzelne Bröckel der Neubildung abkratzen. Mitunter werden solche auch spontan ausgestoßen.

Prognose. Wird rechtzeitig der Uterus entfernt, so sind die Aussichten auf dauernde Heilung besser als bei Carcinoma colli. Dementsprechend ist auch der Verlauf durchschnittlich langsamer als bei letzterem, wenn nicht operiert wird; die Frauen sterben dann an Kachexie oder Peritonitis infolge Durchbruchs; sie können auch einer heftigen Blutung direkt erliegen oder an Embolie oder Darmverschluß durch peritonitische Verwachsungen zugrunde gehen.

Therapie. Sobald die Diagnose gestellt ist, wird der Uterus entfernt. In der Regel genügt eine vaginale Exstirpation.

3. Sarcoma uteri

a) Sarcoma cervicis

Das Sarkom der Zervix ist sehr selten. Es geht von der Zervikalschleimhaut aus und beginnt in der Nähe des Muttermundes als polypöse Wucherung, die weicher und morscher ist als ein gewöhnlicher Schleimpolyp. Rasch wächst es zu einem traubenförmigen Tumor heran, welcher gestielt aus dem Orifizium heraushängt, aus leicht abgeplatteten, erbsengroßen, rundlichen Wucherungen besteht und bald die ganze Scheide ausfüllt. Hie und da findet sich Knorpel- oder Muskelgewebe in der Neubildung. Metastasen in Lunge, Beckendrüsen, Parametrium sind häufig. — Die Affektion kann schon im jugendlichen Alter auftreten.

b) Sarcoma corporis

Man unterscheidet das Sarkom der Uteruswand und das Sarkom der Schleimhaut. Beide sind selten. Sie kommen in jedem Alter vor; Schleimhautsarkome sind schon mehrmals bei Kindern beobachtet worden.

1. Das Sarkom der Uteruswand (Fig. 115) ist die häufigere Form und darf als Myosarkom bezeichnet werden, weil es meist eine sarkomatöse Entartung eines Myom darstellt. Nur selten entsteht es primär in der Uteruswand. Oft beginnt die Entartung eines Myom herdweise im Innern und ist am Präparat makroskopisch an der weißen Farbe und der weichen, markigen Konsistenz zu erkennen. Zystische oder myxomatöse Degeneration solcher Sarkome kommt mitunter vor. Metastasen in Lunge, Leber, Peritoneum, Vagina, Wirbelsäule sind beobachtet worden.

Mikroskopisch sieht man Haufen größerer oder kleinerer, runder oder spindelförmiger Zellen mit neugebildeten Gefäßchen durch dünne Züge Bindegewebe voneinander geschieden. —

Symptome. Anfänglich bestehen die gleichen Symptome wie bei Myom. Mit der sarkomatösen Entartung fängt der Tumor rascher zu wachsen an; zugleich wird er weicher und bietet Pseudofluktuation. Blutungen, welche mit der Klimax aufgehört hatten, treten wieder auf, werden stärker. Der Zerfall der Neubildung geht mit starkem, bald übelriechendem Ausfluß von leicht rötlicher Färbung einher; öfters sind ihm größere Bröckel abgestoßener Geschwulstmassen von markigem Aussehen beigemengt. Bald stellen sich Schmerzen und Kachexie ein und steigern sich rasch, erstere zeigen oft periodische Paroxysmen. Mitunter tritt der Tumor im Muttermund zum Vorschein. —

Diagnose. Rasches Wachstum, Wiedereintritt von Blutung und Ausfluß, Auftreten von Schmerz und Jauchung bei einem myomatösen Tumor jenseits der Menopause in Verbindung mit fortschreitendem Zerfall der Kräfte und Abmagerung deuten auf sarkomatöse

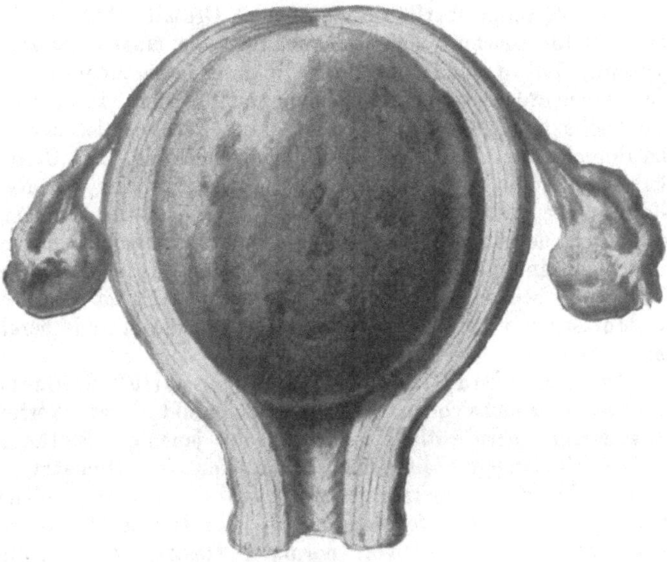

Fig. 115. **Myosarcoma uteri.**
(Züricher Frauenklinik.)

Entartung. Gesichert kann die Diagnose nur werden durch mikroskopische Untersuchung abgegangener oder abgekratzter Bröckel oder Polypen. —

Die Prognose ist schlecht; auch nach Entfernung des Uterus folgt in der Regel bald Rezidiv. Nur bei beschränkter und genau lokalisierter Entartung eines Myom ist Aussicht auf dauernde Heilung vorhanden. Das Wachstum eines Sarkom kann sehr rasch gehen; es sind sarkomatöse Tumoren des Uterus aber auch schon jahrelang herumgetragen worden. Freilich ist es jeweilen schwierig, zu sagen, wann die bösartige Degeneration eines Myom eingetreten sei.

2. Das Schleimhautsarkom kommt in Polypenform vor oder ergreift die Schleimhaut diffus wie das Karzinom. Die Polypen widerstehen dem Zerfalle oft sehr lange und unterscheiden sich im Aussehen und den Symptomen wenig von unschuldigen Schleimpolypen: Grund genug, jeden entfernten Uteruspolypen auf Malignität zu untersuchen. — Bei der diffusen Form ist der Uterus um das 3—4fache vergrößert, weich, oft elastisch, seine Oberfläche glatt, seine Gestalt erhalten. Auf dem Wanddurchschnitte sieht man außen die Muskularis stark hypertrophiert, da und dort die Neubildung in sie eingewuchert. Die sarkomatös gewucherte Schleimhaut erreicht stellenweise eine Dicke von 4—5 cm; sie zeigt graue Färbung, ist markig, hirnähnlich; ihre Oberfläche unregelmäßig höckerig. Die Uterushöhle ist erweitert und enthält zerfallende Bröckel der Neubildung; die Tubenmündungen sind überwuchert. Manchmal wird auch der innere Muttermund dadurch verschlossen und bildet sich eine Hämatometra, deren Inhalt fungöse Massen der Neubildung beigemischt sind. Andere Male klafft im Gegenteil der Muttermund weit und läßt die Massen in die Scheide herabhängen. —

Symptome und Diagnose. Blutung, Ausfluß, Schmerz, Kachexie kennzeichnen das Krankheitsbild. Der Ausfluß ist wässerig, meist rötlich gefärbt, bald jauchig. Blutungen bleiben oft längere Zeit aus. Bildet sich Hämatometra, so hören beide auf. Schmerzen treten meist erst spät auf, anfangs in Paroxysmen, dann fortdauernd. — Der Uterus ist um das 3—4fache vergrößert, von normaler Gestalt, ohne Formunregelmäßigkeiten, dabei weich wie in der Schwangerschaft oder elastisch. Bei weitem Muttermund fühlt der eingeführte Finger die fungösen Massen. Die Entscheidung bringt die mikroskopische Untersuchung eines mit dem Finger oder der Kurette herausgeholten Bröckels; doch bietet die Unterscheidung von interstitieller Endometritis oft Schwierigkeiten. Annähernd gleiche Größe und Färbbarkeit der Zellen spricht für einen gutartigen Prozeß; starke Größenunterschiede, zahlreiche Kernteilungsfiguren, mangelnde Färbbarkeit einzelner Gewebspartien für Sarkom. —

Prognose. Die Kachexie schreitet langsam vor; denn die Krankheit dauert durchschnittlich 3—4 Jahre. Metastasen sind nicht häufig und treten meist in der Lunge auf. Tod erfolgt an Marasmus, Sepsis, selten an Metastasen, an Darmverschluß, wenn das Peritoneum und die Därme ergriffen werden. —

Durch frühzeitige Operation kann ungefähr das nämliche erreicht werden, wie bei Carcinoma corporis uteri.

4. Das Chorionepitheliom.

Das Chorionepitheliom entwickelt sich nach Abortus, besonders wenn Blasenmole bestanden hatte, mitunter auch nach

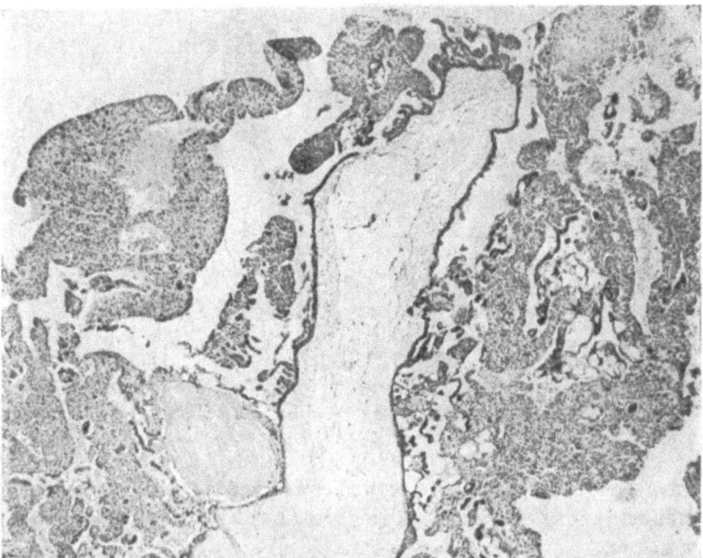

Fig. 116. Chorionepitheliom. Im Zentrum eine hydropisch entartete Chorionzotte; von ihrem Epithel ausgehend das Epitheliom.

normal verlaufener Schwangerschaft, sehr selten in der Tube nach Tubarschwangerschaft. Es entsteht aus zurückgebliebenen Resten des Chorionepithels und zwar sowohl der Langhansschen Schicht wie namentlich des Synzytium, weshalb es auch Synzytiom genannt wird. Histologisch besteht es deshalb zum Teil aus rundlichen oder ovoiden Zellen mit deutlicher Zellenmembran und schönem Kern; zum Teil aus Protoplasmahaufen, welche unregelmäßig zerstreute Kerne, aber keine Zellgrenzen wahrnehmen lassen und da und dort Vakuolen oder rote und weiße Blutkörperchen in sich schließen. (Fig. 116). Manchmal überwiegen die Langhansschen Zellen, häufiger aber das Synzytium. Wir haben hier die merkwürdige Tatsache, daß fötales Gewebe auf mütterlichem Boden sich

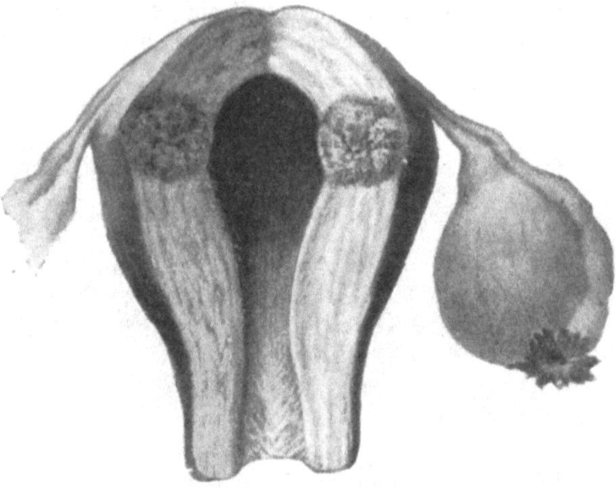

Fig. 117. **Chorionepithelium**: Wandknoten; kleine Ovarialzyste.

implantiert und zu einer das mütterliche Gewebe destruierenden, metastasierenden Neubildung heranwuchert.

Makroskopisch (Fig. 117) stellt das Chorionepitheliom einfache oder multiple erbsen- bis nußgroße Knollen dar, welche der Schleimhaut aufsitzen, sich langsam in die Fläche ausbreiten, sehr rasch aber auch zerstörend in die Muskelwand eindringen, bis unter das Peritoneum treten, ja es durchlöchern. Die Neubildung besitzt grauliche Farbe, erscheint aber durch Blutergüsse meist blau oder gelblich und ist weich, zerdrückbar. Sie bildet Metastasen in der Uteruswand, der Vagina, den Ligg. lata, den

Eierstöcken und besonders in den Lungen, seltener in der Leber, dem Diaphragma, den Nieren, dem Darm. —

Symptome. Das Hauptsymptom bilden Blutungen, welche ein bis mehrere Monate, in seltenen Fällen erst 1 bis 2 oder mehr Jahre nach Abortus oder Geburt bald plötzlich und profus, bald zunächst nur als blutig gefärbter Ausfluß auftreten. Ausschabung hilft nur vorübergehend. Bald kommt es zu jauchigem Ausfluß und Kachexie. In etwa 90 % treten Metastasen, besonders in der Lunge auf. Die Neubildung wächst sehr rasch und führt durchschnittlich in 6—8 Monaten zum Tode an Kachexie, Sepsis, Metastasen. —

Diagnose. Stets muß man bei hartnäckigen Blutungen nach Abortus oder Geburt, besonders wenn eine Blasenmole ausgestoßen worden war, nicht bloß an Eireste, sondern auch an Chorionepitheliom denken. Wächst der Uterus, zeigt er an einzelnen Stellen weichere Konsistenz, so ist die Sache verdächtig. Oft bleibt der Muttermund so weit klaffend, daß man mit einem Finger eindringen und die Uterushöhle austasten kann. Eine Abrasio mit genauer mikroskopischer Untersuchung des Ausgeschabten bringt Klarheit. Nicht selten unterstützen Metastasen in der Scheide die Diagnose. —

Prognose und Therapie. Das Chorionepitheliom ist als sehr bösartige Neubildung zu betrachten und sofort die Exstirpatio uteri auszuführen. Ausnahmsweise blieb nach bloßer Ausschabung eine Weiterentwickelung der Neubildung aus; doch darf man sich nicht darauf verlassen; denn der mikroskopische Befund gibt keine Anhaltspunkte für die Gut- oder Bösartigkeit einer synzytialen Wucherung. Man tut besser, durch schleunige Ausschaltung einer Metastase zuvorzukommen. — Manche stellen sich gar auf den extremen Standpunkt, daß schon nach jeder Blasenmole aus Furcht vor Einwucherung der Chorionepithelien der Uterus exstirpiert werden soll. Damit geht man zu weit; denn in der Mehrzahl der Fälle bleibt nach Blasenmole Chorion-Epitheliom aus.

V

Die Erkrankungen der Eileiter

Anatomische Vorbemerkungen.

Unter Adnexe (Anhänge) des Uterus verstehen wir Eileiter und Eierstöcke mit Ligg. lata. Ihre topographische Lage zeigt Fig. 118. Wir schauen in Beckenhochlagerung, nach Ent-

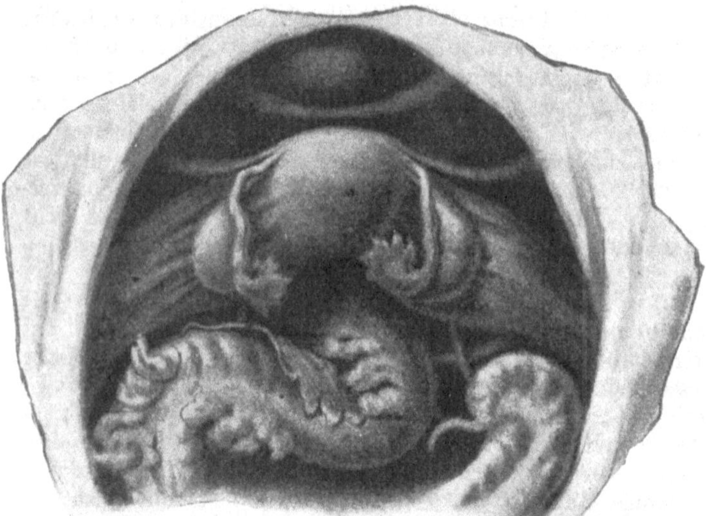

Fig. 118. **Beckenorgane** von oben gesehen.

fernung der Därme, von oben ins Becken hinein. Hinter der Schamfuge liegt der Apex vesicae mit der Plica transversa vesicae; vor dem Kreuzbein und Promontorium das Rektum, welches ins S romanum übergeht; rechts auf der Darmbeinschaufel der Blinddarm. — Den Uterus, der hier ausnahmsweise wenig nach rechts neigt, sieht man in Verkürzung von oben und hinten; vom Fundus gehen beiderseits die Ligg. rotunda im Bogen nach den Leistenkanälen; in der Tiefe sieht man von der Gegend des innern Muttermundes die Ligg. sacro-uterina, in den plicae semilunares Douglasii, den Mastdarm umfassend, gegen das Kreuzbein ziehen; sie umgrenzen den Eingang in den Douglas'schen Raum im engern Sinn. Der Verlauf der Ureteren ist angedeutet.

Fig. 119 zeigt Uterus mit Adnexen, herausgeschnitten, mit entfalteten Ligg. lata und horizontal ausgebreiteten Tuben, von hinten betrachtet. Links ist die Arterienversorgung, rechts das Parovarium mit den Resten des Wolff'schen Ganges dargestellt. — Die von der Hypogastrica abzweigende Art. uterina über-

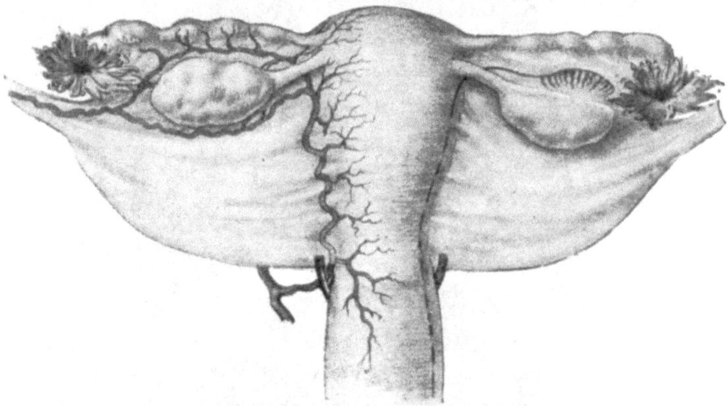

Fig. 119. **Uterus mit entfalteten Adnexen.** Links Arterienversorgung, rechts Reste des Urinierensystems eingezeichnet.

brückt in einem Bogen am seitlichen vorderen Scheidengewölbe den Ureter und zieht in stark geschlängeltem Verlauf zwischen beiden Blättern des Lig. latum längs der Kante des Uterus gegen den Tubenwinkel zu. Die im Lig. infundibulo-pelvicum verlaufende Art. spermatica int. sive ovarica nimmt ihre Richtung ebenfalls gegen den Tubenwinkel zu, ein Ast zieht zwischen Tube und Ovarium, ein anderer unten ums Ovarium herum. Im Tubenwinkel vereinigen sich die Äste mit der Uterina. Auf diese Weise entsteht ein gemeinsamer Arterienbogen, von dem aus der Uterus versorgt wird und zwar nur bis zur Medianlinie, so daß eine mediane Spaltung des Uterus ohne wesentliche Blutung möglich ist.

Über das Parovarium s. unten.

Die Eileiter (Tubae Fallopiae, Ovidukte) zeigen beim Fötus 6—7 korkzieherartige Windungen; beim Neugeborenen sind nur noch ihrer 4 erhalten und diese verstreichen gegen die Pubertät zu mit dem Wachstum des Beckenraumes immer mehr. Die Tube der geschlechtsreifen Frau besitzt nur an ihrem Endstücke eine starke Abbiegung nach hinten und unten, welche

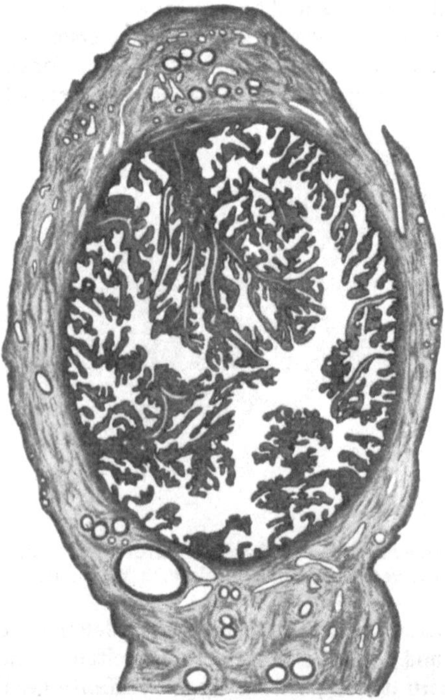

Fig. 120. **Querschnitt durch die Ampulle der Tube.**

den Eierstock in einem Bogen umfaßt. Sie stellt eine dünnwandige muskulöse Röhre dar, welche in der oberen Umschlagsfalte des Lig. latum verläuft. Der uterinwärts von der Abbiegung liegende Teil heißt Pars isthmica; der nach außen liegende Pars abdominalis oder Ampulla tubae. Ihre Gesamtlänge beträgt

10—12 cm; sie kann aber bedeutend gedehnt werden, wie z. B. beim Wachstum einer Zyste im Lig. latum (s. Fig. 139). Auch erweiterungsfähig ist sie in hohem Grade bei Ansammlung von Flüssigkeit in ihrem Innern (Saktosalpinx).

Ihre Lichtung ist am engsten, solange sie in der Uteruswand verläuft, d. h. in der Pars interstitialis; hier dringt nur eine feine Sonde durch. Gegen das Abdominalende zu wird sie immer weiter, so daß sie in der Ampulle 7—9 mm im Durchmesser beträgt; an der Ausmündung verengt sie sich wieder auf etwa 2 mm.

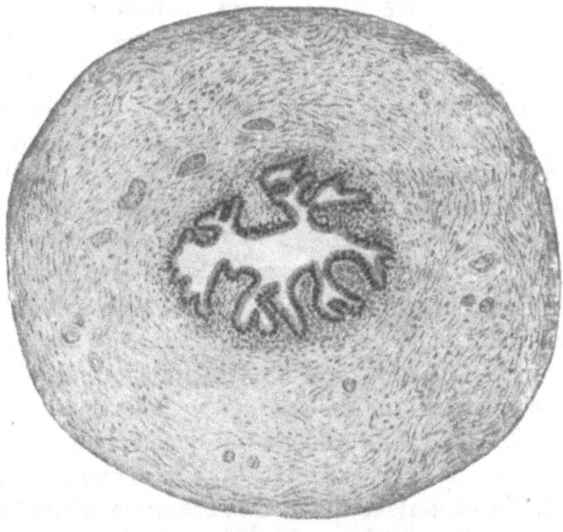

Fig. 121. Querschnitt durch die Pars isthmica tubae.
Die Wandung ist dicker, das Lumen kleiner, die Längsfaltung der Schleimhaut viel weniger stark ausgebildet als in der Pars abdom.

Infundibulum (Trichter) oder Morsus Diaboli oder Pavillon nennt man die von den Fransen oder Fimbrien umkränzte Mündung der Tube. Die Fimbrien sind meist an den Rändern gezackt, tragen an der Innenfläche Schleimhaut, auf der Außenfläche Peritonealüberzug. Eine derselben ist besonders stark entwickelt und verläuft nach dem Ovarium zu; sie wird Fimbria ovarica genannt. Sehr häufig hängen am Infundibulum kleine, mit klarer Flüssigkeit gefüllte Zystchen, sog. Endhydatiden.

Die Schleimhaut der Tube zeigt in der Ampulle eine sehr reiche, auf dem Querschnitt baumförmig verzweigte Längsfaltung, welche das weite Lumen beinahe ausfüllt (Fig. 120). In der Pars isthmica ist die Längsfaltung viel weniger stark ausgesprochen; die einzelnen Falten niedrig (Fig. 121). — Flimmerndes Zylinderepithel bedeckt in der Geschlechtsreife die Schleimhaut. —

Die Eierstöcke sind beim Neugeborenen länglich und derart abgeplattet, daß sie auf dem Querschnitt 3kantig erscheinen. Mit der Pubertät werden sie mehr ovoid, bleiben aber noch abgeplattet. Form, Größe und Oberfläche wechseln stark. Im Durchschnitt messen sie 4 : 2 : 1,5 cm. Im Alter schrumpfen sie; werden hart und walzenförmig. Das normale Ovarium ist durchaus beweglich, kehrt aber immer an seinen Platz zurück. Oft zeigt es bei Druck etwas Empfindlichkeit. Vor der Ovulationszeit ist seine Oberfläche glatt; die geborstenen und vernarbten Follikel verleihen ihm in der Zeit der Geschlechtsreife ein unregelmäßiges, oft zerklüftetes Aussehen. — Seine Farbe ist matt-weiß.

Das Ovarium liegt am innern Rande des Psoas, unterhalb der Linea innominata. Das linke findet man gewöhnlich etwas weiter vorn als das rechte. — In dieser Lage wird es erhalten einerseits durch das aus dem Tubenwinkel kommende, 2—3 cm lange, am nähern, dünn auslaufenden Pole des Eierstockes inserierende Lig. ovarii, anderseits durch das Lig. infundibulopelvicum, s. Lig. suspensorium ovarii. Letzteres ist eine Bauchfellfalte, welche die Vasa spermatica, s. ovarica zwischen Tubenende und Eierstock ins Lig. latum hineingeleitet (Fig. 119).

Die Eierstöcke sind bei einem Einblick ins Becken nicht sichtbar (Fig. 118). Durch die rechtwinklige Abbiegung der Pars abdominalis tubae nach hinten zu legt sich eine Falte des Lig. latum wie ein Vorhang über das Ovarium hin, so daß es in eine Tasche zu liegen kommt, in welche die Eier bei der Ovulation wie in eine Art Behälter treten. Der kapillare Raum zwischen Eierstock und anliegender Taschenwand, in welchen auch die Fimbria ovarica mit ihrem Flimmerepithel reicht, weist ihnen den Weg nach dem Tubentrichter. — Der Eierstock ragt frei, bloß von seinem Keimepithel bedeckt, in diese Tasche hinein. Nur die nächste Umgebung des Hilus erhält vom hintern Blatte des Lig. latum einen manschettenartigen Überzug. Dieses Mesovarium, durch das aus der Spermatica und der Uterina stammende Blutgefäße und Nerven aus dem Sympaticus ins Ovarium einlaufen, hilft auch zur Befestigung des Organs. Die Grenze dieser Peritonealbedeckung ist an jedem Eierstock als weißer, leicht zackiger Saum, Farré'sche Linie, zu sehen (s. Fig. 122).

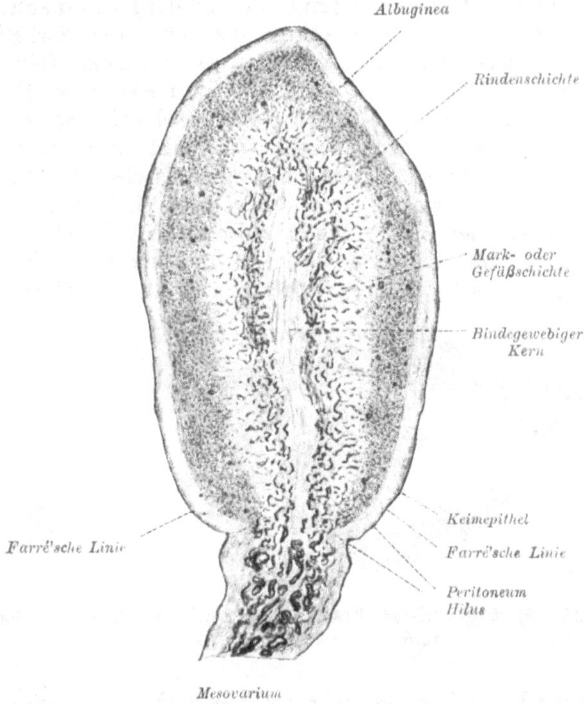

Fig. 122. **Durchschnitt durch Ovarium einer 20jährigen Nullipara, ohne reifende Follikel.**

Im Mesovarium liegt, als Rest des Wolff'schen Körpers, das Parovarium (Nebeneierstock, Rosenmüller'sches Organ) Fig. 119. Es besteht aus einem zum Eileiter parallel laufenden Gang, in welchen vom Hilus ovarii aus 12—15 feine Kanäle (der Rest des Wolff'schen Körpers) einmünden. Der Ausführungsgang, der Wolff'sche Gang oder Urnierengang, ist oft noch auf der Höhe des innern Muttermundes neben der Zervix zu finden; Überbleibsel davon trifft man auch submukös in die in der Scheide bis zum Introitus an. Aus ihnen entstehen meist die Scheidenzysten.

Auf einem Durchschnitt durch den Eierstock (Fig. 122) sehen wir, daß er aufgebaut ist aus der Mark- oder Gefäßschichte mit einem zentralen bindegewebigen Kern, und der Rindenschicht, über welche sich die dicke Albuginea legt. Die Markschicht ist eine Fortsetzung des Bindegewebes des Lig. latum, führt dem Ovarium Gefäße und Nerven zu durch eine Lücke in der Rindenschichte, den Hilus ovarii. Die Rindenschichte, welche etwa die Hälfte der ganzen Dicke einnimmt, besteht aus einem derben, netzartig aufgebauten Stroma, in dessen Maschen Follikel von verschiedenem Entwicklungsgrade eingebettet sind. Das Stroma, beim Neugebornen nur spärlich zwischen den Follikelanlagen angeordnet, nimmt schon beim heranwachsenden Mädchen stark zu, vermehrt sich im geschlechtsreifen Alter durch den Ver-

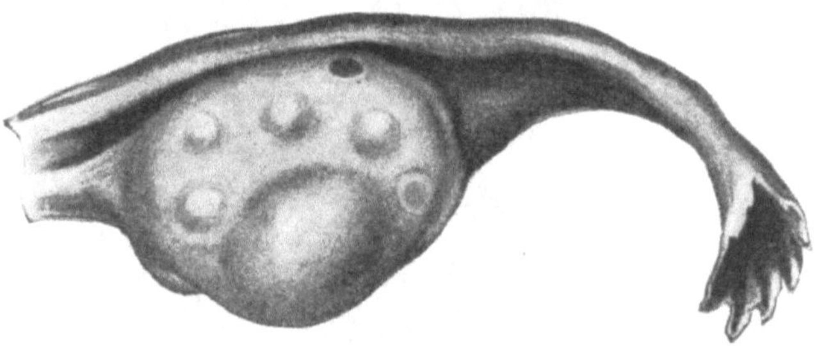

Fig. 123. **Springfertiger Graaf'scher Follikel**; daneben 4 heranreifende. (Nach Fraenkel.)

brauch der Follikel immer mehr und überwuchert im Greisenalter den Follikelapparat vollständig. Dem entsprechend besteht beim Neugebornen noch keine Albuginea, während sich im Geschlechtsalter und später durch Verdichtung des subepithelialen Bindegewebes eine immer dickere weiße Hülle bildet.

In der Rindenschicht liegen 50—100 000 und mehr Eifollikelanlagen, d. h. Eizellen mit wenigen anliegenden Follikelepithelzellen. Bei der Reifung eines Follikels vermehrt sich das Epithel zu einem vollständigen Belag, der Membrana granulosa, und Liquor folliculi wird abgesondert. An einer Stelle wuchern die Granulosazellen zu einem Haufen, dem Cumulus proligerus, s. oophorus, heran. In seinem Zentrum liegt die

Eizelle. Durch Wachstum und Vermehrung des Liquor folliculi wird der Follikel vor dem Platzen zu einer Blase von 1—2 cm Durchmesser (Fig. 123). — Aus dem geplatzten Follikel entwickelt sich das Korpus luteum (Fig. 124): um einen zentralen

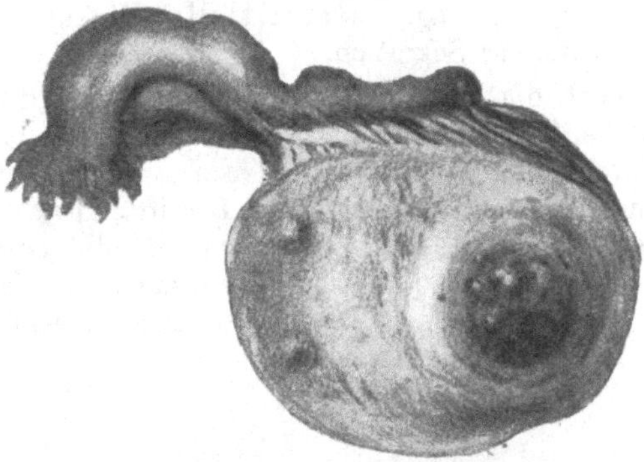

Fig. 124. **Corpus luteum** auf der Höhe seiner Entwicklung. (Nach Fraenkel.)

Blutkern herum wuchern die Follikelepithelien zu einer dicken gekräuselten Membran heran (Fig. 125). Durch einen Farbstoff bekommen die Zellen eine gelbliche Farbe und heißen jetzt Luteinzellen. — Von der Peripherie her wachsen Bindegewebssprossen mit

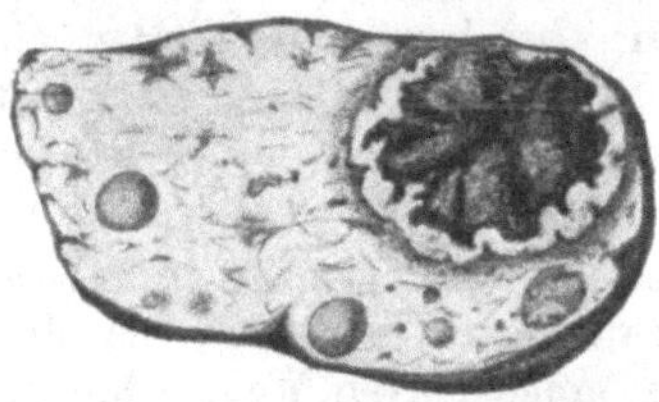

Fig. 125. **Corpus luteum** auf einem Durchschnitt.

Gefäßen in diese Luteinschicht hinein und verdrängen immer mehr die zelligen Elemente, bis nach einigen Wochen nur noch Narbengewebe bleibt, d. h. ein Korpus albicans sich gebildet hat. Bei Eintritt von Schwangerschaft ist die Wucherung des Korpus luteum eine viel intensivere, aber der Bau der gleiche.

Nur die kleinste Zahl der Follikel kommt zum Ausreifen und Platzen. Die große Mehrzahl bildet sich, schon beim Neugebornen und Kind und das ganze Geschlechtsleben hindurch um: das Ei löst sich auf, der Follikelraum fällt zusammen; es entsteht eine mit epithelartigen Zellen ausgekleidete Gewebsspalte, ein drüsenartiges Gebilde, die sog. interstitielle Eierstocksdrüse, mit wichtiger innerer Sekretion.

Wenn auch die enge anatomische Verbindung der Uterusanhänge, Tube, Ovarium und Lig. latum, es mit sich bringt, daß sie von Entzündung sehr häufig zusammen ergriffen werden und es deshalb begründet erscheint, den Begriff „Adnexitis" aufrecht zu erhalten, so rechtfertigt anderseits die gänzlich verschiedene physiologische Funktion, sowie auch das Vorkommen isolierter Salpingitis und Oophoritis eine gesonderte Besprechung diese Krankheiten.

I

Die Entzündung der Eileiter Salpingitis

Ätiologie. Noch weniger als bei der Metro-Endometritis geht es an, bei der Salpingitis die Entzündung der Schleimhaut von derjenigen der Wandung scharf trennen und gesondert besprechen zu wollen. Auch hier nimmt die Entzündung meist ihren Anfang in der Schleimhaut und kann vorwiegend auf sie beschränkt bleiben; aber fast immer werden sehr bald Muskularis und Peritoneum mehr oder weniger stark mitergriffen. — Infektion bildet die Hauptätiologie; es ist überhaupt fraglich, ob nichtinfektiöse Formen angenommen werden dürfen.

Die Keime haben ihren Zugang in der Regel vom Uterus aus längs der Schleimhaut gefunden; nur die Tuberkelbazillen nehmen meist den umgekehrten Weg, indem sie vom tuberkulös erkrankten Peritoneum durch das Ostium abdominale in die Tube eindringen oder — und dies ist der gewöhnliche Fall — auf dem Blutwege von einem andern tuberkulösen Herde des Körpers aus in die Kapillaren der Tube gelangen und von dort ins Lumen ausgeschieden werden. In seltenen Fällen breitet sich die Infektion durch die Lymphbahnen (septische Infektion), bei andern Allgemeinerkrankungen (z. B. akuten Exanthemen) auch durch die Blutbahnen fort, endlich kann eine Keimeinwanderung aus Nachbarorganen, besonders Därmen, durch Vermittelung von Adhäsionen stattfinden.

Wohl in $^{9}/_{10}$ aller Fälle ist der Gonokokkus als Krankheitserreger anzuschuldigen. Bei septischen Infektionen nach Geburt oder Abort, dann nach chirurgischen Eingriffen oder kleinen Manipulationen (Sondierung, Dilatation) oder bei Abszeßbildung anderwärts, ferner bei Carcinoma corporis, auch bei Myomen können Streptokokken oder Staphylokokken den Weg zur Tube finden. Von verklebten Därmen oder Darmabszessen (Perityphlitis) aus wandert das Bacterium coli ein. Ausnahmsweise hat man auch Pneumokokken (ohne Pneumonie) in entzündeten Tuben entdeckt; ebenso den Strahlenpilz (Actinomyces) und Saprophyten. — In angesammeltem Tubeneiter findet man in wohl der Hälfte der Fälle keine Keime mehr.

Pathologische Anatomie. Meist ist Salpingitis doppelseitig, so zwar, daß kurz nach der Erkrankung der einen Seite auch diejenige der anderen folgt. — Als Regel wird die Schleimhaut zuerst ergriffen (Endosalpingitis, Salpingitis catarrhalis). Die Epithelien verlieren ihre Flimmerhaare und gehen nach und nach zugrunde. Die Schleimhaut erscheint gerötet und sondert ein dickliches Sekret, aus abgestoßenen Zellen und Eiterkörperchen bestehend, ab. Ihre vorher hypertrophischen und durch kleinzellige Infiltration verdickten Falten beginnen einzuschmelzen; viele derselben verkleben miteinander und bilden zwischen sich abgeschlossene Hohlräume, welche sich mit Flüssigkeit füllen und wie Retentionszysten oder wie Follikel aussehen (Salpingitis pseudofollicularis). —

Die Mitbeteiligung der Tubenwand zeigt sich an der Verdickung, stärkeren Schlängelung und Injektion (Salpingitis interstitialis) und häufig an peritonealen Verklebungen mit der Umgebung. Anfänglich hypertrophieren die Elemente der Wandung, besonders die Muskularis; nach und nach tritt aber an die Stelle der Muskelzellen Bindegewebe. Manchmal finden sich und zwar besonders am uterinen Ende der Tube knotenförmige, harte, bis haselnußgroße, aus Bindegewebe bestehende Verdickungen in der Tubenwand (Salpingitis isthmica nodosa).

Kann die Schleimhaut aus den ersten Stadien der katarrhalischen Entzündung sich wieder erholen, so kommt nach so tiefgreifenden Zerstörungen eine Ausheilung nur durch eine Art von Sklerosierung zustande: die Muskularis schwindet, an ihre Stelle tritt faseriges Bindegewebe; die Tube stellt schließlich nur noch einen dünnen, harten Strang, ihre Schleimhaut eine dünne Schichte mit glatter Oberfläche dar; in seltenen Fällen obliteriert auch das Lumen vollständig.

Häufiger jedoch kommt es am abdominalen Ende, wo die Entzündung mit Vorliebe sitzt, zu abkapselnden Verwachsungen. Die Fransen verkleben mit der Umgebung, d. h. mit Ovarium oder Beckenwand, Uterus, Lig. latum, Darm. Oder es stülpen sich die Fimbrien ringsherum gegen die Tubenöffnung nabelartig ein und verkleben unter sich mit ihrer äußeren, d. h. peritonealen Seite. In dem einen, wie im anderen Falle wird dadurch ein schützender Abschluß gegen die Bauchhöhle geschaffen. Die Folge ist aber eine Stauung der ins Innere der Tube abgesonderten Flüssigkeit; und da regelmäßig durch Schwellung der Schleimhaut oder Obliteration auch ein Verschluß des engen Ostium uterinum zustande kommt, entsteht ein abgeschlossener Sack, in welchem das Sekret sich ansammelt (Sactosalpinx). Ist der retinierte Inhalt Eiter, so spricht man von Pyosalpinx; ist er mehr seröser Natur von Hydrosalpinx; ist er blutig von Hämatosalpinx.

1. Die Pyosalpinxsäcke (Fig. 126) sind oft nur klein; selten werden sie faustgroß; ausnahmsweise hat man aber kindskopfgroße beobachtet. Meist zeigen sie Keulengestalt mit dem dickeren Teil am Abdominalende und erstreckt sich die Erweiterung nur auf die Ampulle; doch wird mitunter die ganze Tube in einen unregelmäßig gewundenen wurstförmigen Sack umgewandelt. Die Säcke sind gewöhnlich doppelseitig; ist nur eine Seite ergriffen, so ist es häufiger die linke und bei Doppelseitigkeit übertrifft der linke Poysalpinx meist den rechten an Größe.

Der Inhalt ist bei gonorrhoischem Ursprung dünnflüssiger bis rahmartiger, gelblich-grüner Eiter. Gonokokken sind nur in etwa $^1/_4$ der Fälle noch auffindbar, um so eher, je jünger die Affektion ist. Bei tuberkulösem Pyosalpinx trifft man zähen, käsigen, atheromartigen, gelblichen Eiter. Die Tuberkelbazillen sind in den Knötchen der Wand nachweisbar. Im Eiter selbst sind sie so spärlich, daß man sie unter dem Mikroskop gewöhnlich nicht findet; wennschon Impfung auf Meerschweinchen positiv ausfällt. — Die Wandungen verdünnen sich mit zunehmendem Wachstum des Sackes in unregelmäßiger Weise; dafür bedecken sie sich bald mit Pseudomembranen und gehen mit der Umgebung reichlich Verwachsungen ein. Oft wird es deshalb ungemein schwierig, aus einem „Adnextumor" nach Ablösung der Därme und Ausschälung des Ovarium den Pyosalpinx zu isolieren. Nicht so selten hat der Eiter die Wandung der Tube an einer oder mehreren Stellen durchbrochen und sitzt nun zwischen den Schwarten und verlöteten Organen.

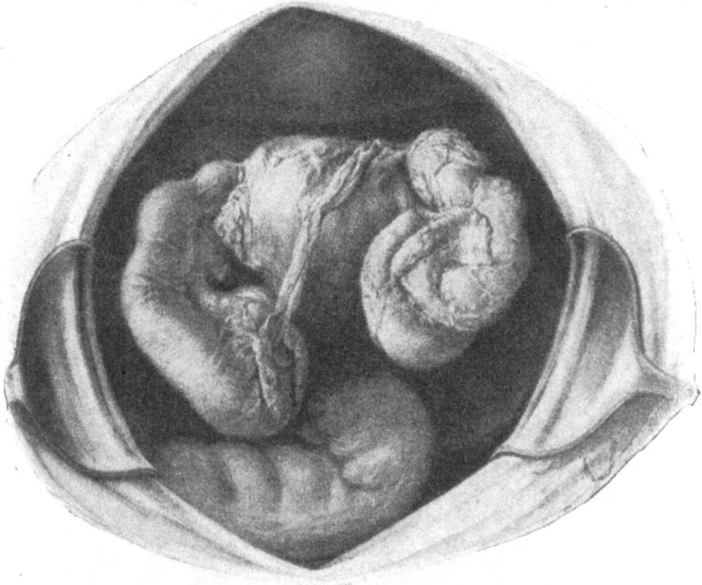

Fig. 126. **Doppelseitiger Pyosalpinx** nach Lösung und Entfernung der Därme; rechts Tubo-Ovarialabzeß.

Es kann Ruptur in die freie Bauchhöhle erfolgen — ein glücklicherweise seltenes Ereignis. Andere Male kommt Durchbruch in ein verwachsenes Organ: Dünndarm, Mastdarm, Blase oder auch durch die Bauchdecken zustande. Ausnahmsweise tritt Stieldrehung ein. Ob ein Pyosalpinx ein oder mehrere Male in den Uterus durchbrechen, bzw. sich durch das Ostium uterinum entleeren, also Pyosalpinx profluens bestehen kann, ist fraglich. Die Beobachtungen, welche dies dartun sollten, sind nicht einwandfrei.

2. Hydrosalpinx (Fig. 127) ist seltener als Pyosalpinx. Der Inhalt ist serös; oft nur wenig getrübt, stark eiweißhaltig, mit Leukozyten und Epithel mehr oder weniger durchsetzt. Ein Hydrosalpinx entsteht entweder aus einem alten Pyosalpinx durch Zerfall des Eiters nach Aufhören der entzündlichen Erscheinungen, oder er bildet sich, wenn eine Tube bei nur leicht katarrhalisch entzündeter Schleimhaut verschlossen worden ist.

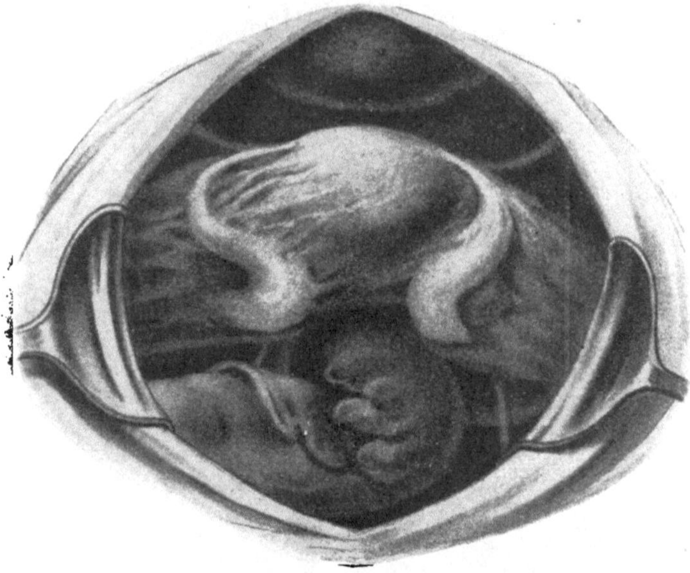

Fig. 127. **Doppelseitiger Hydrosalpinx** einer 25jährigen Frau, die in ihrem zweiten Lebensjahr eine abszedierende Pelveoperitonitis durchgemacht hatte. Starke Verwachsungen.

Gewiß sind doppelseitige Hydrosalpinxsäcke hie und da Folge einer tuberkulösen Salpingitis, die in der Kindheit bestand und ausheilte. Die Geschwulst kann bis kindskopfgroß werden. Verwachsungen mit der Umgebung sind meist vorhanden. Durch die starke Dehnung ohne bedeutende entzündliche Infiltration werden Mucosa und Muscularis verdünnt und atrophisch; das Epithel verliert die Flimmern und geht mit der Zeit zugrunde; die Falten der Schleimhaut, auch die Windungen der Tube verstreichen; das Organ wird darmähnlich; nur der Einschnitt, welcher die Grenze zwischen Ampulle und dem dünneren medianen Teil der Tube bildet, bleibt noch bemerkbar.—Hie und da bleibt das Ostium uterinum offen, und von Zeit zu Zeit entleert sich der Inhalt durch den Uterus nach außen (Hydrops tubae pro-

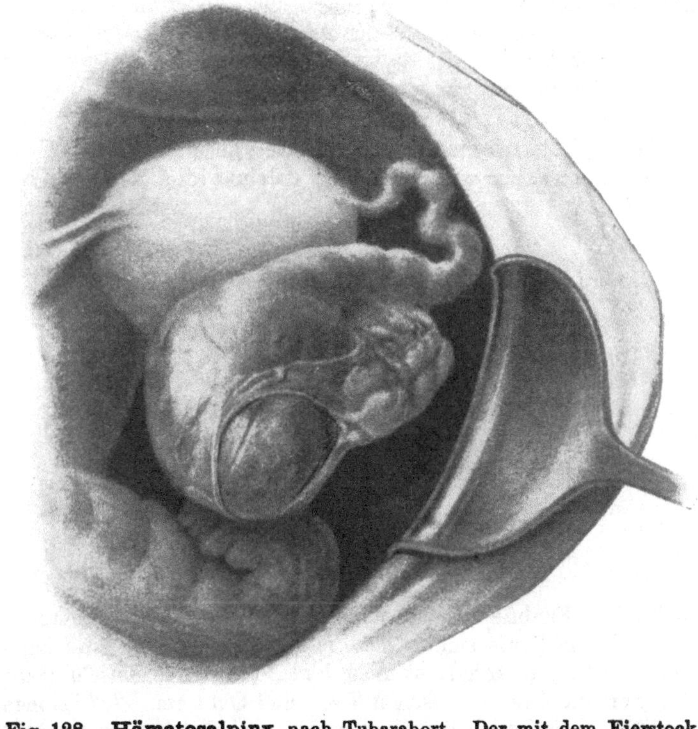

Fig. 128. **Hämatosalpinx** nach Tubarabort. Der mit dem Eierstock verwachsene Sack liegt im Douglas, an der Hinterwand des Uterus adhärent.

fluens); manchmal gelingt es, die Entleerung durch bimanuellen Druck zu bewerkstelligen. Ruptur tritt selten ein; sie wird wegen der Sterilität des Inhaltes gut vertragen und danach kann die Tube zu einem dünnen, soliden Strang zusammenschrumpfen.—Heilung durch Resorption des Inhaltes ist möglich. Bei Infektion wird der Inhalt eitrig; bei Stieldrehung blutig.

3. Hämatosalpinx bildet sich bei Stieltorsion der Tube, Gefäßerkrankungen ihrer Schleimhaut, akutem Katarrh, wie er bei Cholera, Typhus, Scharlach, Masern, Pocken vorkommt. Atresien im Genitalrohr führen nicht selten zu Ansammlung von Menstrualblut in der Tube (s. S. 344). Am allerhäufigsten gibt aber Tubarschwangerschaft Anlaß dazu (Fig. 128). Die Ausdehnung der Tube ist selten über kinderfaustgroß. Das Blut liegt entweder geronnen der Wandung an, oder es ist flüssig, sieht schokoladeähnlich aus. Die Sackwandung ist verdünnt und häufig mit der Umgebung verwachsen.

4. Tubo-Ovarialzysten (Fig. 129) entstehen dann, wenn ein Saktosalpinx mit einer Ovarialzyste verwächst und die Zwischenwand durchbrochen wird, oder wenn an einer Stelle des Ovarium,

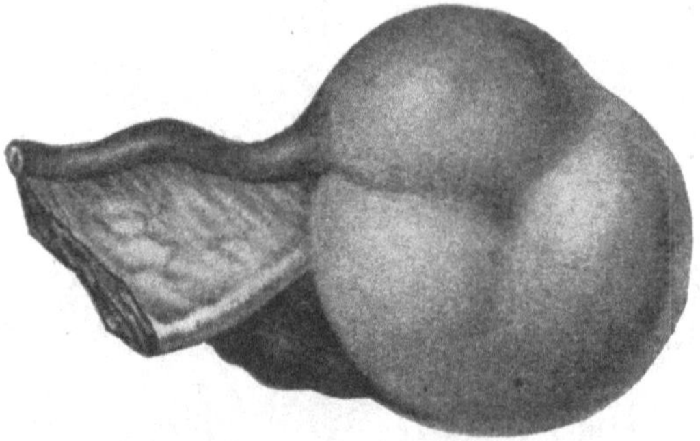

Fig. 129. **Tubo-Ovarialzyste.**

welche die Fimbrien überwachsen hatten, aus einem geborstenen Follikel eine Zyste sich bildet. Die Zyste kann bis kindskopfgroß werden; ihr Inhalt ist meist hell, serös. Eine Einschnürung markiert die Grenze zwischen Tube und Ovarium. Adhäsionen umhüllen gewöhnlich die Geschwulst. Bei Vereiterung entsteht ein Tubo-Ovarialabszeß.

Die Saktosalpinxtumoren fallen öfters nach hinten, legen sich ans Lig. latum an und verwachsen mit diesem und mit den Douglasschen Falten. Noch häufiger sinken sie tief in den Douglasschen Raum hinab, legen sich der hinteren seitlichen Fläche des Uterus an und verkleben mit ihr. Sehr selten gleiten sie über das Lig. latum hinüber auf die vordere Seite oder verwachsen mit dem Fundus uteri oder in der

Fossa iliaca mit der Beckenwand. Selten auch drängt sich der Tumor zwischen beide Blätter des Lig. latum hinein nach dem Beckenboden zu. —

Symptome. In akut einsetzenden schweren Fällen oder bei heftigen Exazerbationen werden die Erscheinungen der Salpingitis durch die begleitende Metro-Endometritis oder Pelveoperitonitis verdeckt; eine genaue Untersuchung ist dann wegen der Schmerzhaftigkeit nicht möglich. Aber auch nach Ablauf des akuten Stadiums und bei mehr chronisch verlaufenden Fällen bieten die Symptome nichts Kennzeichnendes. Die Haupterscheinungen sind Schmerz, Störungen der Menstruation, Sterilität.

In der Regel treten die Beschwerden allmählich zunehmend ein. Die Frauen klagen über einen stechenden, bohrenden Schmerz in einer oder beiden Seiten des Leibes mit Ausstrahlung nach allen Seiten; er steigert sich bei Anstrengung, geschlechtlichen Aufregungen, oft beim Stuhlgang. Er tritt meist in Anfällen mit krampfartigem Charakter auf; wahrscheinlich handelt es sich dabei um Tubenwehen. Häufig bedeutet solch ein Anfall eine Verschlimmerung des Leidens; oder er leitet ein Rezidiv nach scheinbarer Heilung ein. In anderen Fällen tritt er fast regelmäßig zu bestimmten Tageszeiten, besonders nachts, auf (Colica scortarum). Es darf der Grad der anatomischen Veränderungen nicht nach der Intensität des Schmerzes beurteilt werden. Einfache Salpingitis catarrhalis ohne palpable Veränderungen kann die heftigsten Schmerzanfälle verursachen, während mitunter große Pyosalpinxsäcke außerordentlich wenig Beschwerden machen; dies letztere gilt namentlich für die tuberkulöse Gattung.

Die Menstruation ist meist verstärkt, oft unregelmäßig anteponierend, und von Schmerzen begleitet, die vorher einsetzen und selten mit dem Eintritt der Blutung sistieren, sondern über die ganze Dauer der Menstruation anhalten. Mitunter bringt indes die Periode einen Nachlaß der Beschwerden.

Dyspeptische Erscheinungen, Auftreibung des Leibes, Verstopfung, Appetitlosigkeit, ferner Harnbeschwerden gesellen sich häufig hinzu. Das Allgemeinbefinden wird angegriffen; die Frauen werden mager und blaß, verlieren den Lebensmut und die Arbeitslust. Nur sehr akutes Einsetzen oder heftige Rezidive machen Fieber.

Sterilität muß bei Salpingitis als Regel betrachtet werden. Auch in leichten Fällen erleiden die Epithelien Veränderungen, welche der Wanderung des Eichens hinderlich sind. Indessen kann ausnahmsweise selbst nach sehr schweren akuten Tubenentzündung völlige Ausheilung und Fortpflanzungsfähigkeit erfolgen. Da häufig ein Wochenbett nach Abort oder Geburt den Anlaß zur Infektion der Tube gibt, so begegnet man bei Salpingitis oft Einkindersterilität oder Sterilität nach Abort. Umgekehrt erlebt man es, daß eine Frau, welche wegen Salpingitis steril war, nach vielen Jahren endlich konzipiert, weil unterdessen die Salpingitis ausgeheilt ist. —

Diagnose. Die Anamnese ist für die Stellung der Diagnose von entschiedenem Werte. Häufig schlossen sich die Beschwerden an eine Geburt oder einen Abort an, in deren Gefolge leichtes Fieber aufgetreten war. Oder sie begannen bald nach der Heirat, nachdem Brennen in den äußeren Genitalien, Ausfluß, Blasenbeschwerden vorausgegangen waren. Von Wichtigkeit ist auch die Angabe, daß das Leiden in mehreren, allmählich sich steigernden Schüben auftrat und erst mit der Zeit dauernde Beschwerden sich ausbildeten.

Die bimanuelle Untersuchung kann nur zu einer Zeit relativer Ruhe deutlichere Resultate geben. Während akuter Stadien hindert die begleitende Pelveoperitonitis eine genauere Palpation. Man sei unter solchen Umständen auch mit einer Narkosenuntersuchung zurückhaltend, um derbes Drücken und stärkere Zerrungen zu vermeiden; denn sonst könnte ein Abszeß zum Bersten gebracht, oder doch Eiter aus der offenen Tube in die Bauchhöhle ausgepreßt werden.

Im chronischen Stadium fühlt man die verdickte Tube als federkiel- bis fingerdicken Strang von ungleicher Konsistenz; häufig zeigt sie verschiedene Knoten (Salpingitis nodosa). Recht oft verläuft die verdickte Tube gegen den Douglas zu und ist dort oder an der Hinterwand des Uterus adhärent.

Deutliche Anschwellung und besondere Empfindlichkeit gegen das Abdominalende zu deuten auf Saktosalpinx. Pyosalpinxsäcke sind fast nie frei beweglich; sie bieten harte Konsistenz, solange sie klein sind; aber auch Säcke von Birngröße fluktuieren nicht deutlich wegen ihrer dicken Wandung und der aufgelagerten Schwarten; nur große Tumoren bieten, wenigstens an einzelnen Stellen, Fluktuation. — Kleinere Tumoren besitzen Keulenform, größere sind mehr kugelig. In einzelnen Fällen kann das Ovarium an seiner vermehrten Konsistenz erkannt werden; in der Regel ist es aber so innig mit dem Pyosalpinx zusammengebacken, daß eine gesonderte Palpation nicht angeht. Durch einen größeren einseitigen Tumor kann der Uterus nach der entgegengesetzten Seite verdrängt sein; doppelseitige elevieren ihn etwas. Haben sich beiderseits Säcke auf die Rückseite des Uterus gelagert und sind sie dort verlötet, so fühlt man zwischen beiden Tumoren eine mehr oder weniger breite charakteristische Furche. — Einen wichtigen Anhaltspunkt für die Diagnose gibt uns die Palpation des Stiels, d. h. des uterinen Endes der Tube: es beteiligt sich fast nie an der Sackbildung, hingegen zeigt es immer eine derbe Verdickung. Allerdings ist es sehr oft wegen der Verwachsungen und Auflagerungen nicht mit Bestimmtheit zu tasten. Es gibt nicht so selten Adnextumoren, welche selbst an der Leiche kaum aus ihren Verwachsungen mit Netz, Darm, Uterus, parietalem Peritoneum herauszupräparieren sind; diese soll man nicht an der Lebenden genau deuten wollen. Doppelseitigkeit spricht im Zweifel für Pyosalpinx. Jedes peritonitische Exsudat, welches beiderseits am Uterus sitzt, sehr hartnäckig ist oder rezidiviert, enthält wahrscheinlich als Kern einen eitrigen Adnextumor, der dann erst nach Abnahme des Exsudates als solcher sich entpuppt.

Gleichzeitige Tuberkulose des Peritoneum, des Darmes, der Lungen usw. spricht für tuberkulöse Natur des Pyosalpinx; mit einiger Wahrscheinlichkeit auch Amenorrhöe sowie relativ geringe Schmerzhaftigkeit der Tumoren. Bestehen keine solchen Anhaltspunkte, so darf man Gonorrhöe als Ursache annehmen. Auf septischen Ursprung deutet das Auftreten nach Geburt oder Abort mit leichtem Fieber im Wochenbett, wenn schon auch hier der Gonococcus sehr häufig der eigentliche Sünder ist.

Die Unterscheidung zwischen Pyosalpinx und Perityphlitis kann unüberwindlichen Schwierigkeiten begegnen. Gewöhnlich werden zwar entzündliche Tumoren, welche man bimanuell tasten kann, von den Genitalien ausgehen; doch langt ausnahmsweise ein entzündeter Processus vermiformis bis tief in den Douglas herab, kann dort adhärent und in Exsudatmassen eingehüllt sein. Gar nicht selten geht ja auch die Entzündung vom Wurmfortsatz auf die Tube oder umgekehrt über und besteht Appendizitis neben Salpingitis.

Zur Unterscheidung eines Hydrosalpinx von einem Pyosalpinx kann man beiziehen: geringere Schmerzhaftigkeit, im allgemeinen größere Beweglichkeit, bedeutendere Größe, längere Form, eventuell die Ausdrückbarkeit des Inhaltes nach dem Uterus zu, langes Bestehen ohne fieberhafte Exazerbationen, schleichende Entwicklung. —

Prognose. Akute Salpingitis, selbst schwerer Art, kann bei richtiger Pflege vollständig ausheilen. Chronische Fälle, auch leichterer Art, erfordern sehr lange Zeit und zweckmäßigste Behandlung, wenn sie ausheilen sollen. Da äußere Umstände, besonders aber das Eheleben, die erforderliche Schonung und Pflege meist unmöglich machen, so kommt es in der Regel erst nach Jahren oder gar nie mehr zur Wiederherstellung der Fortpflanzungsfähigkeit. — Jede stärkere Tubenentzündung gefährdet durch heftigere Exazerbationen, sowie durch Bildung von Saktosalpinx die Gesundheit. Kleinere Pyosalpinxsäcke können wahrscheinlich durch Eindickung und Resorption ihres Inhaltes nach Jahren verschwinden; größere nach spontanem Durchbruch zusammenschrumpfen.

Therapie. Bei frischer Erkrankung oder Rezidiv mit akutem Charakter ist absolute Bettruhe erforderlich; auf den Leib kommt bei Fieber eine Eisblase, sonst ein Heißwasserumschlag; daneben sorgt man für regelmäßige Stuhlentleerung, verordnet eine reizlose Diät und verbietet jede geschlechtliche Aufregung. Gegen sehr heftige Schmerzen gestattet man Opiumsuppositorien à 3—5 cg. Die Untersuchung wird aufs allernotwendigste beschränkt; denn selbst geringer Druck hat oft Verschlimmerung mit Anstieg der Temperatur und Vermehrung der Schmerzen zur Folge. Nach 2—4 Wochen wird das akute Stadium vorbei sein.

Auch im chronischen Stadium führen längere Bettruhe in Verbindung mit hydropathischen Umschlägen, Regulierung des Stuhlgangs, Scheidenspülungen, wenn Saktosalpinx nicht besteht, am ehesten zu Besserung. Da die Patientinnen während der langen Heilungsdauer nicht beständig an die strengen Vorschriften sich halten können, erneute Schädlichkeiten, namentlich gonorrhoische Reinfektion fast unvermeidlich sind, so dauert der halb invalide Zustand solcher Frauen in der Regel viele Jahre lang. Durch eine gewisse Angewöhnung an die Einwirkung der Gonokokken und anderer Keime, durch Abschwächung und allmähliche Ausrottung der Organismen kommt es schließlich doch zur fast völligen Ausheilung; es bleiben nur Verwachsungen zurück. —

Vor jeder vielgeschäftigen lokalen Behandlung ist zu warnen; Tampons in der Scheide z. B., Skarifikationen, Massage sind von zweifelhaftem Werte und wirken oft direkt schädlich. Noch zurückhaltender muß man mit jedem intrauterinen Eingriffe sein; an intrauterine Ätzungen, Spülungen, Einspritzungen usw., schließen sich häufig akute Verschlimmerungen an. Nur wo zugleich eine hypertrophierende Endometritis besteht und diese als Quelle der Tubeninfektion betrachtet werden muß, wirkt bei Abwesenheit von Reizerscheinungen und von Saktosalpinx eine vorsichtige Ausschabung nach vorausgeschickter Dilatation oft ausgezeichnet günstig auf die Salpingitis. —

Kommt man mit dieser palliativen Behandlung an kein Ziel, dauern heftige Beschwerden immer fort, so darf man der Frau die Exstirpation der entzündeten Tuben vorschlagen. Eine genaue Bestimmung, unter welchen Umständen und nach wie langer Zeit eine Operation indiziert sei, ist nicht leicht zu geben. Soziale Verhältnisse dürfen hier mitsprechen. Eine Frau, welche gezwungen ist, durch ihrer Hände Arbeit die Familie durchzubringen, wird uns früher zur Operation drängen und geneigt machen als eine reiche Dame, welcher alle Mittel zu Gebote stehen, auch ohne Operation schließlich geheilt zu werden. Wo Saktosalpinx vorhanden ist, bleibt der einzige Weg zur Heilung die Operation. Auf die in seltenen Fällen eintretende spontane Schrumpfung kleiner Säcke darf man nicht bauen. Freilich gilt auch hier das vorhin über die Salpingitis ohne Sackbildung und über die soziale Stellung der Kranken Gesagte.

Wo möglich, soll à froid, d. h. nach Ablauf akuter Schübe und Ausschaltung der die Eiterung bewirkenden Keime operiert werden; nur wenn ein Eiterherd in die Bauchhöhle durchzubrechen droht oder bereits durchgebrochen ist, muß, um eine allgemeine Peritonitis zu verhüten, sofort eingegriffen werden.

Die typische Operation bei Salpingitis ist die Salpingektomie, d. h. die Entfernung der einen oder beider erkrankten Tuben. Wenn auch die Ovarien wegen starker Verwachsungen oder Veränderungen mit entfernt werden müssen, so spricht man von Salpingo-Ovarektomie. — Die Operation kann auf vaginalem oder auf abdominellem Wege ausgeführt werden. Die

Laparotomie bietet auf alle Fälle besseren Einblick und gewährt dadurch größere Sicherheit.

Nur stark gegen die Scheide sich vordrängende Tumoren darf man von unten angreifen. Dabei kann die Lösung der Verwachsungen Schwierigkeiten bereiten; namentlich läuft man Gefahr, bei Darmadhäsionen den Darm oder doch seine Serosa zu verletzen; auch die Blutstillung kann Verlegenheiten bringen. Jedoch enlteeren sich allfällig eröffnete Eitersäcke leichter nach der Scheide zu und kann besser drainiert werden; auf diese Weise ist es dann möglich, die oft gefährliche Auslösung des Sackes zu umgehen.

Bei der abdominellen Operation handelt es sich zuerst um die Auslösung der Tube und meist auch des Eierstockes aus den zahlreichen Verwachsungen. Häufig wird dabei der Tubensack oder ein in Adhäsionen sitzender Eiterherd platzen. Man hat also von vornherein das umgebende Peritoneum vor dem ausfließenden Eiter durch Kompressen zu schützen. Glücklicherweise ist der Eiter in der Hälfte der Fälle steril und ungefährlich. Ist der Tumor frei, so wird er abgebunden und das Adhäsionsbett mit Peritoneum übernäht oder drainiert.

Da hiebei der Uterus, also der ursprüngliche Infektionsherd, zurückbleibt und in fast der Hälfte der Fälle die Beschwerden durch Fortdauer der Entzündung weiter bestehen, bevorzugen viele Operateure eine radikalere Operation, indem sie den Uterus mit entfernen. Bei vaginaler Operation schafft es auch viel bessere Abflußverhältnisse.

Überall, wo es, ohne den Zweck der Operation zu beeinträchtigen, angeht, soll eine Verstümmelung der Geschlechtsorgane vermieden, namentlich aber die Möglichkeit der Fortpflanzung erhalten werden. In diesem Sinne kann ein deutlich gegen die Scheide sich vordrängender Eitersack an der prominentesten Stelle punktiert oder mit dem Fränkelschen Inzisionstrokart (s. Fig. 143) inzidiert werden; darauf folgt Erweiterung der gemachten Öffnung und gute Drainage. Sind nicht noch andere Entzündungsherde weiter oben vorhanden, so kann das Leiden durch völlige Schrumpfung des Sackes zur radikalen Ausheilung kommen. — Bei abdominellen Operationen kann man sich auf bloß teilweise Amputation der Ovarien oder Resektion der Tube beschränken; es kann, wenn der übrige Teil der Tube gesund ist, das aus Verwachsungen gelöste oder das amputierte Tubenende über das Ovarium genäht werden (Salpingorrhaphie); man kann eine künstliche Öffnung der Tube anlegen und sie in der Nähe des Ovarium fixieren (Salpingostomie) oder einen Saktosalpinx breit inzidieren, desinfizieren und das Ovarium in die Inzisionsöffnung einnähen.

II

Die Neubildungen der Eileiter

Neoplasmen an den Tuben sind selten.

Knollige Verdickungen der Schleimhaut oder Verklebung einzelner Falten derselben, auch deziduale Wucherungen nach Tubarabort können als Polypen imponieren.

Fibromyome und Adenomyome wurden wenig über 10 Fälle von Ei- bis Kindskopfgröße beschrieben. Selten sind auch Enchondrome (Fig. 144).

Kleine Zystchen verschiedener Herkunft sieht man hie und da an der Oberfläche der Tube. Sehr häufig sind die aus der embryonalen Entwicklung stammenden Morgagnischen Endhydatiden. Bei fetten Frauen hat man schon kleine lipomatöse Geschwülste unter dem Peritoneum beobachtet. All diese Bildungen sind ohne praktische Bedeutung.

Gutartige Papillome entwickeln sich als große Rarität bei chronischer Endosalpingitis bis zu apfelgroßen weichen Tumoren; sie sondern eine klebrige Flüssigkeit ab, welche meist durch das uterine Ostium abfließt; gelangt sie in die Bauchhöhle, so bildet sich Aszites; sie können auch zur Bildung von Saktosalpinx Anlaß geben.

Von Sarkom sind etwa 6, von primärem Karzinom etwa 30 Fälle bekannt geworden. In neuerer Zeit ist man auch auf vereinzelte Fälle von Chorionepitheliom in der Tube gestoßen.

Tubengeschwülste entdeckt man durch die Untersuchung; in der Regel wird es aber sehr schwierig sein, sie als solche zu deuten. Endgültigen Aufschluß bringt fast immer erst die Operation. Man denke sich z. B., zu welchen Täuschungen der Befund eines Falles, wie ihn Fig. 127 zeigt, Anlaß geben kann.

Die Krankheiten der Ligamenta rotunda

Die Ligg. rotunda sind bei Atrophie des Uterus ebenfalls atrophisch; nach Geburten findet man sie oft in bleibender Hypertrophie.

Fibromyome oder Fibromyxome sind selten; sie sitzen häufiger rechts, entweder im abdominalen Teile des Ligamentes oder im Leistenkanal und den großen Schamlippen und erreichen nur selten beträchtliche Größe.

Zystische Tumoren, entweder Flüssigkeitsansammlungen im Innern des Bandes (Hydrocele oder Hydrops lig. rotundi) oder im verschlossenen Processus vaginalis peritonei (Hydrocele muliebris (s. S. 71) sind auch seltene Vorkommnisse.

Bei allen Tumoren am vorderen Ende der großen Schamlippen muß an Entstehung aus den Ligg. rotunda gedacht werden. Die Unterscheidung von Hernien bildet die Hauptschwierigkeit. — Oft wird erst die Operation Klarheit bringen.

VI

Die Erkrankungen der Eierstöcke

(Anatomische Vorbemerkungen S. 240.)

I

Die Entzündung der Eierstöcke (Oophoritis)

Ätiologie. An eine Entzündung der Tube schließt sich in der Regel eine solche des Ovarium an, deshalb bildet die Salpingitis das wichtigste ätiologische Moment für Oophoritis. Sie kann auch, wie die Salpingitis, Folge septischer Infektion nach Geburt oder Abort (besonders kriminellem) oder unreinen operativen Eingriffen an den Genitalien sein. — Akute Infektionskrankheiten, besonders die akuten Exantheme gehen hie und da mit Oophoritis einher. In der Kindheit überstandene Fälle dieser Art, die vielleicht übersehen worden waren, können wahrscheinlich zu dauernden Schädigungen der Eierstöcke und in der Folge zu Entwicklungshemmung der Genitalien in den Pubertätsjahren führen. — Exzesse in Venere, geschlechtliche Überreizung, Masturbation haben manchmal Oophoritis im Gefolge. — Vergiftungen mit Phosphor, Arsen, Quecksilber usw. können ebenfalls zu Oophoritis führen. —

Pathologische Anatomie. Unsere anatomischen Kenntnisse der Ophoritis sind noch etwas lückenhaft. Häufig beginnt die Entzündung als Perioophoritis und schreitet von der Oberfläche in die Tiefe; bei septischer Infektion durch die Lymph- oder Blutwege kann jedoch die Noxe im Innern deponiert werden und der Prozeß dort beginnen.

Je nachdem mehr der Follikelapparat oder das interstitielle Gewebe befallen ist, unterscheidet man eine parenchymatöse oder follikuläre und eine interstitielle Form. — Bei der parenchymatösen Oophoritis trübt sich der Liquor folliculi, die

Follikelepithelien degenerieren körnig und verfetten; auch das Ei zerfällt, der ganze Follikel schrumpft zusammen und an seine Stelle tritt narbiges Bindegewebe; auf diese Weise können eine mehr oder weniger große Zahl oder sämtliche Follikel zugrunde gehen. Das Ovarium ist dabei nur wenig vergrößert.

Bei der interstitiellen Oophoritis besteht im Beginn kleinzellige Infiltration des Stroma ovarii; später tritt durch Vermehrung des faserigen Bindegewebes Sklerosierung ein. Hierbei können die Follikel durch Kompression zugrunde gehen und das ganze Organ zu einem kleinen harten Körper zusammenschrumpfen. — In anderen Fällen wandeln sich die Follikel in kleine Zystchen um, so daß das Ovarium von einer großen Zahl stecknadelkopf- bis haselnußgroßer mit klarem Inhalt gefüllter Zystchen durchsetzt ist: kleinzystische Degeneration. Mitunter verschmelzen mehrere der kleinen Säckchen zu einer größeren Zyste oder eines derselben entwickelt sich auf Kosten der übrigen zu Faustgröße und darüber. Wir sprechen dann von Hydrops folliculi. — Kleinere derartige Zysten findet man nicht selten schon bei Kindern und Neugebornen, ohne eine bestimmte Ätiologie für sie zu kennen.

Sind bei der einen oder anderen Form eitererregende Keime beteiligt, so kommt es zu Abszeßbildung. Die Eiteransammlungen können nur ganz klein bleiben oder aber Faustgröße und darüber erreichen. Diese Ovarialabszesse verhalten sich im großen und ganzen so wie Pyosalpinxsäcke.

Symptome. Das klinische Bild der Oophoritis ist ein recht unbestimmtes.

Bei akutem Einsetzen sind die Symptome meist verdeckt durch die begleitende Sepsis oder Salpingitis oder Perimetritis. Die vaginale Untersuchung ergibt nur eine hochgradige Empfindlichkeit und Resistenz der seitlichen Scheidengewölbe; erst wenn das akute Stadium vorbei ist, kann es gelingen, die Vergrößerung und besondere Druckempfindlichkeit des Ovarium festzustellen.

Auch bei der chronischen Oophoritis ist das Hauptsymptom ein Schmerz in der Seite, oder meist beiderseits, der vermehrt wird durch lebhafte Bewegung, Anstrengung, mechanische Insulte, harten Stuhlgang, geschlechtlichen Verkehr; er steigert sich bei der Menstruation und zwar hauptsächlich vor dem Blutaustritt. Die Periode ist verstärkt, oft unregelmäßig anteponierend. Nervöse und neurasthenische Beschwerden gesellen sich in der Regel hinzu.

Befund. Das vergrößerte Ovarium kann, leichter als sonst, als rundlicher, praller, empfindlicher Tumor mit glatter Oberfläche durchgefühlt und erkannt werden; besonders, wenn es der allein ergriffene Teil ist. Selten erreicht es mehr als das Vierfache seiner normalen Größe; außer es habe sich ein Abszeß oder eine Zyste in ihm gebildet. Sehr oft besteht aber nicht isolierte Oophoritis, sondern Ovarium, Tube, Lig. latum sind zu einem Knäuel verlötet, so daß man die Affektion als „Adnexitis“ zu bezeichnen hat. —

Prognose. Akute Oophoritis kann ganz ausheilen und, falls nicht Abszeßbildung auftrat, das Ovarium auch wieder zu voller Funktionsfähigkeit zurückkehren. Häufiger jedoch geht sie in die chronische Form über. Dann kann es zu kleinzystischer Degeneration kommen und die Beschwerden können in mehr weniger hohem Grade bis zur Menopause andauern.

Therapie. Die Behandlung ist ähnlich wie bei der Salpingitis. Am besten ist es, gleich im Beginn die Kranke für einige Wochen ins Bett zu bannen und beständig fort hydropathische Wickel um die Beckengegend machen zu lassen. Daneben muß bei reizloser Kost für regelmäßige Stuhlentleerung gesorgt werden. In der Regel wirken heiße Scheidenspülungen mit Wasser von 50° C. günstig. — Lokalbehandlung, wie Ichthyoltampons, Skarifikationen, Ätzungen sind von Manchen sehr beliebt. Im allgemeinen dürfen sie nicht lange Zeit fortgesetzt werden, weil sie in der Regel nicht den erwarteten Erfolg haben und ohnehin zu funktionellen Nervenstörungen geneigte Personen durch die häufig wiederholten Eingriffe hochgradig neurasthenisch werden. — Besondere körperliche Schonung, am besten Bettruhe, ist über die Menstruation anzuordnen. — Badekuren unterstützen die Heilung. Frauen, welche jahraus jahrein sich pflegen können, bringen sich über die Beschwerden leicht hinweg; schlechtere Zeiten wechseln mit besseren ab; doch im ganzen ist der Zustand erträglich. Übler daran sind solche, welche sich mit ihrer Hände Arbeit durchzubringen haben; bei diesen wird man sich eher zur operativen Entfernung der Ovarien entschließen. — Ovarialabszesse müssen vom Scheidengewölbe aus eröffnet und drainiert oder vom Abdomen aus ausgeschält werden.

II

Bluterguß in die Eierstöcke (Hämatoma ovarii)

Blutergüsse können stattfinden in die Follikel (circumscripte) oder ins Stroma (diffuse); sie erreichen selten mehr als Nußgröße, mitunter ist aber das Eierstockgewebe völlig durch-

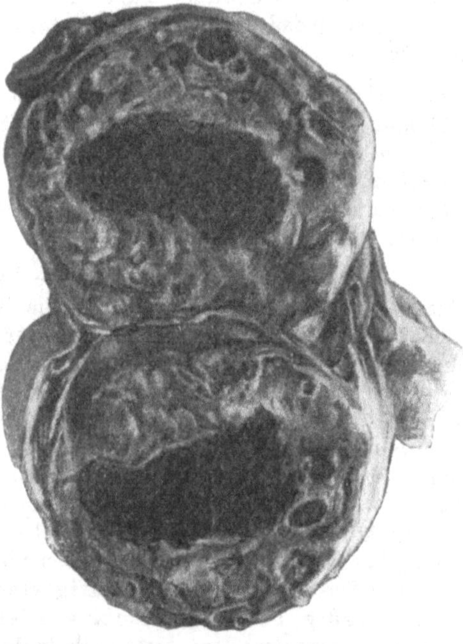

Fig. 130. **Hämatoma ovarii** auf dem Durchschnitt. (Frauenklinik Zürich.)

blutet (s. Fig. 130). Ihre Entstehung ist auf Gefäßentartung, vielleicht zusammen mit Kongestion, zurückzuführen. Geschlechtliche Überreizung, Überanstrengungen, besonders Ausschreitungen oder Erkältung während der Menstruation können den Anstoß geben, oder entzündliche Kongestion, wie man sie bei akuten Infektionskrankheiten, dann bei Phosphor-, Arsen-,

Quecksilber-Vergiftungen beobachtet, ferner Skorbut, Verbrennungen oder venöse Stase bei Herz-, Leber-, Lungenleiden, selbst bei Neugeborenen (durch Asphyxie verursacht), führen dazu.

Die veranlassende Affektion tritt im Krankheitsbilde in der Regel dermaßen in den Vordergrund, daß das lokale Leiden leicht übersehen wird. —

Charakteristische Symptome gibt es nicht. Die Frauen klagen allerdings über plötzlichen Schmerz in der Seite. Aber nur wenn man Gelegenheit hatte, kurz vorher das Ovarium zu tasten und jetzt die plötzliche Zunahme seiner Größe ohne heftige entzündliche Erscheinungen feststellt, kann eine Ovarialapoplexie vermutet werden. — Bettruhe, Eisblase oder Wickel bringen bald Erleichterung. Die völlige Resorption kann aber Wochen in Anspruch nehmen. Große Beschwerden geben zu operativer Entfernung des durchbluteten Eierstockes Anlaß.

III

Die Neubildungen der Eierstöcke (Ovarialtumoren)

1. Zystische Tumoren

Man unterscheidet:

a) Follikularzysten (Hydrops folliculi) und Zysten des Corpus luteum. Sie sind aus schon bestehenden Hohlräumen hervorgegangen und stets einkammerig.

b) Glanduläre Zysten (Zystadenome) verdanken ihre Entstehung Epithelwucherung und stellen wirkliche Neubildungen dar.

c) Dermoidzysten. Sie haben sich (wie die soliden Teratome, s. unten) aus dem Ei gebildet.

d) Parovarialzysten. Sie verdanken ihre Entsehung den Resten des Wolffschen Körpers i. e. dem Parovarium.

a) Follikelzysten oder Hydrops folliculi

So bezeichnet man die aus Graafschen Follikeln hervorgegangenen Zysten, wenn sie die Größe des normalen Ovarium übertreffen (Fig. 131); sie können bis zu Mannskopfgröße wachsen, bleiben aber meist auf Faustgröße. Sie stellen rundliche, gewöhnlich frei in die Bauchhöhle hereinragende Geschwülste dar, welchen der erhaltene Rest des Eierstockes ansitzt. Ihr Inhalt ist eine helle wässerige Flüssigkeit, selten wird er durch Blutergüsse dunkler gefärbt; ihre Wandung ist dünn, trägt auf der Innenfläche bei

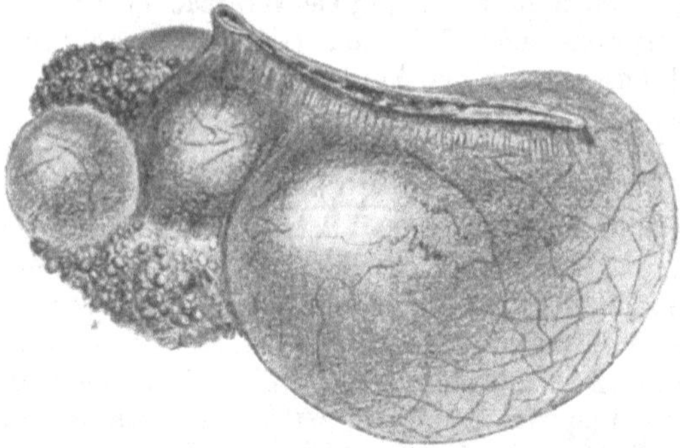

Fig. 131. **Follikelzysten (Hydrops folliculi)**, daneben noch ein Oberflächenpapillom (nach H. Kelly).

kleinen Tumoren mehrschichtiges, bei größeren einschichtiges oder gar kein Epithel und zeigt hie und da kleine warzenartige Auswüchse. Sitzen mehrere solcher Zysten in einem Eierstock,

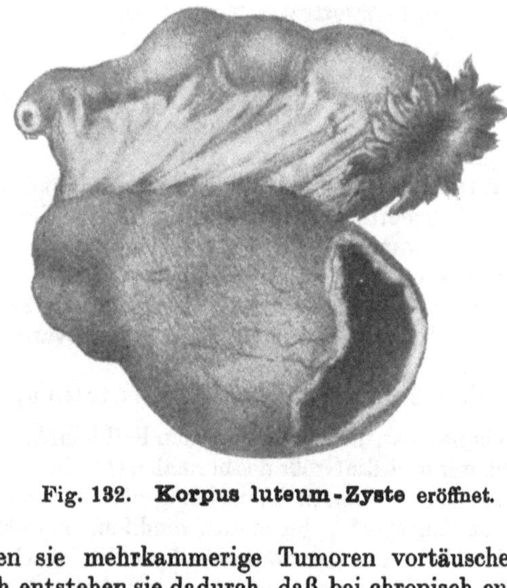

Fig. 132. **Korpus luteum-Zyste** eröffnet.

so können sie mehrkammerige Tumoren vortäuschen. Wahrscheinlich entstehen sie dadurch, daß bei chronisch entzündlicher

Verdickung des peripheren Stroma oder Auflagerungen die Ruptur eines reifen Follikels ausbleibt und die Absonderung von Liquor folliculi fortdauert; in diesem Sinne hat man es also mit Retentionszysten zu tun; doch können sie sich wohl auch durch Entartung unreifer Follikel entwickeln. —

Die Zysten des Corpus luteum sehen den vorigen ähnlich (Fig. 132); nur werden sie selten über eigroß. Ihr Inhalt ist öfter rotbraun oder gelblich und mehr dicklich. Ihre Wandung, derber, fleischiger als bei Follikularzysten, besteht aus einer inneren faltigen, durch Luteïnzellen gelblich gefärbten Schichte und einer bindegewebigen äußeren Hülle. —

Diese beiden Geschwulstarten machen wenig Beschwerden; hie und da sind sie mit Menstruationsstörungen verbunden. Sie bei der Untersuchung richtig zu deuten, d. h. von anderen Zystenarten zu unterscheiden, ist meist unmöglich. Es kommt vor, daß sie während der Untersuchung platzen; das deutet dann mit ziemlicher Bestimmtheit auf ihre Natur hin. — Werden sie bei der Laparotomie als solche erkannt, so soll wo möglich nicht das ganze Ovarium exstirpiert, sondern nur der kranke Teil desselben reseziert werden. Sind viele kleine Zysten da, so können sie einzeln angestochen werden. Dies wird besonders dann empfehlenswert sein, wenn die Entartung in beiden Eierstöcken besteht und der Frau die Möglichkeit, noch Kinder zu bekommen, nicht ganz genommen werden soll.

b) Zystome s. Zystadenome, s. glanduläre Zysten

Sie bilden die Großzahl der Ovarialzysten; ihr Vorkommen beschränkt sich nicht bloß auf das geschlechtsreife Alter, auch nach der Menopause, ja bis ins hohe Greisenalter hinein werden sie nicht gar so selten beobachtet; selbst bei Kindern vom 2. Altersjahre bis zur Pubertät wachsen sie hie und da. Erblichkeit ist nicht sicher nachgewiesen.

Sie nehmen ihren Ursprung aus dem Epithel der Eierstocksoberfläche, also dem ursprünglichen Keimepithel, oder dem aus diesem hervorgegangenen Epithel der Primärfollikel oder der „Pflügerschen Schläuche". Durch Einstülpung ins Stroma hinein und Abschnürung entsteht eine Epithelhöhle, welche sich infolge Absonderung in ihr Inneres zur Zyste ausdehnt. Neue Einstülpung des Zystenepithels in der Zystenwand führt zur Bildung von Tochterzysten, so daß mit der

Zeit ein ganzes Konglomerat von Zysten entsteht, welches von einer gemeinsamen Stromahülle umgeben ist und auf der äußeren Fläche das Eierstockepithel trägt: **Multilokuläres Zystom.** Viele der Zysten fließen zusammen, so daß bei etwelcher Größe des Tumors gewöhnlich eine Zyste die Haupt-

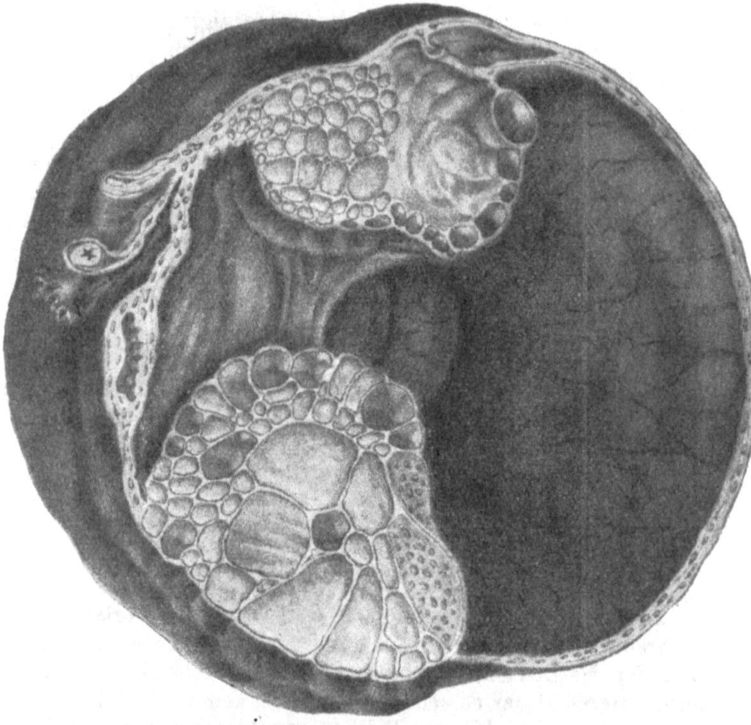

Fig. 133. **Pseudomuzinöses Ovarialkystom,** auf dem Durchschnitt. Rechts ein größerer Zystenraum; links konglomerierte Tochterzellen mit dickem Inhalt. Links oben der durchtrennte Stiel.

masse bildet und die übrigen ihr aufsitzen. Je älter der Tumor, um so mehr Zysten sind im allgemeinen in einen Raum aufgegangen; doch kann man auch auf alte Zystome stoßen, welche aus einer Unzahl ungefähr gleichgroßer Zystchen bestehen. An jüngeren Geschwülsten ragen gewöhnlich noch Tochterzysten auf der Oberfläche bucklig hervor; an älteren ist dies weniger mehr

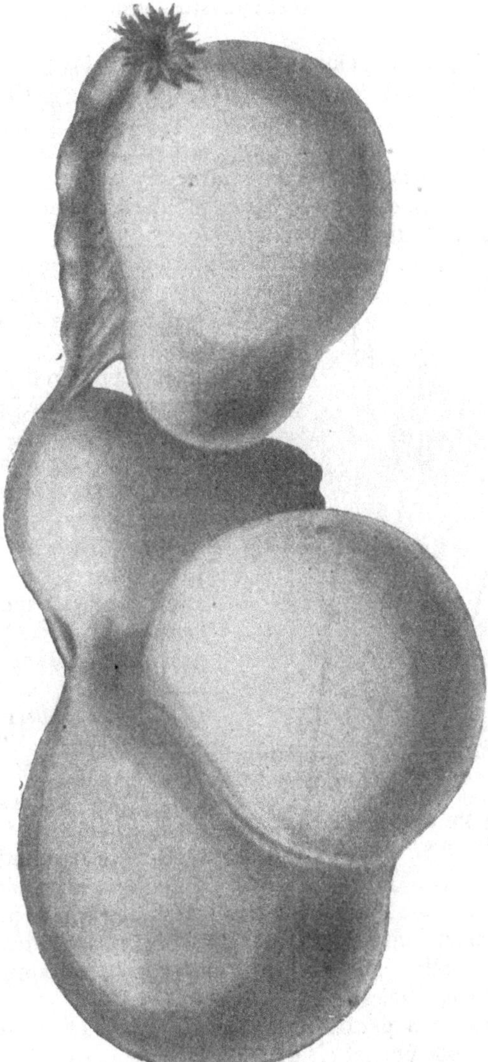

Fig. 134. **Doppelseitige pseudomuzinöse Ovarialkystome, einkammerig geworden.**

der Fall, hingegen trifft man bei diesen oft an der Innenfläche eine große Zahl kleinster Tochterzysten, wie unsere Fig. 133 es zeigt.

Das Zystom besitzt eine atlasglänzende, bläuliche Oberfläche; es ist prall gespannt, im ganzen kugelig, doch trifft man häufig auch alte Tumoren, welche durch tiefe Einziehungen und Furchen ihre Zusammensetzung aus mehreren größeren Zysten erkennen lassen, wie in Fig. 134.

Man unterscheidet ein Cystoma proliferum glandulare von einem Cystoma proliferum papillare.

Das Cystoma proliferum glandulare entspricht dem eben beschriebenen Bilde. Es ist die häufigere Form und bildet die größten Geschwülste. Es hat als Inhalt eine kolloidartige, schleimige oder gallertartige Flüssigkeit, welche häufig mit der Zeit dünnflüssig, serös wird und sehr eiweißreich ist. Das spezifische Gewicht beträgt 1020—1030. Die Farbe derselben wechselt vom graulichen, hellgelben, grünlichen zum braunen und schwarzen, je nach dem Gehalte an Blutfarbstoff; ein grünlich schillernder Ton an der Oberfläche rührt von Cholestearinkristallen her. Der hauptsächlichste Bestandteil der Flüssigkeit ist Pseudomucin daher nennt man die Neubildung Cystoma pseudomucinosum, Das Pseudomuzin wird zum Unterschied von Mucin durch Essigsäure nicht gefällt. Mikroskopisch findet man Blutkörperchen, Zellbestandteile, Cholestearin, Fett darin.

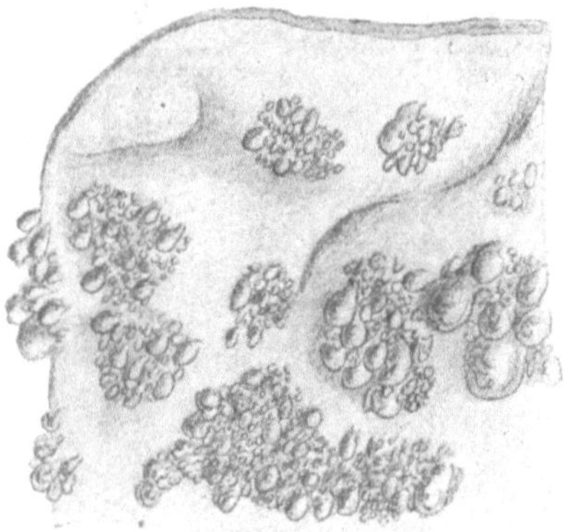

Fig. 135. **Stück der Innenfläche eines papillären Ovarialkystoms** (nach Ribbert). Kleinere und größere papilläre Erhebungen bedecken die Innenfläche.

Das Cystoma proliferum papillare erreicht gewöhnlich nur mäßige Größe und ist oft doppelseitig. Sein Inhalt ist serös, klar oder wenig getrübt, mit wechselndem Eiweißgehalte, daher auch die Bezeichnung „Cystoma serosum papillare“. Das

Kennzeichnende aber ist, daß die meist mit Flimmerepithel bekleidete Innenfläche der Zyste papilläre Auswüchse trägt, welche oft nur vereinzelt stehen (Fig. 135), oft aber in dicht aneinander liegenden vielfach verzweigten Sprossungen das Innere der Zyste zum größten Teil ausfüllen (Fig. 136). Die einzelnen Papillen bestehen aus einem bindegewebigen, oft Kalkeinlagerungen ent-

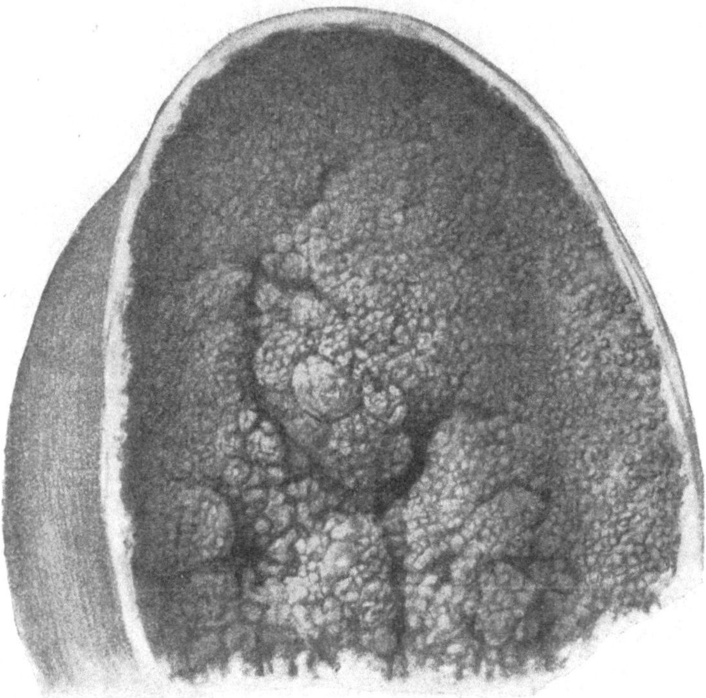

Fig. 136. **Papilläres (seröses) Ovarialkystom** auf dem Durchschnitt.

haltenden Gerüste mit Gefäßschlingen und einem Zylinderepithelbelag. — Diese Wucherungen durchbrechen nicht selten die Wandung des Zystom und wachsen nach außen weiter.

Eigentliche Papillome können auch von der Oberfläche des Ovarium ausgehen und frei in die Bauchhöhle hineinragende verzweigte Tumoren bilden, ähnlich wie nach dem Durchbruche eines papillären Zystoms. Es kann der ganze Eierstock nach und nach in solch einem Papillom aufgehen (Fig. 137), oder aber die Neubildung nur auf eine Stelle der Oberfläche beschränkt bleiben (Fig. 131). Solche Tumoren sind gewöhnlich beidseitig und Aszites begleitet sie. Entarten die Papillen myxomatös oder hy-

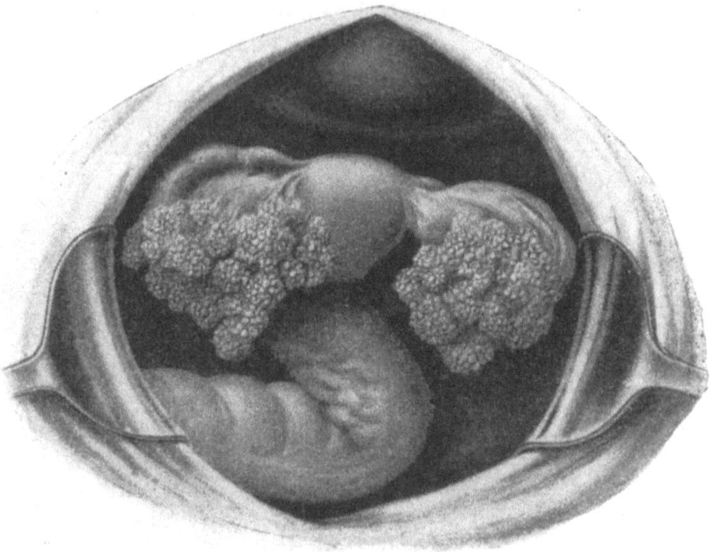

Fig. 137. **Doppelseitiges Papilloma ovarii.**

dropisch, so bilden sich kleine durchscheinende Bläschen und das Ganze bekommt das Aussehen einer Traubenmole.

c) Dermoidzysten

Die Dermoide des Ovarium sind Produkte einer krankhaften Entwickelung einer Eizelle; sie stellen die zystische Form der Embryome dar (die Teratome bilden die solide Form). Sie enthalten form- und regellos durcheinander Bestandteile aller drei Keimblätter: Haut, Haare, Zähne, Knochen, Muskeln, Nerven, Teile des Darms und seiner Drüsen. Sie kommen in jedem Alter, vorzüglich jedoch in der Geschlechtsreife vor, bilden aber bloß 4—5 % der Ovarialtumoren. Doppelseitige Entwickelung besteht in etwa 20 % der Fälle. Ihre Größe schwankt zwischen der einer Orange und eines Kindskopfes; durch Kombination mit Zystadenomen können sie beträchtlich größer werden. Sie sind einkammerig, doch können durch Verschmelzung mehrerer Dermoide in einem Eierstocke auch mehrkammerige Zysten entstehen. Sie sehen matter aus als Zystome und zeigen oft gelbliche oder bräunliche Farbe. Ihre Hülle bildet einen bindegewebigen Balg;

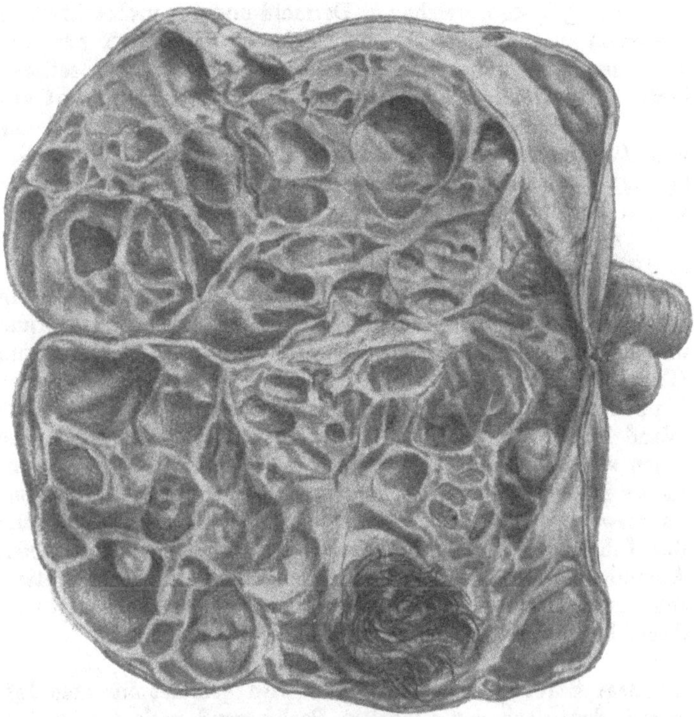

Fig. 138. **Embryom des Ovarium mit Dermoid.**
(Züricher Frauenklinik.)

ihr Inhalt besteht aus einem gelben Fett, welches von Talgdrüsen abgesondert wird, bei Körpertemperatur flüssig ist und nach der Entleerung sofort zu einer grützigen Masse erstarrt. Auf der Innenfläche der sonst glatten Zystenwand sitzt ein hereinragender fleischiger Zapfen, an welchem ein Haarknäuel haftet.

Lose Haare, bis zu 1 Meter lang, zu einem Knäuel zusammengeballt, meist von heller Farbe (auch bei Negerinnen), sind dem Inhalt beigemengt. Daneben findet man Andeutungen an die Schädelkapsel, Nervenelemente, glatte und quergestreifte Muskelfasern wirr durcheinander und regelmäßig Zähne, oft in großer Zahl, bis 100 und mehr, welche in Bindegewebe oder Knochen stecken.

Es gibt Zysten, welche aus Dermoid und aus proliferierenden Zystomen zusammengesetzt sind, meist so, daß eine Tasche von der einen, eine anliegende von der anderen Art ist; seltener besteht die Wand einer Zyste hier aus dermoidalem, dort aus adenoidem Gewebe, was wohl durch gänzliche Verschmelzung von Zysten mit urspünglich verschiedenem Charakter erklärt lich ist. Auch eigentliche **Embryome** kommen im Eierstock vor, s. Fig. 138.

d) Parovarialzysten

Sie bilden etwa 11 % der Eierstockgeschwülste; bei Kindern sah man sie noch nie. Sie entwickeln sich aus dem Parovarium und liegen deshalb zwischen beiden Blättern des Lig. latum (Fig, 139). Ihre Gestalt ist **kugelig**, sie übersteigen selten Kindskopfgröße und sind fast durchweg **einkammerig**. Ihre Wand ist **dünn**, enthält zuweilen Muskelfasern und trägt nach innen ein Zylinderepithel, welches meist flimmert. Die Innenfläche ist glatt; indessen zeigen manche warzenförmige, ausnahmsweise auch eigentliche papilläre Wucherungen. Während der Inhalt gewöhnlich **wasserhell** ist, kein Pseudomucin oder Albumin enthält, weist er bei diesen papillären Formen etwas schleimige Trübung und Eiweißgehalt auf; auch beobachtet man dabei hie und da Neigung zu maligner Entartung.

Der Stiel eines Ovarialtumor wird gebildet aus dem Lig. ovarii, dem nach der seitlichen Beckenwand verlaufenden Lig. suspensorium s. infundibulo-pelvicum und hauptsächlich aus dem Eierstocksteile des Lig. latum, dem Mesovarium. Er kann äußerst kurz, aber auch bis zu 15 cm lang sein; seine Dicke hängt von dem Hypertrophiegrade des Lig. latum ab. Mitunter sitzt auf der hinteren Seite des Stiels ein Rest des Ovarium. Die oft lang ausgezogene Tube liegt vorn oder hinten dem Tumor an. — Durchs Lig. suspensorium kommt die Arteria spermatica, vom Uterus her die uterina zum Tumor; die Venen sind stark erweitert. —

Kleine Tumoren liegen gewöhnlich im Douglas. Mit der Vergrößerung entwachsen sie dem Becken und steigen in den Bauchraum hinauf, wo sie sich der vorderen Bauchwand anlegen. Der Uterus bleibt im Becken unter und hinter der Geschwulst, oft torquiert, retroflektiert; nur selten liegt er vor dem Tumor, so z. B. wenn er durch Myom oder Gravidität vergrößert ist; selten prolabiert er durch den Druck der Geschwulst. — Die Blase ist auf der vorderen Fläche oft in die Länge gezogen. Mitunter besteht Kompression eines Ureter.

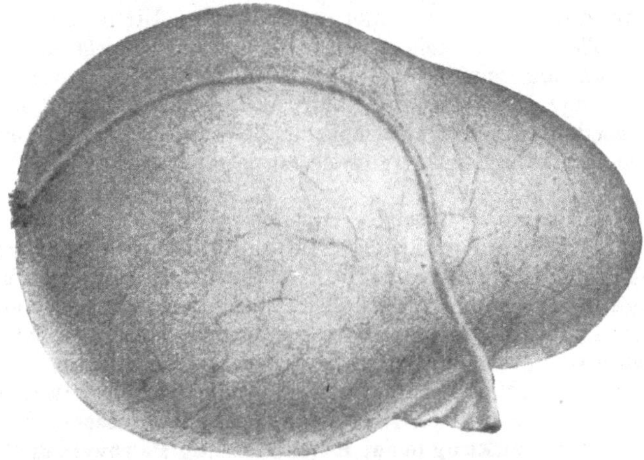

Fig. 139. **Parovarialzyste** mit lang ausgezogener Tube. (Züricher Frauenklinik.)

Der Tumor kann zwischen beide Blätter des Lig. latum hineinwachsen, intraligamentär werden. Er gelangt dann im Parametrium auf den Beckenboden, kann sich an der hinteren Beckenwand retroperitoneal weiter entwickeln, rechts hinter den Blinddarm, links ins Mesokolon hinein, in seltenen Fällen bis gegen die Nieren hinauf vordringen, oder er kann unter dem vorderen Blatt des Lig. latum sowie der peritonealen Bedeckung der Blase hervor direkt unter den Bauchdecken zum Vorschein kommen. Häufig nimmt nur ein Teil des Tumor diese Wege. Solche Geschwülste sind dann nicht gestielt. Ein extraperitonealer Tumor kann aber auch durch starke Dehnung seiner peritonealen

Bedeckung sich stielen, das Peritoneum zu seinem Mesenterium machen und intraperitoneal werden. — Intraligamentären Tumoren liegt der Uterus gewöhnlich innig an; zudem ist er nach der anderen Seite hinübergedrängt, oft eleviert. Die Vaskularisation ist dabei eine sehr starke.

Dermoide sind fast nie intraligamentär und liegen häufig vor dem Uterus.

Da die Parovarialzysten stets intraligamentär sind, liegen sie dem Uterus gewöhnlich innig an; indessen kommt es doch vor, daß das Lig. latum durch die Zyste stielartig ausgezogen wird und der Tumor gegenüber dem Uterus eine ziemlich große Beweglichkeit erhält. — Die Tube schmiegt sich der Zyste an und wird durch ihr Wachstum oft enorm in die Länge gezogen (Fig. 139); auch das dem Tumor meist anliegende Ovarium erfährt manchmal so starke Abplattung und Dehnung, daß es zur Zystenwand zu gehören scheint. —

Symptome. Ovarialzysten machen in der Regel erst Symptome, wenn sie in die Bauchhöhle hinaufgetreten sind und durch ihre Größe Auftreibung des Leibes bedingen. Mitunter bestehen schon früher Beschwerden, die aber durchaus nichts Charakteristisches an sich haben. Nicht so selten erregen erst die unten beschriebenen Komplikationen die Aufmerksamkeit der Patientin. — Intraligamentär entwickelte oder im Becken fixierte Geschwülste dagegen verursachen durch Raumbeschränkung in der Regel frühzeitig Beschwerden ähnlicher Natur wie Tumoren von beträchtlicher Größe und schwerem Gewicht: Varizen und Ödeme der Beine, der Schamlippen und Bauchdecken, auch mitunter Aszites; durch Kompression eines Ureter entsteht oft Pyelitis und Pyelo-Nephritis; hartnäckige Obstipation, ausnahmsweise Darmokklusion, schwere Verdauungsstörungen können auftreten; bei sehr großer Ausdehnung des Leibes üben Dyspnöe, Kompression der großen Gefäßstämme, erhöhter intraabdomineller Druck, begleitende Nierenaffektionen usw. üblen Einfluß aufs Herz aus.

Die Menstruation ist sehr oft nicht gestört; in einer Minderzahl ist sie verstärkt oder abgeschwächt oder unregelmäßig oder mit Schmerzen verbunden. Bei doppelseitigen Zystomen sowie bei hochgradiger Kachexie kann sie ganz ausbleiben. Nicht selten schwellen die Brüste etwas an, werden empfindlich und sondern ein wenig Milch ab. Die Konzeptionsfähigkeit leidet etwas; doch sind Fälle von Schwangerschaft bei Ovarialzystom nicht selten (s. unten). —

Spontanheilung kommt ausnahmsweise durch Schwund der Zyste nach Ruptur oder Stieldrehung vor.

Regel ist sonst, daß ein Zystom unaufhaltsam, wenn auch häufig sehr langsam, weiter wächst und durch Beengung der Atmung hochgradige Verdauungstörungen, sowie durch die ungeheure Last und den großen Säfteverlust infolge der starken Absonderung eiweißhaltiger Flüssigkeit in sein Inneres zu stets zunehmender Abmagerung und zuletzt zum Tode an Erschöpfung führt. Häufiger noch gehen die Kranken zugrunde an Urämie, an Kreislaufstörungen und ihren Folgen (pleuritische, perikarditische Ergüsse, Lungenödem infolge Herzschwäche) oder an einer Komplikation. Heutzutage wird allerdings so frühzeitig operiert, daß eigentlich kachektische Zustände infolge von Ovarialzystomen gar nicht mehr zur Beobachtung kommen und selbst Todesfälle durch Komplikationen zu den Seltenheiten gehören. Fälle, wie der auf Figur 140 dargestellte, werden in Kulturländern kaum mehr gesehen. —

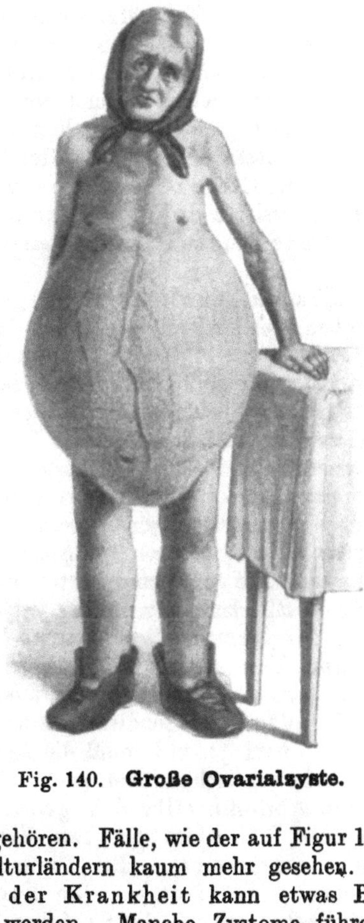

Fig. 140. **Große Ovarialzyste.**

Bezüglich der Dauer der Krankheit kann etwas Bestimmtes nicht angegeben werden. Manche Zystome führen, auch ohne Komplikationen, infolge raschen Wachstums schon in kurzer Zeit, z. B. innerhalb 2 Jahren, zum Tode; für gewöhnlich ist jedoch der Verlauf ein langwieriger. Vor der operativen Zeit sah man oft Frauen, welche ihre Zysten während 10—20 und mehr Jahren alle Paar Monate punktieren ließen und sich dabei relativ wohl befanden.

Befund und Diagnose. 1. Beckentumoren, d. h. kleine Geschwülste. Man fühlt einen mehr oder weniger regelmäßig-rundlichen, nicht empfindlichen, prall-elastischen, glatten Tumor, welcher oft neben dem Uterus, meist hinter ihm, selten einmal vor ihm liegt. — Dermoide sind weniger prall-elastisch, besitzen mehr derbteigige Konsistenz, lassen oft harte Stellen erkennen und liegen häufig vor dem Uterus. — Parovarialzysten sind regelmäßig kugelig, besitzen dünne, schlaffe Wandung, bieten auffallend deutliche Fluktuation und lassen oft neben sich das Ovarium tasten.

Eine entzündliche Tubengeschwulst ist in der Regel länglich oder keulenförmig, durch derberen Stiel mit dem Uterus verbunden, meist fixiert, empfindlich, häufig doppelseitig (s. Fig. 126) und zudem in verschiedenen schmerzhaften Schüben entstanden. — Tubarschwangerschaft ist bei lebendem Ei viel weicher, nach dem Tode der Frucht von unregelmäßiger Konsistenz; Vergrößerung und Auflockerung des Uterus, Ausbleiben der Regel, in kurzen Unterbrüchen auftretende Blutungen, Abgang einer Dezidua, einseitige wehenartige Schmerzen, Zeichen innerer Blutung sprechen für sie (s. Fig. 128). — Gestielte oder intraligamentäre Myome sind härter und haben das Ovarium neben sich. — Mit dem Uterus innig verwachsene kleine Ovarialtumoren können mit adhärenter Retroflexio uteri verwechselt werden. Es kommt darauf an, den Tumor sorgfältig durch seine Konsistenz und allfällige Furchen vom Fundus uteri abzugrenzen; im Notfall kann die Sondierung Aufschluß bringen. — Bei Retroflexio uteri gravidi muß die Anamnese und die Feststellung der Schwangerschaft überhaupt Klarheit bringen.

2. Abdominelle, d. h. größere Geschwülste. Nur bei mageren Frauen ist die obere Kontur des Tumor schon dem Auge wahrnehmbar. Bei Zugreifen muß die Geschwulstwandung getastet werden können; der Tumor steigt aus dem Becken auf oder liegt auf dem Eingang desselben und kann von einer Seite zur anderen und ebenso nach oben verschoben werden, so daß man mit den Fingern zwischen ihm und der

Schamfuge einzudringen vermag. Er besitzt rundliche Gestalt, zeigt Fluktuation und wenn er genügend groß, nicht zu vielkammerig und sein Inhalt nicht zu dick ist, beim Anschlagen Wellenschlag. — Die Perkussion gibt Dämpfung auf der Kuppe des Tumor, während die abschüssigen Seitenpartien meist tympanitisch tönen. — Bei der Auskultation hört man ausnahmsweise Uteringeräusch. — Per vaginam tastet man den unteren Pol der Geschwulst mehr oder weniger

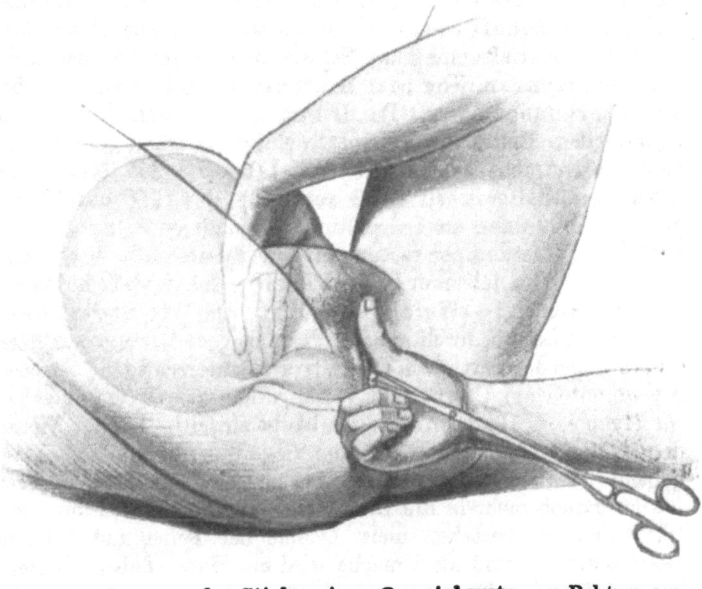

Fig. 141. **Tastung des Stieles einer Ovarialzyste** vom Rektum aus, unter Anziehen des Uterus.

tief in den Beckeneingang hereinragend. Der Uterus läßt sich in der Regel abtasten, wenn es gelingt, zwischen der Schamfuge und dem Tumor einzudringen; sonst zieht man ihn mittels einer in die Portio eingehakten Kugelzange nach unten und sucht ihn vom Rectum aus zu umgreifen und sein Verhältnis zur Geschwulst festzustellen (Fig. 141); diese Untersuchung wird dadurch erleichtert, daß ein Assistent den Tumor nach oben drängt und so die bimanuelle Tastung und den

Einfluß dieser Dislokation auf den Uterus festzustellen ermöglicht. Dies geht nicht an bei Tumoren, welche wegen vollständiger Ausfüllung des Bauchraums Verschiebungen nicht mehr gestatten.

Große Tumoren können verwechselt werden mit Phantomgeschwülsten, wie sie Gasauftreibung in verwachsenen Därmen, Fettanhäufung in den Bauchdecken oder im Netz, Kotansammlungen, partielle Kontrakturen der Bauchmuskeln gelegentlich vortäuschen. Untersuchung in Narkose wird fast immer aufklären. — Bei jedem Bauchtumor muß, ganz unabhängig von den Angaben der Frau und den persönlichen Verhältnissen derselben, Schwangerschaft ausgeschlossen werden. Die Unterscheidung von Ovarialtumor kann Schwierigkeiten machen bei hochgradigem Hydramnion oder Blasenmole, manchmal auch bei abgestorbenem Kind. Der Irrtum ist da, wenn man bei der bimanuellen Tastung die hypertrophierte, derbere Cervix für den ganzen nicht graviden Uterus hält, also das Hegarsche Schwangerschaftszeichen außer acht läßt: der rundliche Uterus gravidus muß dann als Ovarialtumor imponieren. Anziehen der Portio und Tastung per rectum wird im Zweifelsfalle Aufklärung bringen. — (Ovarialtumor in der Schwangerschaft siehe unten bei Komplikationen.) — Weiche oder zystische Myome des Uterus werden am besten durch genaue Tastung vom Rectum aus nach Herabziehen der Portio von Ovarialzysten unterschieden. Kleinere Myomknoten am Uterus und Verlängerung des Cavum sprechen für Myome. — Hydronephrose bleibt einseitig, bis der Tumor den Leib ganz ausfüllt; vor ihm liegt das Colon; ausschlaggebend ist wiederum sein Verhältnis zum Uterus. — Bei Aszites ist der Bauch mehr in die Breite gedehnt, die Fluktuation oberflächlicher; es bestehen meist Ödeme der Beine und äußeren Geschechtsteile und als Ursache wird ein Herz-, Leber-, Nierenleiden, bösartiger Tumor usw. gefunden. Den Ausschlag gibt die Perkussion: bei Aszites Dämpfung in den abschüssigen Partien und Tympanie auf der Höhe, sowie Schallwechsel bei Seitenlage, wenigstens solange die Flüssigkeit nicht die ganze Bauchhöhle völlig ausfüllt; eine Zystenwand kann nicht getastet werden; der Uterus steht tief und ist freier beweglich als bei entsprechend großen Zysten. Schwierig wird die Entscheidung, wenn der Aszites abgesackt ist und einen begrenzten fluktuierenden Tumor bildet. Seine Grenze ist indes stets etwas diffus, eine Zystenwand kann nicht ganz deutlich getastet werden; da und dort sind härtere Knoten, namentlich im hinteren Scheidengewölbe knollige Ver dickungen zu fühlen; denn häufig liegt Tuberkulose oder Karzinose des Peritoneum zugrunde. —

Bleiben Zweifel in der Diagnose bestehen, so kann eine Probepunktion gemacht werden; doch auch daraus wird man nicht immer bestimmten Aufschluß bekommen trotz mikroskopischer und chemischer Untersuchung der gewonnenen Flüssigkeit. Ist der Inhalt sehr dick und zähflüssig, so kommt er nicht durch die Kanüle heraus. —

Die Probeinzision hat ihre Berechtigung, wenn nach Erschöpfung aller diagnostischen Mittel immer noch Zweifel bleiben und es darauf ankommt, den richtigen Zeitpunkt einer operativen Heilung nicht zu versäumen. Selbstverständlich muß alles für eine allfällige Exstirpation der Geschwulst vorbereitet werden; doch soll dabei der feste Entschluß gefaßt sein, nicht mit Lösen von Verwachsungen, Inzision einer Zyste usw. die Exstirpation zu beginnen, um erst nachher die Unoperierbarkeit einzusehen. —

Komplikationen der Ovarialtumoren.

1. Verwachsungen. Viele Ovarialtumoren bleiben gänzlich frei; die meisten jedoch gehen auf die Dauer Verwachsungen ein mit Netz, Bauchwand, Darm, seltener mit Uterus, Blase oder gar mit Leber und Milz. Stieldrehung, Reibung, starke Raumbeschränkung geben besonders Anlaß dazu. Sie bilden sich langsam; die lokale Peritonitis, welche dazu führt, verläuft gewöhnlich schleichend und meist ohne auffallende Schmerzen. — Sie bei der Untersuchung zu erkennen, ist in der Regel nicht möglich, weil es sich dabei fast immer um größere Geschwülste handelt, deren Beweglichkeit ohnehin beschränkt ist.

2. Aszites. Eine geringe Menge ist sehr oft vorhanden. Größere Ergüsse bilden sich häufig bei papillären Tumoren und maligner Degeneration.

2. Blutungen in die Wand oder ins Innere können nach mechanischen Insulten, Punktion, besonders nach Stieltorsion entstehen. Sie sind nur durch die Punktion als solche zu erkennen.

4. Entzündung und Vereiterung ist stets Folge von Infektion. Sie kann erfolgen gelegentlich einer Punktion oder Stieldrehung, oder von einer Salpingitis, oder vom Darm aus durch Vermittelung von Adhäsionen.. Am häufigsten

tritt sie im Wochenbett auf als Folge septischer Infektion, seltener im Anschluß an Typhus, Influenza usw. Unter stürmischen Erscheinungen, häufiger aber unter dem Bilde einer schleichenden Sepsis verwandelt sich der Inhalt der Zyste in Eiter, welcher öfters spezifische Keime enthält, andere Male aber völlig steril ist.

5. Stieldrehung, ein ziemlich häufiges Vorkommnis, wird begünstigt durch langen Stiel, mittlere Größe der Geschwulst, schlaffe Bauchdecken, d. h. Momente, welche Rollbeweglichkeit des Tumors ermöglichen. Veranlassung dazu geben rasches Hinaufsteigen aus dem Becken in die Bauchhöhle, brüske Anstrengungen der Bauchpresse, starke Dislokationen bei der Untersuchung, rasches Wachstum oder plötzliche Entleerung einer zweiten Geschwulst, z. B. des graviden Uterus oder eines anderseitigen Zystom, usw. Meist handelt es sich nur um 1—2malige Drehung; es ist aber schon bis 10malige beobachtet worden; mitunter wird auch der Uterus von der Torsion miterfaßt, wenn sie mehrfach oder der Stiel kurz ist. Die Drehung kann plötzlich oder allmählich erfolgen und findet gewöhnlich in der Richtung nach dem Nabel zu statt. — Schon 1- oder $^1/_2$malige Torsion hat Kreislaufstörungen im Stiel zur Folge; es entsteht venöse Stase: blaurote Verfärbung, Ödem, Hämorrhagien in den Stiel, in die Wand und ins Innere der Zyste, Läsionen des Oberflächenepithels und Adhäsionsbildung. Bei hochgradiger Torsion wird die Blutzufuhr im Stiel ganz abgeschnitten, ja es kann zu völliger Abdrehung des Stiels kommen, so daß der Tumor frei in der Bauchhöhle liegt; er atrophiert dann, in der Regel jedoch wird er auf dem Wege zahlreicher Adhäsionen weiter ernährt. — Dadurch, daß eine adhärente Darmschlinge mit aufgerollt, oder der Darm unter Stiel oder Adhäsionssträngen eingeklemmt wird, kann Ileus entstehen. Bei sehr langsam sich ausbildender Torsion tritt hie und da durch Ernährungsstörungen fettige Entartung, Verkalkung, Atrophie und dadurch Spontanheilung ein. — In seltenen Fällen wird das Bild der Torsion durch starke Ausziehung des Stiels vorgetäuscht. — Langsame Stieldrehung macht keine charakteristischen Symptome. Erfolgt sie akut, so verursacht sie die Erscheinungen einer Peritonitis mit heftigen Schmerzen, die an Gallenstein- oder Nierenkoliken erinnern, mit Erbrechen, Auftreibung des Leibes, mäßigem Fieber. Nach einigen Tagen tritt Beruhigung ein, der Meteorismus läßt nach und nun kann man den empfindlichen Tumor,

von dem bisher vielleicht niemand eine Ahnung hatte, tasten. Häufig folgt nach einiger Zeit ein zweiter Anfall und so mehrere nacheinander. Meist findet eine Blutung ins Innere der Geschwulst statt; sie kann so bedeutend sein, daß hochgradige Anämie oder gar Verblutung eintritt. Jede Torsion hinterläßt Adhäsionen.

6. Ruptur entsteht meist infolge degenerativer Vorgänge in der Zystenwand oder rapider Zunahme des Inhaltes, z. B. infolge von venöser Stauung im Stiel oder intrazystärer Blutung (bei Torsion); mechanische Insulte können den Anstoß dazu geben, selten sind sie die alleinige Ursache. Eine irgendwie erhebliche Blutung erfolgt dabei nicht. Da der Inhalt bloß ausnahmsweise septische Keime enthält, so wird der Durchbruch regelmäßig gut vertragen; er macht nur geringe Erscheinungen; manchmal fühlt aber die Frau einen plötzlichen Schmerz „als ob etwas geborsten sei". Der Erguß wird rasch resorbiert und oft unter stark vermehrten Urin- und Schweißmengen ausgeschieden. Unter Umständen kann die Sekretion des Zysteninhaltes in die Bauchhöhle fortdauern oder der ergossene Inhalt in der unten beschriebenen Weise zur Bildung von diffusem Myxom Veranlassung geben. Es kann auch die Zyste schrumpfen und verschwinden. — Selten erfolgt Durchbruch in den Magen, den Darm, durch die Bauchdecken, in die Scheide, die Blase, oder nach zwei Seiten. Es gehen dann stets leichte peritonitische Symptome voraus, welche zu Adhäsionen führen. Bei Darmdurchbruch tritt oft sekundär Infektion der Zyste ein.

7. Maligne Degeneration. Mitunter trifft man in der Zystenwand auf besonders aussehende Stellen, welche sich bei der mikroskopischen Untersuchung als Karzinombildungen entpuppen. Besonders verdächtig sind stets die papillären Zystome, wenn die papillären Massen die Wand durchwuchern und frei in die Bauchhöhle hinauswachsen; man sieht dann, wie sie auf dem benachbarten Peritoneum der Därme, der Bauchwand, des Netzes Implantationen erzeugen; auch bildet sich gewöhnlich Aszites. Obschon in der Regel diese metastatischen Wucherungen nach Entfernung des Tumors verschwinden, so sind sie doch immer etwas verdächtig und Fälle, wo sich bösartige Bildungen daraus entwickelten, oft genug vorgekommen. — Wenn sehr zäher, gallertiger Inhalt einer Zyste durch Ruptur oder bei der Operation in die Bauchhöhle gelangt, so beobachtet man hie und da, daß diese Schleimmassen nicht resorbiert, sondern durch Pseudo-

membranen abgekapselt werden, lange Zeit so liegen bleiben, oder von den in ihnen eingeschlossenen Epithelien aus auf dem Peritoneum zu diffusen myxomatösen Tumoren (Pseudomyxoma peritonei) heranwachsen. — Bei tuberkulöser Peritonitis kann Tuberkulose auch auf einem Zystom sich ansetzen. — Die Häufigkeit der bösartigen Degeneration der Ovarialtumoren wird auf 15—20% angegeben. Bildung von Aszites, Schmerzen infolge stärkerer Adhäsionen, rasch zunehmendes Wachstum und bald Zerfall der Kräfte deuten auf maligne Entartung. Die operative Entfernung des Tumors ist in vorgerückteren Stadien meist wegen der Verwachsungen erschwert; dabei kann man doch auf gegen 20% Radikalheilungen hoffen.

8. Komplikation mäßig großer Ovarialtumoren mit Schwangerschaft ist nicht selten. Die Zyste wächst dann oft in beschleunigtem Tempo. Gerne tritt Stieltorsion, einerseits wegen Verlagerung durch den sich vergrößernden oder den durch die Geburt plötzlich kleiner werdenden Uterus, anderseits wegen der Auflockerung und längeren Ausziehung des Stiels, ein. Tief liegende Zysten, welche nicht nach oben auszuweichen vermögen, können unter der Geburt bersten. Im Wochenbette erfolgt gerne Vereiterung von Zystomen. — Die Zyste ihrerseits verursacht in etwa 23% Unterbrechung der Schwangerschaft, wohl wegen Lageveränderung, Zerrung, Adhäsionen des Uterus oder infolge von Komplikationen von seiten der Zyste. — Schwangerschaft, Geburt und Wochenbett können auch ganz normalen Verlauf nehmen. Wegen der genannten Vorkommnisse bildet Gravidität aber doch eine Indikation zur Operation. Ihre Gefahr ist dabei nicht erhöht. In etwa 20% folgt ihr allerdings Unterbrechung der Schwangerschaft. — Kurz vor oder während der Geburt wird eine Zyste, welche ein Geburtshindernis bildet, punktiert. Genügt dies nicht, so kann auch die Ovariotomie oder, wenn dies nicht geht, der Kaiserschnitt oder beide zugleich ausgeführt werden.

Therapie. Heilung bringt nur die Exstirpation der Zyste, i. e. die Ovariotomie. Sie ist wegen der Gefahr der Komplikationen indiziert, sobald der Ovarialtumor erkannt worden ist. Um jedoch einem Mißbrauche der Operation einen Riegel zu schieben, sollte als Indikation ein Mindestmaß von Gänseeigröße gefordert werden. Das Alter der Kranken spricht nicht mit, auch Verwachsung nicht. Ruptur, Entzündung und Vereiterung, Stieldrehung, Blutungen in die Zyste, auch die Koexistenz von anderen Tumoren, z. B. von Uterusmyomen oder von Schwangerschaft (s. oben) indizieren eine beschleunigte Operation. Bei maligner Entartung soll operiert werden, wenn das Allgemeinbefinden nicht schlecht ist, keine Metastasen bestehen und der Tumor vollständig entfernt werden kann, was allerdings meist erst nach Eröffnung der Bauchhöhle zu entscheiden möglich ist. — Schwere Allgemeinleiden, Lungen- und Herzaffektionen, Krankheiten der Nieren und der Leber usw. bilden, wie für die Laparotomie überhaupt, so auch für die Ovariotomie, Kontraindikationen.

Die Ausführung ist bei gut gestielten und nicht verwachsenen Zysten einfach. 1. Inzision in der Linea alba. 2. Punktion oder Inzision des Tumors zur Entleerung des Inhaltes (bei mehrkammerigen Zysten müssen die Abteilungen einzeln eröffnet werden). Fassen der Wandung mit flachen Zangen und allmähliches Vorziehen der Geschwulst. 3. Abklemmung des Stiels und Abtragung; hierauf Abbindung und Verschorfung oder Übernähung, und Versenkung des Stiels. 4. Besichtigung, eventuell Behandlung, resp. Exstirpation des anderen Ovarium; Toilette und Verschluß der Bauchhöhle.

Verwachsungen, so lange sie frisch sind, löst man mit dem Finger. Alte Bänder werden im allgemeinen zwischen doppelten Ligaturen durchtrennt. Ausgedehnt verlötetes Netz wird am besten abgebunden und reseziert. Darmadhäsionen werden in einiger Entfernung vom Darm durchtrennt. Bei der geringsten Verletzung der Serosa soll der Defekt mit Peritoneum übernäht werden; an sehr fest verwachsene Stellen läßt man die oberflächliche Schicht der Zystenwand auf dem Darm sitzen. Bei Blasenadhäsionen muß sorgfältig die Verletzung der leicht zerreißlichen Blasenwand vermieden werden. — Ist ein größerer Teil der Zyste wegen allzufester Verwachsung mit Darm oder Blase durchaus nicht herauszulösen, so wird er nach Resektion des beweglichen Teils in die Bauchwunde eingenäht, d. h. durch eine Nahtreihe mit dem Peritoneum, durch eine andere mit der Haut vereinigt. Der zurückbleibende Zystenrest, mit Jodoformgaze ausgestopft, schrumpft und schließt sich langsam durch Eiterung und Granulation.

Bei intraligamentären Tumoren wird das am meisten vorgewölbte Blatt des Lig. latum inzidiert und nun die Zyste sorgfältig unter genauer Blutstillung herausgeschält, die entstandene Höhle des Ligamentes durch Vernähung, wenn nötig nach vorheriger Resektion, geschlossen.

Operateure, welche ein Vorliebe für vaginale Operationen haben, exstirpieren auch Ovarialzysten von der Scheide aus. Bei kleineren, nicht verwachsenen, tief herabhängenden Tumoren besitzt die Methode den Vorteil eines geringeren Eingriffes. Nach Inzision des vorderen oder hinteren Scheidengewölbes wird die Zyste gefaßt, entleert herausgezogen und abgetragen; hierauf die Wunde vernäht. —

Vor der Verallgemeinerung der Ovariotomie ist die gewöhnliche Behandlung die Punktion gewesen. Es war nur ein palliatives Mittel und mußte bei Wiederfüllung der Zyste wiederholt werden, bis die Frau an Erschöpfung oder Komplikation zugrunde ging. Der Rekord wurde erreicht mit einer 664maligen Punktion in 7 Jahren. — Auch jetzt noch wird man die Punktion anwenden, wenn die große Spannung im Abdomen eine Verkleinerung der Zyste verlangt und eine sofortige Exstirpation nicht angeht, sei es wegen einer schweren akuten Erkrankung oder wegen eines chronischen Leidens, das in kurzer Zeit zum Tode führen wird, sei es wegen einer bis ans Ende vorgerückten Schwangerschaft. — Sie muß stets unter streng antiseptischen Kautelen ausgeführt werden. Man wählt eine Stelle unterhalb des Nabels, ungefähr in der Mittellinie, wo die Perkussion völlig leeren Schall gibt. An der Punktionsstelle bildet sich eine leichte Adhäsion.

2. Solide Geschwülste der Eierstöcke

Sie bilden nur etwa 5 % aller Ovarialtumoren.

a) Fibromyoma ovarii

Fibromyome sind selten. Gewöhnlich handelt es sich dabei mehr um fibröse Entartung des Stroma, indem dasselbe so stark wuchert, daß das ganze Organ in einem fibromatösen Tumor aufgeht. Meist erreicht er nicht mehr als Faustgröße; doch sind auch schon mannskopfgroße und bei zystischer Entartung enorm große Geschwülste beobachtet worden. Intraligamentäre Entwickelung ist sehr selten. Oft ist Aszites dabei vorhanden. — Eine besondere Art stellen die fibrös entarteten

Corpora lutea dar. Sie bilden warzenförmige, zuweilen gestielte Knoten von Erbsengröße an der Oberfläche des Ovarium; sind aber ohne klinische Bedeutung.

b) Sarcoma ovarii

Sarkome bilden die Mehrzahl der soliden Eierstocksgeschwülste. Sie kommen mitunter doppelseitig vor und sind schon öfters im Kindesalter beobachtet worden. Der Tumor erreicht Mannskopfgröße und darüber; er ist ziemlich derb, prall-elastisch, wenn zystische Erweichung eintritt. Seine Oberfläche ist glatt; doch können die sarkomatösen Wucherungen die Albuginea durchbrechen. Fast immer erzeugt er Aszites und nach einer gewissen Zeit starke Verwachsungen. Er vergrößert sich rasch. Öfters ist ein Sarkom mit Myom oder Zystadenom kombiniert. — Ist ein Ovarialtumor festgestellt, so spricht für Sarkom: Rasches Wachstum, Aszites, Beidseitigkeit, frühzeitige Abmagerung, kindliches Alter. — Schleunige Exstirpation kann Heilung bringen. Da das Sarkom meist längere Zeit ohne Adhäsionen bleibt, ist eine frühzeitige Operation in der Regel leicht; sobald aber Adhäsionen entstanden sind, wachsen die Schwierigkeiten und bald wird die Exstirpation unmöglich. —

Peritheliome nennt man Neubildungen, welche vom perivasculären Bindegewebe, Endotheliome solche, welche vom Endothel der Blut- und Lymphräume ausgehen. Sie sind als Raritäten im Eierstocke beobachtet worden.

c) Carcinoma ovarii

Karzinom kommt genuin im Ovarium vor, und zwar primär oder als Metastase; häufiger jedoch tritt es als Degeneration von ursprünglich gutartigen Zysten auf. Das genuine Karzinom geht vom Keim- oder vom Follikelepithel aus. Es wird am häufigsten nach der Menopause, doch mitunter auch früher, ja im Kindesalter beobachtet. Die Neubildung erreicht bis Kindskopfgröße und tritt in der Regel doppelseitig auf; sie stellt entweder einen rundlichen Tumor mit glatter Oberfläche dar, oder aber ihre Form ist unregelmäßig knollig oder lappig (Fig. 142); sie sieht braunrot aus und zeigt auf dem Durchschnitte weißliche Farbe, oft Blut- und Erweichungsherde; ihre Konsistenz ist hart, bei Erweichung im Innern dagegen elastisch.

Aszites bei relativ kleinen, knolligen, harten Tumoren, in beiden Ovarialgegenden, Zessieren der Menses, Schmerzen und zunehmende Kachexie lassen öfters die Diagnose mit großer Wahrscheinlichkeit stellen. Zur Bestätigung finden sich häufig im Douglas leistenartige, derbe Knollen, i. e. Implantationen auf dem Peritoneum. —

Karzinomatöse Degeneration ist ziemlich häufig bei papillären, selten bei glandulären Zystomen. Markiges Aussehen

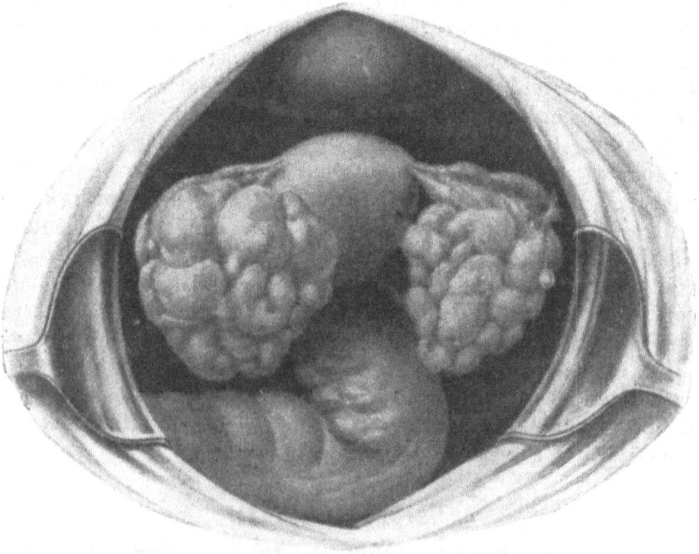

Fig. 142. **Knolliges Karzinom beider Eierstöcke.** (Züricher Frauenklinik.)

kennzeichnet die degenerierten Stellen. In der Regel erfolgen rasch ausgiebige Verwachsungen; es bildet sich Aszites; die Menstruation zessiert; früh wird das benachbarte Peritoneum ergriffen. Metastasen in Uterus, Leber, Milz, Darm sind ziemlich selten. Bald treten Schmerzen und damit auch rasch zunehmende Kachexie ein.

An Radikalheilung ist dort, wo die Diagnose gestellt werden kann, wegen Verwachsungen und Übergang auf die Umgebung in der Regel, nicht mehr zu denken.

d) Teratoma ovarii

Das Teratom (Fig. 138), gleich dem Dermoid aus der Eizelle entstanden, bildet eine solide Geschwulst mit kleinen Hohlräumen im Innern. Es enthält, regellos durcheinander gemengt, Gewebe aus allen drei Keimblättern. Seine Größe kann ganz beträchtlich werden. Die meisten Autoren sehen es als eine bösartige Neubildung an. Die richtige Diagnose kann erst nach der Exstirpation gestellt werden.

IV

Lageveränderung der Eierstöcke

1. Hernien

Sehr selten verirren sich Ovarien in Bruchsäcke, am häufigsten noch in Inguinalhernien. In den meisten als angeborene Ovarialhernien aufgefaßten Fällen erwies sich das vermeintliche Ovarium bei der mikroskopischen Untersuchung als Hoden bei Hermaphroditismus. Liegt ein Eierstock in einem Bruchsacke, so verwächst er bald und erleidet häufig zystische oder maligne Degeneration. — Symptome treten nur als unbestimmter spannender Schmerz in der Leiste auf, welcher bei mechanischen Insulten und bei der Menstruation sich steigert. — Die Diagnose stützt sich auf den Befund eines rundlichen, nußgroßen, empfindlichen Tumors im Inguinalkanal oder im vorderen Drittel der großen Schamlippe, welcher bei der Menstruation anschwillt und bei Bewegungen des oft nach der betreffenden Seite gezogenen Uterus sich mitbewegt, während das gleichseitige Ovarium nicht zu tasten ist. — Therapie: Bewegliche Hernien können durch Bruchband zurückgehalten, nicht reponierbare durch eine hohle Pelotte vor Druck geschützt werden. Vorzuziehen ist die Exstirpation des Ovarium. Wo großes Gewicht auf Erhaltung des Eierstockes gelegt wird, kann, falls Degeneration ausgeschlossen ist, nach Erweiterung der Bruchpforte die Reposition versucht und hernach die Pforte vernäht werden.

2. Senkung der Eierstöcke (Descensus ovariorum)

Man versteht darunter die Senkung eines oder beider Eierstöcke in die Tiefe des Douglas. Diese Lageveränderung findet sich häufig bei Retroflexio uteri und gleicht sich mit der Aufrichtung des Uterus wieder aus. Andere Male fallen die Ovarien, mit Vorliebe das linke für sich allein, in den Douglas. — Die Ursache liegt in Erschlaffung ihrer Bänder oder in Vermehrung ihres Gewichtes: kleine Ovarialtumoren liegen ja regelmäßig dort. — Fehlen entzündliche Erscheinungen, so sind gewöhnlich auch keine Beschwerden vorhanden; indessen sieht man doch mitunter nervöse und neuralgische Symptome nach Beseitigung eines Deszensus eines ganz gesunden Eierstockes dauernd verschwinden. Befindet sich das Ovarium in entzündlichem Zustande, ist es verwachsen und vielleicht sekundär auch noch der Uterus retroflektiert, so können Schmerzen bei der Defäkation, beim Koitus, mitunter bei jeder Anstrengung, ja beim Gehen und Stehen, sowie Dysmenorrhöe die Verlagerung zu einem höchst lästigen Leiden machen.

Bei der Untersuchung tastet der Finger den kleinen Tumor hinter dem Uterus; ist er beweglich, so entgleitet er gerne und kommt vielleicht nicht gleich wieder aufs Scheidengewölbe zurück; meist kann er leicht zwischen dem tastenden Finger und der Beckenwand und bei dünnen Bauchdecken bimanuell gefangen, seine Verbindung mit dem Uterus geprüft, und dadurch eine Verwechselung mit pendulierendem Myom, beweglichem Tubarsack oder gar dem retroflektierten Corpus uteri ausgeschlossen werden. Zu entscheiden bleibt dann noch, ob eine beginnende Neubildung im Ovarium vorliege. — Bei Adhärenz und Exsudatbildung sind die genaueren Verhältnisse oft erst nach Schwund des Exsudates festzustellen.

Fehlen Beschwerden, so wird man das gesenkte Ovarium ruhig liegen lassen. Andernfalls kann man versuchen, einen beweglichen Eierstock durch Einlegen eines Ringes zu heben; dabei wird allerdings oftmals auch ein weicher Gummiring wegen Druck nicht vertragen. Dann hat hie und da folgendes Vorgehen Erfolg. In Knieellenbogenlage entfaltet man die Scheide, indem man mit zwei Fingern oder einer Spekulumplatte den Damm zurückzieht, bis die Vagina sich mit Luft gefüllt hat; dann legt man einen Jodoformgazetampon ins Scheidengewölbe und läßt die Frau noch einige Zeit in Seitenlage zubringen. Wenn man dies einige Male je nach 2—3 Tagen wiederholt hat, so kann dauernde Besserung eintreten. Sehr wichtig ist die Regulierung des Stuhlganges, die Beschränkung des ehelichen Verkehrs, die Vermeidung langen Stehens usw. — Bleiben die Beschwerden trotzdem groß und sind sie nicht auf neurasthenische und hysterische Anlage zurückzuführen, so kommt die operative Entfernung des Ovarium in Frage. Handelt es sich um erkrankte Eierstöcke, so wird man sich leicht dazu entschließen. Bewegliche und nicht stark verwachsene Ovarien greift man von der Scheide aus an. Will man die Kastration umgehen, so kann man, nach eventueller Resektion degenerierter Partien, eine Annähung an normaler Stelle vornehmen; dies natürlich nur von oben.

VII

Die Entzündung des Beckenbindegewebes Parametritis (Pelveozellulitis)

Anatomische Vorbemerkungen.

Die Beckenhöhle wird nach unten durch den Beckenboden abgeschlossen. Dieser besteht zur Hauptsache aus dem Levator ani s. Diaphragma pelvis, Muskellagen, welche von der vorderen und seitlichen Beckenwand (genauer von einer Sehne, welche beiderseits 2 cm von der Mitte der Schamfuge entfernt beginnt und über den Musculus obturator internus hinweg nach der Spina ischii verläuft) entspringen und konvergierend, guirlandenartig nach dem unteren Teile des Kreuzbeins und dem Steißbein verlaufen. Der Levator ani ist außen und innen von einer Faszie überzogen, die Fascia pelvis interna und externa heißen. — Der Peritonealsack liegt nicht dem Levator ani unmittelbar auf, sondern es bleibt zwischen ihnen ein Raum bestehen, welcher durch lockeres Bindegewebe ausgefüllt ist; dies ist das Beckenbindegewebe. In ihm verlaufen die Verzweigungen der Blut- und Lymphgefäße, in ihm liegen die Ureteren, die Nervenganglien und Nervenfasern. In ihm steckt auch die Cervix uteri mit ihrer Portio supravaginalis (Fig. 57). — Das die Zervix umgebende Beckenbindegewebe, welches sich seitlich und nach oben zu zwischen die beiden Blätter des Lig. latum hinein fortsetzt, heißt Parametrium. Es geht nach vorn ins Bindegewebe um die Blase, nach hinten längs den Ligg. sacrouterina ins paraproktale Gewebe über und steht nach allen Seiten mit dem subserösen Bindegewebe des Beckens in Verbindung; demnach vorn mit dem Retziusschen Raum zwischen Blase und Symphyse, hinten mit dem retroperitonealen Gewebe der hintern Körperwand, seitlich mit dem Bindegewebe auf den Darmbeinschaufeln. Ferner hat es Verbindung längs dem Lig. rotundum mit dem Gewebe des Leistenkanals bis in die Schamlippe, längs den großen Schenkelgefäßen unter dem Schenkelbogen durch mit dem Bindegewebe des Oberschenkels, durch die Apertura ischiadica major in Begleit der Vasa glutaea mit der Glutäalgegend.

a) Parametritis acuta

Ätiologie. Entzündungen des Beckenbindegewebes sind immer infektiöser Natur. Streptokokken, Staphylokokken, seltener Gonokokken, auch Bacterium coli, Aktinomyzes, Diphtheriebazillen dringen ins Gewebe ein und entfalten hier ihren entzündungserregenden Einfluß. Am häufigsten gibt Gegegenheit zur Infektion Geburt oder Abortus; außerhalb des Puerperium sind es unter mangelhaften Kautelen ausgeführte Operationen an Uterus, Scheide, äußeren Genitalien, unsorgfältige Sondierung, unreine Dilatation, die Schleimhaut verletzende Untersuchung, mit Läsionen verbundene Kohabitation oder Masturbation usw., welche zu Parametritis führen. Seit Anbruch der antispetischen Zeit sind diese Infektionen viel seltener geworden. Parametritis ist ausnahmsweise auch fortgeleitet von Salpingitis, Paratyphlitis, Karies der Wirbelsäule usw. — Die sog. Parametritis posterior (s. unten), eine chronische Entzündung des Bindegewebes in den Douglasschen Falten, also um die Ligg. sacrouterina herum ist meist eine Fortsetzung von Metritis colli oder Paraproctitis.

Pathologische Anatomie. Wie anderwärts im Körper kann die Phlegmone im Beckenbindegewebe diffus sich ausbreiten oder rasch sich begrenzen. Bei bösartiger Infektion, besonders im Wochenbett, wo das Gewebe stark aufgelockert ist, dehnt sich die Entzündung schnell über einen großen Teil des Beckenbindegwebes aus, seine Maschen und Lymphräume füllen sich mit Organismen, die dasselbe durchziehenden Venen entzünden sich, ihre Thromben zerfallen; in kurzer Zeit ist der ganze Körper mit Infektionsstoffen überschwemmt und die Frau stirbt an Sepsis. — In der Mehrzahl der Fälle beschränkt sich die Entzündung aufs Parametrium. Es bildet sich zunächst ein entzündliches Ödem des lockeren Bindegewebes, seine Maschen werden erfüllt von serösem oder gelatinösem, mit Fibrin durchsetztem, oft etwas rötlichem Exsudat, so daß ein ziemlich derber, aber eindrückbarer Tumor entsteht. In der Regel tritt auch das benachbarte Peritoneum etwas in Mitleidenschaft: es bildet sich ein kleines seröses Exsudat im Douglas.

Diese Entzündung kann in wenigen Tagen rückgängig werden und spurlos oder mit Hinterlassung leichter Schwielen verschwinden. Meist jedoch bleibt das Exsudat eine Zeitlang bestehen, wird härter und als deutlicher Tumor tastbar. Es kann sich in verschiedenen Schüben, den Bahnen des Beckenbindegewebes folgend, in die Umgebung ausbreiten, bis alle Infektionserreger vernichtet sind; erst jetzt bleibt es begrenzt und nach einiger Zeit beginnt allmählich die Resorption: es wird härter, gewinnt die Konsistenz von Knorpel und schrumpft zusammen. Relativ häufig jedoch tritt Vereiterung und Durchbruch in ein anliegendes Hohlorgan oder nach außen ein.

Das Exsudat beginnt in der Regel an einer Seite der Zervix. In seltenen Fällen ist es gleich doppelseitig. Bei Vergrößerung dringt es zwischen beide Blätter des Lig. latum ein, drängt sie auseinander bis an die Tube heran und bildet nun einen großen intraligamentären Tumor. Seitlich gelangt es an die Beckenwand, welcher es sich innig anlegt. Von hier klettert es auf die Darmbeinschaufel und erscheint oberhalb des Lig. Poupartii. Weiter langt es hinten um das Scheidengewölbe herum, und den Douglas einengend oder nach oben drängend, umfaßt es den Mastdarm und legt sich dem Kreuzbein an. Nach vorn breitet es sich zu beiden Seiten der Blase aus, erreicht unter dem Peritoneum des vesicouterinen Raumes die andere Seite und setzt sich längs dem Lig. rotundum in den Leistenkanal und längs der Scheide und dem Mastdarm nach unten hin fort, so daß nicht nur der Uterus und die Scheidengewölbe, sondern zuletzt auch die Blase und der Mastdarm förmlich eingemauert erscheinen.

Einseitige Exsudate verdrängen stets den Uterus nach der entgegengesetzten Seite. Bei der Schrumpfung ziehen sie ihn nach ihrer Seite hinüber und fixieren ihn dort.

Das Exsudat wird nach oben stets durch die entfalteten Blätter des Lig. latum und weiterhin durch das abgehobene und emporgedrängte Peritoneum rundlich und scharf, doch häufig mit unregelmäßiger Form begrenzt; nach unten zu zeigt es diffusere Konturen, oft allmählich auslaufende Fortsätze längs Scheide und Mastdarm.

In seltenen Fällen nimmt das Exsudat seinen Ursprung nicht neben der Zervix, sondern beginnt erst in einiger Entfernung von ihr im Lig. latum oder gar auf der Darmbeinschaufel; man spricht dann von hochliegender Parametritis.

Symptome. Der Ausbruch ist von Fieber und Schmerz begleitet. Letzterer sitzt im Becken auf der entsprechenden Seite, wird bei Druck vermehrt unb strahlt nach dem Kreuz und den Beinen aus. Bei puerperaler Parametritis kann er sehr gering sein; wahrscheinlich weil die Spannung infolge der starken Auflockerung des Gewebes geringer ist. Breitet sich die Entzündung auf die Darmbeinschaufeln aus, so wird das betreffende Bein wegen Reizung des Psoas flektiert gehalten.

In seltenen Fällen wird eine Parametritis in wenigen Tagen rückgängig: das Fieber geht vorüber, das Exsudat verschwindet.

Bei sehr akutem Verlaufe geht das Exsudat sofort in Eiterung über: das Fieber bleibt hoch, das Allgemeinbefinden gerät in starke Mitbeteiligung; am 10.—.12. Tage der Erkrankung tritt Durchbruch des Eiters, gewöhnlich nach dem Mastdarm oder der Scheide ein, das Fieber verschwindet und unter langsamer Erholung schrumpft das Exsudat.

Sehr oft ist der Verlauf so, daß das Fieber wenige Tage nach dem Beginn abfällt, doch leicht erhöhte Temperaturen mit abendlichen Anstiegen noch längere Zeit bestehen bleiben und erst nach und nach die definitive, aber langsam vor sich gehende Schrumpfung des Exsudates durch definitiven Fieberabfall eingeleitet wird. — Erfolgt nach dem Fieberabfall ein erneuter Anstieg auf einige Tage, so deutet dies auf Fortschreiten der Entzündung. — Bleibt es hoch oder stellen sich während längerer Zeit allabendlich starke Steigerungen ein, so läßt dies auf Eiterung schließen. Noch wahrscheinlicher wird sie, wenn blasses Aussehen, starke Abmagerung, Tröckne der Zunge, vermehrte Schmerzen hinzukommen. Nicht immer kann die Abszeßbildung durch die Palpation erkannt werden; denn oft handelt es sich nur um disseminierte kleine Eiterherde. Größere Ansammlungen machen sich durch Weichheit und Empfindlichkeit an der Durchbruchstelle bemerkbar.

Bei Durchbruch nach außen wölbt sich die Haut an der betreffenden Stelle vor, sie rötet sich, wird schmerzhaft und fluktuiert. —

Durchbruch in den Mastdarm ist am häufigsten; er wird durch Tenesmus und Abgang großer Massen von Schleim aus dem

After angekündigt und an Entleerung blutig-eitriger Stühle erkannt. Ähnlich gehen dem Blasendurchbruch Zeichen von Zystitis voraus. Perforation in die Scheide oder den Uterus machen keine besonderen Symptome. — Hie und da wird der Eiterabgang übersehen und kann nur aus dem plötzlichen Fieberabfall auf Durchbruch geschlossen werden.

Hochsitzende Exsudate brechen mit Vorliebe oberhalb des Lig. Pouparti durch. Seltener ist der Durchbruch durch das Foramen ischiadicum oder obturatiorum oder längs des Lig. rotundum durch den Leistenkanal und die große Schamlippe, noch seltener am Damm oder Oberschenkel.

Oft folgt nach dem Durchbruch vollständige Heilung in kurzer Zeit. Andere Male hört der Eiterabgang nur allmählich nach mehreren Wochen auf. Mitunter bleibt eine Fistel, aus welcher beständig oder von Zeit zu Zeit sich etwas Eiter entleert, lange Zeit bestehen; die Frau kommt enorm herunter, es kann schließlich Tod an Erschöpfung oder an amyloider Entartung der inneren Organe eintreten. — Durchbruch ins Peritoneum ist selten und stets von tödlicher Peritonitis gefolgt.

Diagnose. Unter Fieber und Schmerzen hat sich nach Geburt oder Abort oder im Anschluß an einen Eingriff eine Geschwulst gebildet, welche im kleinen Becken liegt oder aus ihm aufsteigt, empfindlich und ganz unbeweglich ist. Sie liegt der Cervix innig an; ist sie größer, so schmiegt sie sich auch dem Uterus an, umfaßt ihn vorn und hinten etwas und drängt ihn nach der entgegengesetzten Seite. Seitlich scheint sie in die Beckenwand überzugehen, so fest legt sie sich ihr an. Nach unten verjüngt sie sich und läuft öfters diffus aus; das Rektum umklammert sie und engt es mitunter stark ein, was besonders deutlich bei der Rektaluntersuchung festzustellen ist; ihre obere Umgrenzung dagegen, durch das Peritoneum gebildet, ist rundlich und wird während der Schrumpfung knollig. —

Verwechseln könnte man ein solches Exsudat mit einem intraligamentär entwickelten Ovarialkarzinom, einer allerdings sehr seltenen Affektion; die Anamnese, eventuell der weitere Verlauf würden Aufschluß bringen. In gleicher Weise wäre ein vom Kollum ausgehendes Karzinom auszuschließen. — Ein perimetritisches Exsudat verläuft nach oben zu diffus zwischen die Därme hinein, während seine untere Umgrenzung als Ausguß des unteren

Peritonealraumes scharf und rundlich begrenzt ist. — Gegenüber dem Hämatom des Lig. latum, einem Bluterguß zwischen beide Blätter des Lig. latum und oft auch ins angrenzende Beckenbindegewebe, ist die Parametritis durch das Fieber, das weniger rasche Auftreten der Geschwulst, das Fehlen der Zeichen innerer Blutung gekennzeichnet.

Prognose. Sobald sich bei septischer Infektion ein umschriebenes Exsudat gebildet hat, ist die unmittelbare Lebensgefahr vorüber. Allerdings kann ein vereitertes Exsudat bei Durchbruch in die Bauchhöhle tödliche Peritonitis oder durch sehr langes Bestehen Tod an Erschöpfung oder amyloider Degeneration zur Folge haben, doch sind diese Ausgänge sehr selten. — Große Exsudate erfordern lange Zeit zur Ausheilung, und Stränge und Narben, welche den Uterus fixieren und verlagern, bleiben noch auf Jahre hinaus bestehen.

Behandlung. Im akuten Stadium liegt die Kranke ruhig im Bett, bekommt eine Eisblase auf den Leib und wird auf flüssige Diät gesetzt; gegen allfällige heftige Schmerzen gibt man Opiumzäpfchen, subkutane Morphiuminjektionen, Pantopon usw. Sobald das akute Stadium vorbei ist oder Eiterung sich vorbereitet, soll die Eisblase durch feuchtwarme Umschläge ersetzt werden.

Wenn an einer Stelle Fluktuation eintritt und damit ein Abszeß durchzubrechen droht, so ist er zu eröffnen, sei es durch die Haut, sei es von der Scheide aus. Liegt der Abszeß noch ziemlich weit von der Haut oder der Scheidenwand entfernt, ist aber sicher Fluktuation und vielleicht durch Probepunktion die Anwesenheit von Eiter festgestellt, so muß praeparando inzidiert und in der Tiefe möglichst mit Finger und stumpfen Instrumenten vorgegangen werden; sobald man in der Nähe des Abszesses angelangt ist, so wird er mit einer Kornzange angestochen und die gesetzte Öffnung durch Spreizen der Branchen erweitert. Sehr empfehlenswert ist für solche Fälle der auf Fig. 143 abgebildete Fränkelsche Inzisionstrokart. Die eine Branche des scheerenartigen Instrumentes stellt einen Trokart dar. Nach dem Einstich zieht man den Spieß zurück; fließt jetzt Eiter durch die Kanüle ab, so schlitzt man durch Spreizen der Branchen die Punktionsöffnung und führt einen Drain ein. Bei der Inzision von den Bauchdecken aus, parallel dem Lig. Pouparti, kommt man ohne Verletzung des Peritoneum, welches durch das Exsudat stark nach oben abgedrängt ist, leicht in die Tiefe und gelangt so zu Eiteransammlungen, welche von der Scheide aus nur mit der Gefahr böser Nebenverletzungen

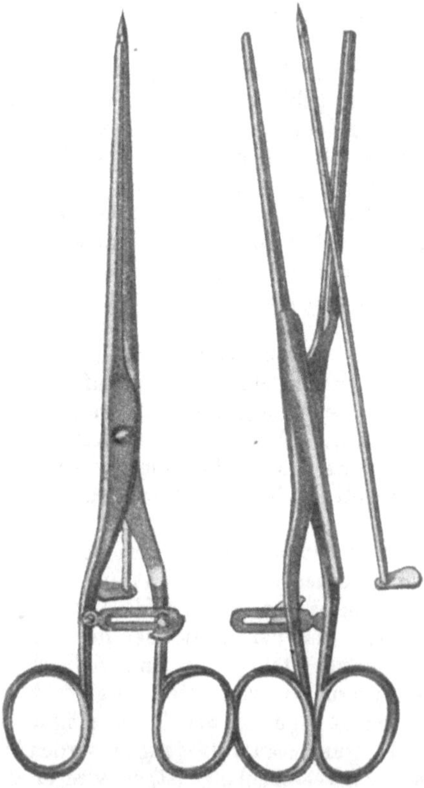

Fig. 143. **Punktions-Inzisionsinstrument** nach Fränkel. Links zur Punktion geschlossen; rechts zum Schlitzen geöffnet, dabei der zurückgezogene Spieß.

erreicht werden könnten. — Nach möglichst ausgiebiger Eröffnung wird die Abszeßhöhle, ohne vorherige Ausspülung, mit Jodoformgaze ausgestopft und auf diese Weise für gute Drainierung gesorgt.

Bricht ein Abszeß in Mastdarm oder Blase durch, so verhalte man sich einfach zuwartend, suche nicht etwa die Öffnung auf, um sie zu erweitern. Wahrscheinlich wird nach der Entleerung Ausheilung erfolgen. Bleibt jedoch eine Fistel bestehen, so muß der Eiterherd von einer anderen Seite aufgesucht und drainiert werden; dies erfordert oftmals recht schwierige Operationen, bei denen leicht Nebenverletzungen entstehen. Daraufhin schließt sich aber die Fistel.

Kommt es nicht zur Vereiterung, so muß man die Resorption zu begünstigen suchen. Solange auch nur ganz geringe Temperatursteigerungen auftreten, bleibt Patientin im Bette liegen und macht hydropathische Umschläge oder Wickel. Daneben muß für gute Ernährung durch leichte Kost, regelmäßige Stuhlentleerung, gute Luft gesorgt werden. Lokale Behandlung oder auch nur öfter wiederholte Untersuchung ist durchaus nicht am Platze. Man muß es dazu bringen, daß auch Kranke, welche sonst an ein sehr tätiges Leben gewöhnt sind, nach und nach in Geduld sich fügen und die Bettruhe, verbunden mit Wickeln, als Hauptfaktoren der Behandlung schätzen lernen. — Erst wenn jede Fieberregung erloschen und das Exsudat völlig hart und unempfindlich geworden ist, darf die Kranke das Bett verlassen; aber auch jetzt noch spielt die Hydrotherapie die Hauptrolle. Die feucht-warmen Umschläge werden die Nacht hindurch fortgesetzt. Dazu lasse man täglich zu einer bestimmten Zeit ein Bad nehmen. Die Temperatur des Wassers betrage 28—30° R., die Dauer 10—20 Minuten; nach dem Bade folge Bettruhe mit heißem Wickel während 2 Stunden. Sitzbäder tun den Dienst nicht. Nach einigen Wochen füge man dem Bade Moor oder Meersalz oder Sole zu, beginne mit 1% Salzgehalt und steige langsam und regelmäßig mit jedem Bade bis auf 10%. — Die Resorption wird auch begünstigt durch heiße Scheidenspülungen: täglich werden 1—2mal etwa 2 Liter reines Wasser von 48—50° C. in die Vagina einlaufen gelassen; natürlich im Liegen, auf der Bettschüssel. Damit das zurückfließende Wasser weniger brenne (in der Scheide selbst wird die hohe Temperatur nicht unangenehm empfunden), kann man die äußeren Genitalien und Umgebung einfetten oder einen großen Schwamm mit kaltem Wasser getränkt vorlegen; es gibt auch besondere Spekula, welche das rücklaufende Wasser ableiten. — Die Resorption kann ferner durch „Belastung“ und „Lagerung“ günstig beeinflußt werden. Zu dem Zweck führt man einen weichen Gummibeutel in die Scheide ein, füllt ihn mehr oder weniger stark mit Schrotkörnern oder Quecksilber und läßt ihn einige Stunden auf dem Exsudat lasten; dies wird täglich wiederholt. Ist eine Einwirkung von der Scheide aus hierdurch nicht zu erreichen, weil das Exsudat zu hoch liegt, so kann die Belastung auch von den Bauchdecken aus vorgenommen werden. Die Wirkung der Belastung kann durch eine Hochlagerung des Beckens noch verstärkt werden. — Für alte, verhärtete Exsudatreste kommt auch die bimanuelle Massage mit Vorteil in Anwendung. — Am weitesten führen jedoch Bäder an gut eingerichteten Kurorten, eventuell unter gleichzeitiger Vornahme der eben erwähnten Prozeduren. Dabei halte man sich an die Vorschriften des Kurarztes, welcher die beste Anwendungsweise der betreffenden Bäder und ihrer Unterstützungsmittel aus Erfahrung am richtigsten zu beurteilen weiß; Sol- und Moorbäder sind in solchen Fällen am wirksamsten. Doch bilden nicht die Bäder allein das wirksamste Agens bei solchen Kuren; die in psychischer und somatischer Hinsicht veränderte Lebensweise wirkt ebenso günstig auf das Allgemeinbefinden und damit auch auf die Resorption alter Entzündungsreste. In hartnäckigen Fällen sind recht lange Kuren erst von Erfolg und oft müssen sie mehrere Jahre lang nacheinander wiederholt werden.

b) Parametritis chronica atrophicans

Einer besondere Erwähnung bedarf die chronische schrumpfende Parametritis (Schultze). Sie tritt nur stellenweise im Beckenbindegewebe auf, führt zu Schrumpfung der betreffenden Partien, zu Strang- und Schwielenbildung. Mit besonderer Vorliebe wird das Bindegewebe ergriffen, welches als Ligg. sacrouterina in den Douglasschen Falten von der Zervix zum Kreuzbein verläuft (Fig. 118). Die Folge ist eine Schrumpfung dieser Bänder, so daß dadurch die Gegend des inneren Muttermundes nach hinten gezogen und dort fixiert wird und daraus eine scharfwinklige Anteflexion entsteht (s. S. 130). Man bezeichnet die Affektion dann als Parametritis posterior. Man findet sie schon vom Beginn der Geschlechtsreife an. Es liegt ihr wohl auch Infektion zugrunde. Wahrscheinlcih spielen die Obstipation, das Klistieren, die Masturbation eine wichtige Rolle beim Zustandekommen derselben.

Recht häufig entsteht eine solche schrumpfende Parametritis auch bei tiefen Zerviaklrissen. Sie bildet dann derbe Narbenstränge, welche vom Risse aus nach der seitlichen Beckenwand verlaufen, die Zervix nach der betreffenden Seite hinüberziehen und fixieren. Wenn auch manche dieser Narben Reste kleiner parametritischer Exsudate darstellen, welche sich gleich im Anschlusse an die Zerreißung unter der Geburt gebildet hatten, so sieht man doch oft solche Schwielen erst im Laufe der Jahre, lange Zeit nach der Entstehung des Risses, entstehen. Vermutlich sind auch hier infektiöse Prozesse im Spiele, welche ihren Urspruhg von kleinen Schleimhautverletzungen aus nehmen. Ein solcher tiefer Zervikalriß scheint einen Locus minoris resistentiae zu bilden. —

Abgesehen von der Organverlagerung und -fixierung können derartige schrumpfende Stränge Anlaß geben zu Schmerzempfindungen aller Art, zu nervösen, hysterischen Erscheinungen, wohl auch zu Zirkulationsstörungen. —

Die oben angegebenen Mittel gegen hartnäckige Reste parametritischer Exsudate finden auch hier gute Anwendung. Tiefe Zervikalrisse, welche Schwielenbildung zur Folge gehabt haben und unterhalten, werden am besten genäht (S. 182) und die Schwiele dabei exzidiert.

Anhang

Die Neubildungen im Beckenbindegewebe

Diese Neubildungen liegen meist im Lig. latum und gehen aus vom Bindegewebe selbst und den darin verlaufenden Muskelfasern oder von Resten fötaler Organe. Die Fibromyome sind verhältnismäßig am häufigsten, weil von der Muscularis uteri zahlreiche Ausläufer in die Ligg. lata ausstrahlen. Sie sind oft von gestielten Uterusmyomen kaum zu unterscheiden. Sehr selten kommen Sarkome, Chondrosarkome, Lipome, Karzinome vor. — Von Resten embryonaler Organe gehen aus Parovarialzysten (s. S. 276), Zysten der Gartnerschen (Wollfschen) Kanäle, Tumoren versprengter Urnierenreste, Dermoide.

Die Zysten der Gartnerschen Kanäle sind einkammerig, besitzen einschichtige Zylinderepithelauskleidung und serösen Inhalt. — Tumoren von Urnierenresten im Lig. latum sind bisher nur bei frühgeborenen Kindern angetroffen worden. —

Echinokokken des Beckenbindegewebes liegen meist zwischen Scheidengewölbe und Mastdarm und sind wahrscheinlich durch Auswanderung aus dem Mastdarme dahin gelangt; sie können auch von anderen Organen, z. B. vom Ovarium, ins Lig. latum hineinwachsen. Sie stellen runde, glatte, prall-elastische Geschwülste dar und entwickeln sich langsam bis zu Mannskopfgröße. — Sie verursachen Druckerscheinungen, vereitern nicht selten und brechen in benachbarte Hohlorgane durch. — Die Diagnose kann aus dem Hydatidenschwirren oder aus Hakenkränzen, welche bei einer Punktion oder nach dem Durchbruch abgehen, gestellt werden. — Durch Verschleppung von Säcken nach lebenswichtigen Organen und durch Vereiterung kann der Echinococcus gefährlich werden. — Die Behandlung besteht in Ausschälung der Blasen oder, wenn dies nicht gelingt, in breiter Eröffnung und Drainage des Sackes mit Jodoformgaze. Punktion ist wegen Vereiterungsgefahr nicht angebracht.

Aktinomykose im Beckenbindegewebe ist nur wenige Male beobachtet worden.

Retroperitoneale Tumoren gehen meist von der Wurzel des Mesenterium aus; sie können sehr große Ausdehnung annehmen, sind aber recht selten. Es sind Lipome, Myxolipome, Myxosarkome, Lymphangiome.

VIII

Die Entzündung des Beckenbauchfells, Pelveoperitonitis, Perimetritis

Ätiologie. Bezüglich der Entstehungsweise der Perimetritis kann man infektiöse und nicht infektiöse Formen unterscheiden. Unter den infektiösen Formen steht mit Hinsicht auf Häufigkeit und praktische Wichtigkeit obenan die durch Gonorrhöe (s. S. 325) verursachte Perimetritis. Sie beginnt naturgemäß in der Umgebung der Tubenenden und bleibt auch oft auf jene Gegend beschränkt. Entweder lassen sich die Gonokokken direkt auf dem Peritoneum nieder oder es fließt gonorrhoischer Eiter aus dem Tubenostium oder einem perforierten Saktosalpinx in die Bauchhöhle, oder die Entzündung setzt sich von einer Salpingitis auf das Peritoneum fort. Perimetritis infolge septischer Infektion entsteht im Wochenbett, seltener als Folge operativer Eingriffe von der Scheide oder Bauchhöhle aus. Auch Perityphlitis und anderweitige Entzündungsherde können dazu führen. Tuberkulose (s. S. 317) des Peritoneum verursacht ebenfalls Perimetritis. — Als nicht infektiöse Formen müssen wir Perimetritiden auffassen, welche bei Verletzung des Epithelbelages an einer Stelle des Beckenperitoneum entstehen, wie dies oft der Fall ist nach intraperitonealen Eingriffen, bei Vernähung zweier Peritonealflächen (Ventrofixatio uteri, Darmnaht usw.), ferner bei Stieldrehung eines Tumors, bei Metaplasien (maligne Degeneration). Nicht mykotischer Art ist in der Regel endlich die Perimetritis, welche sich bildet bei Aussickern von Blut aus einem extrauterinen Schwangerschaftssacke.

Pathologische Anatomie. Die infektiöse Form verläuft mit eitrig-fibrinösem Exsudat, welches zwischen die Organe des kleinen Beckens abgesondert wird und dieselben verklebt; oder sie bildet flüssig-eitrige Ergüsse, die sich im Douglas oder an anderen Stellen abkapseln. Wird das kleine Becken durch verklebte Darmschlingen überdacht und von der Bauchhöhle abgeschlossen, so bleibt der Prozeß meist auf dasselbe beschränkt; ein Exsudat wird resorbiert oder bricht in den Darm, in Blase, Scheide, Uterus, nach außen, durch; es bleiben nur Verwachsungen zurück. Findet keine Abkapselung und Beschränkung aufs kleine Becken statt, so folgt allgemeine septische Peritonitis.

Die nicht infektiösen Formen sind „adhäsive“ Peritonitiden; sie führen zu Adhäsionsbildung. Die Verwachsungen sind anfangs locker, werden aber nach einiger Zeit unlösbar; sie können nach und nach zu langen dünnen Strängen oder feinen zarten Lamellen ausgezogen werden. Hie und da bilden sich in abgekapselten Räumen seröse Ergüsse (Hydrops saccatus). Das gleiche Bild kann auch nach ausgeheilter septischer Perimetritis zustande kommen.

Symptome und Verlauf. Akute Perimetritis, z. B. nach Geburt oder nach Platzen eines Pyosalpinx, macht stürmische Symptome, die oft allgemeine Peritonitis vermuten lassen: Frost, Übelkeit, Erbrechen, hohes Fieber mit schlechtem Puls, Schmerz, Auftreibung des Leibes. Eine genaue Tastung ist nicht möglich. — Nach einigen Tagen verlieren sich die stürmischen Symptome; man findet jetzt hinter dem Uterus, oft mehr nach einer Seite zu, ein nach unten rundlich begrenztes, zuerst noch weiches und sehr schmerzhaftes, später hartes und wenig empfindliches Exsudat; nach oben läuft es manchmal diffus zwischen die Därme hinein aus, andere Male zeigt es auch nach oben zu scharfe rundliche Umgrenzung. Im Laufe von Wochen und Monaten erfolgt allmähliche Resorption. — Wenn Eiterung eintritt, so bleibt das Fieber bestehen oder es kehrt wieder nach kurzem Unterbruch; es nimmt remittierenden Charakter an, mit den Exazerbationen treten hie und da leichte Fröste auf, Nachtschweiße kommen hinzu. Nach einiger Zeit stellt man Fluktuation fest und bald darauf folgt Durchbruch meist in den Darm, doch schließt sich nicht wie bei Parametritis rasche Heilung an; viel häufiger bleibt längere Zeit eine Fistel bestehen; durch Eintritt von Darminhalt in die Abszeßhöhle kann sich ein Kotabszeß bilden und die Patientin enorm herunterkommen. Auch nach scheinbarer Ausheilung folgt manchmal noch nach Wochen und Monaten auf eine Noxe hin ein Rezidiv, wieder Eiterung und Fieber.

Die adhäsive Peritonitis verläuft viel gelinder; das Fieber ist gering, rasch vorübergehend, oder es fehlt ganz. Die Schmerzen sind nicht beträchtlich und von kurzer Dauer.

Ob durch die nach Perimetritis zurückbleibenden Verwachsungen Störungen veranlaßt werden, hängt von ihrer Lokalisation, ihrem Verlaufe, ihrer Ausdehnung und von Zufälligkeiten ab. Gewiß machen sie oftmals durchaus keine Beschwerden, während sie andere Male Schmerzen verursachen, die Funktion von Blase und Darm beeinträchtigen, Sterilität bedingen; häufig verlagern und fixieren sie die inneren Genitalien und

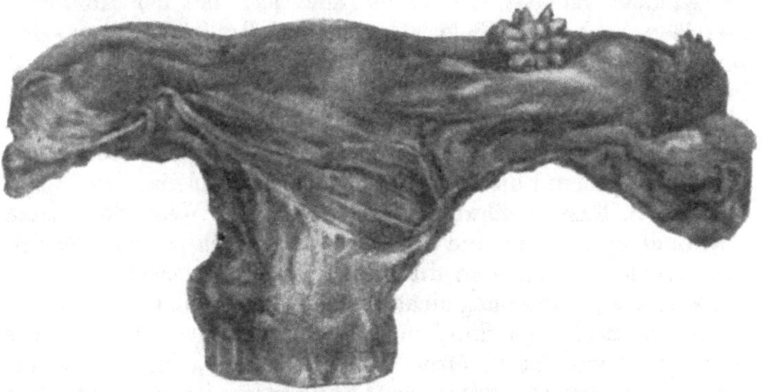

Fig. 144. **Starke perimetrische Auflagerungen.** In der rechten Tubenwand ein **strahlenförmiges Chondrom.** (Path. Inst. Zürich.)

können bei der Untersuchung deutlich als Stränge gefühlt werden. Manchmal hüllen sie Uterus und Adnexe ein, wie in Fig. 144.

Prognose. Die akute septische Perimetritis stärkeren Grades ist stets eine bedenkliche Erkrankung und oftmals wird man tagelang im Zweifel bleiben, ob die Peritonitis zur allgemeinen wird oder Abkapselung und Beschränkung aufs kleine Becken erfolgt.

Therapie. In akuten Fällen: Ruhige Bettlage, Eisblase, strenge Diät, Opiumsuppositorien bis das Fieber, der Schmerz und die Auftreibung nachlassen; dann vertausche man die Eisblase mit Prießnitzschen Umschlägen. In jenen, zum Glück seltenen Fällen, wo Lokalisierung der Entzündung auf das Becken nicht zustande kommt, sondern allgemeine Peritonitis droht, kann allenfalls eine sofortige Laparotomie mit ausgiebiger Drainage der Bauchhöhle noch Rettung bringen. Die Entscheidung, ob nur das Beckenperitoneum beteiligt oder allgemeine Peritonitis unvermeidlich sei, macht wegen der Ähnlichkeit der Erscheinungen oft große Schwierigkeiten. Im allgemeinen gebe man die Hoffnung auf Beschränkung des Prozesses nicht zu rasch auf; sie tritt viel häufiger als z. B. bei Perityphlitis ein.

Hat sich nach dem Abfall der stürmischen Erscheinungen ein Exsudat gebildet, so beeile man sich mit der Eröffnung desselben, auch wenn Fluktuation festzustellen ist, nicht zu sehr; perimetritische Ergüsse resorbieren sich häufig vollständig und in der Regel ist das flüssige Exsudat im Vergleiche mit dem plastischen nur gering, so daß sich bei einer Punktion oder Inzision wenige Eßlöffel einer trüben, leicht eitrigen Absonderung entleeren, während die Hauptmasse des zurückbleibenden Tumor aus dicken Exsudatschwarten gebildet wird. Wenn das Fieber allerdings hoch bleibt und ein Abszeß deutlich festzustellen ist, so schneide man ein und drainiere mit Jodoformgaze. Ist eine größere Eiteransammlung nicht zu finden, so wird das fortdauernde Fieber wahrscheinlich durch mehrere kleinere, nicht konfluierende Eiterherde verursacht; öfters gelingt es auch, einzelne solcher Herde zu tasten und durch Probepunktion festzustellen. Man erreicht sie am besten durch Resektion der Zervix oder durch totale Exstirpation des Uterus von unten; auf diese Weise wird ausgiebig für Abfluß gesorgt und kann bestens drainiert werden. — Eine Punktion und Erweiterung mit dem Fränkelschen Inzisionstrokart (Fig. 143) kann auch zum Ziele führen.

Um die zurückbleibenden Schwarten und Adhäsionen möglichst zu reduzieren, wendet man die unter „Parametritis" erwähnten Mittel an. — Verursachen alte Adhäsionen Beschwerden, so können sie durch Massage gedehnt werden. Das sicherste Mittel sie zu lösen, ist die Laparotomie; man darf diesen Weg jedoch nur einschlagen bei wirklich großen Beschwerden; dabei hat man keine Garantie, daß sich an Stelle der gelösten Adhäsionen nicht wieder neue bilden.

IX

Die Blutergüsse im Becken

I

Hämatocele retrouterina

Hämatozele wird ein Bluterguß in den Bauchfellraum des Beckens genannt; da er regelmäßig hinter dem Uterus im Douglasschen bzw. rekto-uterinen Raume liegt, so bezeichnet man ihn als Hämatocele retro-uterina. Nur ausnahmsweise, wenn der retro-uterine Raum durch Verwachsung des Uterus mit der hinteren Beckenwand obliteriert oder der Uterus stark retroflektiert ist, kann eine H. ante-uterina entstehen. —

Für die Ätiologie fällt fast ausschließlich in Betracht die Tubarschwangerschaft. Andere Ursachen sind verschwindend selten, zum Teil zweifelhaft. Man führt als solche an Peritonitis hämorrhagica bei akuten Infektionskrankheiten oder Verbrennungen, Blutung aus einem besonders blutreichen Eifollikel, Salpingitis haemorrhagica, Zerreißung von Adhäsionen, maligne Neubildungen, Herzfehler. Der wichtigen Rolle wegen, welche die Extrauterinschwangerschaft, insbesondere die Tubargravidität, in der Ätiologie der Hämatozele spielt, ist es gerechtfertigt, etwas näher auf diese Anomalie einzutreten.

Ein in der Tubarschleimhaut angesiedeltes Ei findet hier wesentlich ungünstigere Ernährungsverhältnisse als im Uterus. Die sich bildende Dezidua ist eine ungenügende; eine richtige Kapsularis kommt in der Regel gar nicht zustande. Die Plazentation ist deshalb eine mangelhafte. Gewöhnlich stirbt der Fötus wegen ungenügender Ernährung oder wegen Blutergüsse ins Plazentargewebe ab und es kommt in der Folge zu Tubarabort. Oder aber die Chorionzotten suchen in tieferen Schichten, d. h. in der Muskularis der Tube, nach besseren Blutquellen, sie wachsen in die Tubenwand hinein und durchwühlen sie bis ans Peritoneum heran: es bildet sich eine Perforation oder Ruptur der Tube.

Der Tubarabort ist 8—10mal so häufig wie die Ruptur; er stellt aber auch den weniger bedenklichen Ausgang dar. Er erfolgt meist schon im 1., selten im 2. oder 3. Monat oder noch später. Die Ablösung des Eies geschieht nur langsam fortscheitend, unter Durchblutung desselben: es entsteht eine Mole.

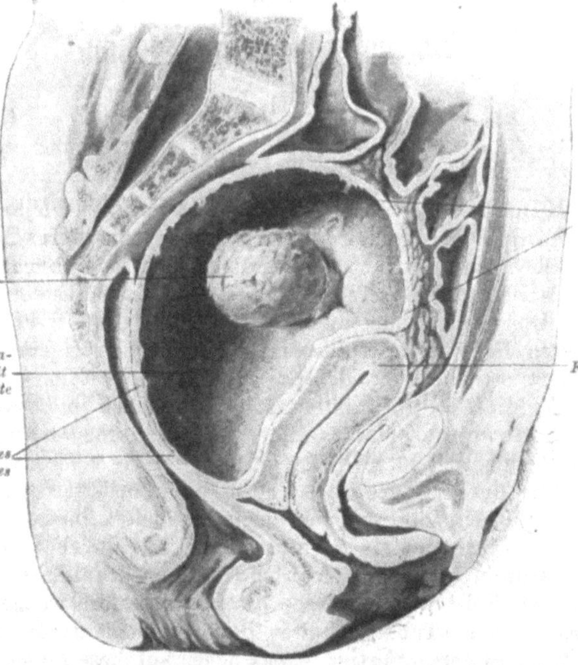

Fig. 145. **Hämatocele retrouterina — Tubarabort** (Bumm).

Selten fällt diese in der Tube der Resorption anheim; in der Regel wird sie durch das Ostium abdominale ausgestoßen. Stets fließt dabei auch Blut in die Bauchhöhle hinaus. Ist die intraperitoneale Hämorrhagie schwach, so bilden sich zunächst nur Niederschläge in der Umgebung des Tubenendes (peritubare Hämatozele). Nach und nach sammelt sich das Blut aber auch im Douglas an, es kommt zu einer Hämatocele retro-uterina (Fig. 145). Da das Tubenende mitten in der Blutgeschwulst drin liegt, so wird das nachsickernde Blut ins Zentrum derselben ergossen; an der Peripherie werden die älteren Gerinnungen nach und nach immer derber und begrenzen den Tumor durch eine feste fibrinöse Papsel.

Die Ruptur der Tube, vorbereitet durch die Zotteneinwucherung in die Tubenwand, tritt gewöhnlich ein infolge einer Blutung in den Eisack hinein. Bei der Perforation zerreißen Gefäße; es erfolgt eine Hämorrhagie in die Bauchhöhle hinein. In seltenen Fällen öffnet sich der Eisack nach unten zu zwischen die beiden Blätter des Lig. latum hinein und es entsteht ein Hämatoma lig. lati (s. unten). — Eine Blutung in die freie Bauchhöhle hat, wenn sie profus ist, in wenigen Stunden den Tod der Frau im Gefolge. Waren Adhäsionen da, welche den Douglas überdachten, so daß das Blut von Anfang an in einem geschlossenen Sack gefangen war, so bleibt die Hämorrhagie beschränkt. Das nämliche ist der Fall, wenn das Blut nur langsam aussickert, so daß sich abkapselnde Gerinnungen und fibrinöse Verklebungen bilden können; dies geschieht oft noch, nachdem das Blut schon hoch hinauf zwischen die Därme eingedrungen ist. Nachfolgende Schübe werden stets durch die Gerinnsel der vorausgegangenen Blutungen in der Ausdehnung behindert sein und, falls die Kapsel standhält, zum Stehen kommen. — Nach der Ruptur wird das Ei gewöhnlich durch die Perforationsstelle ausgestoßen und geht zugrunde, wenn es nicht schon vorher abgestorben war. Ausnahmsweise kann es in unversehrtem Zustande sich weiter entwickeln, aus dem Risse der Tube herauswachsen und so eine sekundäre Bauchhöhlenschwangerschaft entstehen. Es kommt auch zur Seltenheit einmal vor, daß der Fötus aus den geborstenen Eihäuten in die Bauchhöhle austritt, dort teils durch die Nabelschnur, teils durch Adhäsionen, die er mit Därmen, Netz, Bauchwand eingeht, weiter ernährt wird. In seltenen Fällen gedeiht die Tubarschwangerschaft über den 5. Monat hinaus, ja bis ans Ende. Dann stirbt der Fötus ab; das Ei kann sich zum Lithopädium umbilden, meist jedoch vereitert es und wird durch den Darm oder ein anderes Hohlorgan oder die Bauchdecken ausgestoßen, falls man nicht vorher operiert oder die Frau erliegt.

Symptome und Verlauf. Die Erscheinungen einer intraperitonealen Beckenblutung sind, wenn die Hämorrhagie beträchtlich ist und rasch erfolgt, sehr charakteristisch. Die Frau fühlt plötzlich einen lebhaften Schmerz im Leibe und bald darauf folgen die Zeichen innerer Blutung: Blässe, Schwächegefühl, Ohnmacht, meist auch Übelkeit und Erbrechen, Druck auf Blase und Mastdarm, schlechter Puls. Es kann der Durchbruch wie ein Blitz aus heiterem Himmel erfolgen; doch sind sehr oft leichte Schmerz- und Schwächeanfälle vorausgegangen; die Affektion trifft in der Regel auch Frauen, welche schon früher an Unterleibsbeschwerden gelitten haben. — Der Tod an Verblutung kann in wenigen Stunden eintreten. Manchmal geht der erste Anfall glücklich vorüber; erst ein zweiter oder dritter rafft nach einer Erholung von Stunden oder Tagen die Frau hinweg. Meist jedoch kommt die Blutung noch rechtzeitig zum Stehen und es bleibt bei der Bildung einer Hämatocele retro-uterina.

Bei kleineren Blutergüssen und bei schubweiser Entstehung der Hämatozele, wie sie namentlich bei protrahierten Tubaraborten sich bilden, sind die Erscheinungen entsprechend weniger stürmisch. In den nächsten Tagen tritt eine reaktive Pelviperitonitis ein, die Temperatur geht mäßig in die Höhe und der Leib treibt sich auf; die anfängliche Schmerzhaftigkeit läßt jedoch eher etwas nach und die Erholung des Allgemeinbefindens schreitet langsam fort.

Fast immer besteht längere Zeit ein blutiger Ausfluß aus dem Uterus. Solange derselbe anhält, sind Nachschübe der inneren Blutung nicht ausgeschlossen: Plötzlich tritt, nachdem Patientin sich bereits zu erholen begann, wiederum vermehrte Blässe und Schwäche ein, die Schmerzen vermehren sich, der Tumor wächst. Die Kapsel der Blutgeschwulst wurde gesprengt und von neuem ergießt sich Blut in die Bauchhöhle. Erst dauerndes Versickern des blutigen Ausflusses, sowie deutliche Schrumpfung und knollige Verhärtung des Tumors künden definitiv den Übergang in Heilung an. — Nicht immer kann der Abgang einer Dezidua aus dem Uterus beobachtet werden, auch wenn es sich offenbar um Tubarschwangerschaft gehandelt hatte; entweder ist sie unter Blutgerinnseln unbeachtet geblieben, oder was häufig der Fall ist, sie zerfällt teilweise oder ganz und geht in kleinsten Bruchstücken mit dem blutigen Ausflusse ab.

Ziemlich selten findet infolge von Druckusur ein Durchbruch des Blutes in ein Hohlorgan (Mastdarm, Scheide, Blase) statt; Abgang von schwarzem, flüssigem und geronnenem Blut lassen ihn vermuten. — Häufiger kommt Vereiterung und Verjauchung vor, entweder im Anschluß an einen Durchbruch oder unabhängig davon, infolge von Infektion vom Darme aus oder nach Punktion, Inzision usw. Unter Schüttelfrost tritt hohes Fieber, vermehrter Schmerz, Auftreibung ein; meist schafft sich der Eiter oder die Jauche nach dem Mastdarm, seltener nach der Scheide oder der Blase einen Ausweg; bei Durchbruch in die freie Bauchhöhle erfolgt rasch tödliche Peritonitis.

Diagnose. Wenn bei einer Frau die Menstruation auch nur um wenige Tage sich verspätet hat und nun plötzlich unter heftigen Schmerzen und Übelkeit die Zeichen innerer Blutung eintreten, so ist sehr wahrscheinlich Perforation eines extrauterinen Schwangerschaftssackes eingetreten. Auszuschließen sind bloß noch akute Vergiftung und Perforativperitonitis. Da die Untersuchung im Stiche läßt, muß auf die Anamnese das größte Gewicht gelegt werden.

Tritt die verspätete Menstruation als länger dauernde Blutung auf und setzen dann nach einger Zeit Schmerz, Schwächegefühl, Erbrechen ein, so spricht dies für Tubarabort im Gegensatz zu Ruptur.

Eine abgehende Dezidua kann für einen uterinen Abortus gehalten werden und bei den anhaltenden Blutabgängen der Entschluß zu einer Ausschabung des Uterus reifen. Vor diesem verhängnisvollen Mißgriff schützt die Feststellung einer Hämatozele: eines im hinteren Scheidengewölbe rundlich sich vorwölbenden, den Uterus anteponierenden und elevierenden, oft mehr nach einer Seite liegenden Tumor. — Sehr mißlich ist auch die nicht so selten vorkommende und bei der Ähnlichkeit der Krankheitsbilder wohl verständliche Verwechselung mit Retroflexio uteri gravidi. Bleibt man im Zweifel, so muß in Narkose entschieden werden, ob der Uteruskörper vor dem Tumor zu tasten ist oder nicht. Die Untersuchung soll aber sorgfältig und schonend vorgenommen werden; der Tumor im Douglas darf nicht mit Gewalt disloziert, der Uterus nicht sondiert oder mit der Kugelzange nach unten gezogen werden.

Alte Hämatozelen lassen sich meist nur schwierig und hauptsächlich gestützt auf die Anamnese von perimetritischen Exsudaten unterscheiden.

Prognose. Bis ein weiterer Nachschub der Blutung ausgeschlossen und eine Schrumpfung der Hämatozele festzustellen ist, soll eine sichere Vorhersage nicht gegeben werden; weitere Blutung, Durchbruch in die Bauchhöhle, Vereiterung oder Verjauchung kann noch zum Tode führen. Die Zeit der Ausheilung stecke man recht weit und denke daran, daß die Frau noch jahrelang Reste der Hämatozele, Verwachsungen, Verlagerungen der Organe haben wird, welche ihr kein beschwerdefreies Dasein gestatten und wahrscheinlich Sterilität verursachen werden.

Therapie. Da einer Hämatozele fast immer eine Tubarschwangerschaft zugrunde liegt, so wird bei besorgniserregender Beckenblutung, falls die Umstände es irgendwie erlauben, sobald wie möglich die Laparotomie und Exstirpation des blutenden Schwangerschaftssackes. gemacht. Auf diese Weise gelingt es etwa 85% der Erkrankten zu retten, während beim Zuwarten ebenso viele zugrunde gehen.

Sind die Erscheinungen weniger alarmierend, deutet die Entstehung eines abgegrenzten Beckentumor und der Palpationsbefund einer Hämatozele retro-uterina darauf hin, daß der Bluterguß ein langsam entstehender, abgekapselter und beschränkter ist, so kann man vorläufig mit absoluter Bettruhe und Eisblase auf dem Leib sich begnügen. Auf alle Fälle jedoch erfordert der Zustand genaue und beständige Beobachtung. Bei Verschlimmerung des Allgemeinbefindens oder Zunahme des Tumors mit Verdacht auf Fortdauer der inneren Blutung muß sofort operiert werden. Denselben Standpunkt hat man einzunehmen gegenüber später eintretenden Nachschüben. Selten wird man es bereuen, laparotomiert, sehr viel häufiger zugewartet zu haben.

Erst wenn die Hämatozele nicht mehr wächst und härter wird, wenn die Schmerzen abnehmen und wenn einmal der Blutabgang aus dem Uterus aufhört, ist man vor Nachschüben und Verblutung gesichert.

Aber auch in solchen Fällen, wo die Blutung definitiv zum Stehen gekommen ist, wird es sich noch fragen, ob operiert werden soll oder nicht. Ist die Hämatozele groß, überragt sie das kleine Becken um mindestens Handbreite, so rechtfertigt die sehr lange Heilungsdauer, die Gefahr des Durchbruches und der Vereiterung durchaus den Bauchschnitt und die Ausräumung der Blutgeschwulst. Nach Inzision der glatten Kapsel wird das dunkle geronnene und flüssige Blut entfernt, von den Wandungen der Geschwulst die lockersten Fibrinniederschläge abgeschält, die Bauchhöhle geschlossen. —

Ein stark nach der Scheide sich vorwölbender Tumor kann auch von unten her inzidiert, ausgeräumt und drainiert werden. — Kleinere Hämatozelen werden der Resorption überlassen. —

II

Hämatoma pelvis (s. periuterinum)

Viel seltener als die intraperitoneale Beckenblutung (Hämatozele) ist eine Blutung ins Beckenbindegewebe, also ein Hämatoma pelvis. — Tubarabort oder -ruptur kann dazu führen; am häufigsten entsteht es im Anschluß an eine Geburt durch Zerreißung einer Vene im Parametrium; auch Verletzungen bei Operationen (Alexander-Adams Operation), ebenso Traumen, wie Fall auf einen scharfen Gegenstand, sogar roh ausgeführter Koitus waren gelegentlich Veranlassung dazu.

Die Hämatome gleichen in ihrer Ausbreitungsweise den parametritischen Exsudaten. Sie bilden Tumoren, welche zwischen beiden Blättern eines Lig. latum liegen und sich auf einer Seite dem Uterus eng anschließen (Hämatoma lig. lati). Nur ganz kleine Blutergüsse können eine Strecke weit vom Uterus abliegen. Mitunter umfassen sie die Zervix vorn oder hinten und breiten sich auf die andere Seite aus, so daß der Uterus ringsum davon umfangen ist (Hämatoma periuterinum). Bei weiterer Ausbreitung steigen sie auf die Darmbeinschaufel, nach unten drängen sie, die Fascia pelvis durchbrechend, neben der Scheide und im Septum recto-vaginale bis gegen den Damm zu. Das ergossene Blut gerinnt sehr rasch, trocknet aus und wird mit der Zeit ganz hart. Vereiterung ist ziemlich selten.

Symptome. Unter sehr heftigen, bohrenden Schmerzen im Becken, unter Drucksymptomen und den Zeichen innerer Blutung entsteht im Verlaufe einiger Stunden eine Geschwulst. Fieber, Auftreibung, Erbrechen und andere peritonitische Erscheinungen fehlen; dagegen tritt regelmäßig blutiger Ausfluß aus dem Uterus hinzu. Bei der Untersuchung findet man auf einer Seite den Tumor, welcher sich zwischen Uterus und seitlicher Beckenwand hineindrängt. Nach oben zu ist er rundlich abgegrenzt, nach unten und den Seiten verläuft er unregelmäßig und zeigt oft Fortsätze längs der Scheide oder im Septum recto-vaginale. Seine Konsistenz ist anfänglich prallelastisch; später hart. — Kleihe Hämatome liegen meist vom Uterus isoliert im Lig. latum. — Vereiterung kündigt sich durch wiedereintretende vermehrte Schmerzhaftigkeit an. —

Diagnose. Plötzliches Einsetzen der Symptome, rasche Entstehung der Geschwulst, Fehlen von Fieber sprechen für Bluterguß. Das Fehlen peritonitischer Erscheinungen, die rundliche, scharfe obere Begrenzung des Tumors, seine Ausläufer nach unten und sein Sitz seitlich am Uterus unterscheiden die Affektion von der Hämatozele.

Die Prognose ist gut, Verblutung fast ausgeschlossen. Vereiterung macht sie zweifelhaft.

Behandlung. Im Beginn absolute Bettruhe und Eisblase. Kleine Hämatome resorbieren sich unter hydropathischen Umschlägen ziemlich rasch. Bei größeren kommt die Ausräumung und Drainage von der Scheide oder Bauchhöhle aus in Frage; doch ist der Resorption mehr zuzumuten als bei Hämatozele. Bei Eiterung soll baldmöglichst breit eröffnet und drainiert werden.

X

Die Tuberkulose der weiblichen Geschlechtsteile

Die Tuberkulose der weiblichen Genitalien (Fig. 146) ist keine ganz seltene Erkrankung; man findet sie in etwa 2% aller weiblichen Leichen. Berücksichtigt man nur die an Tuber-

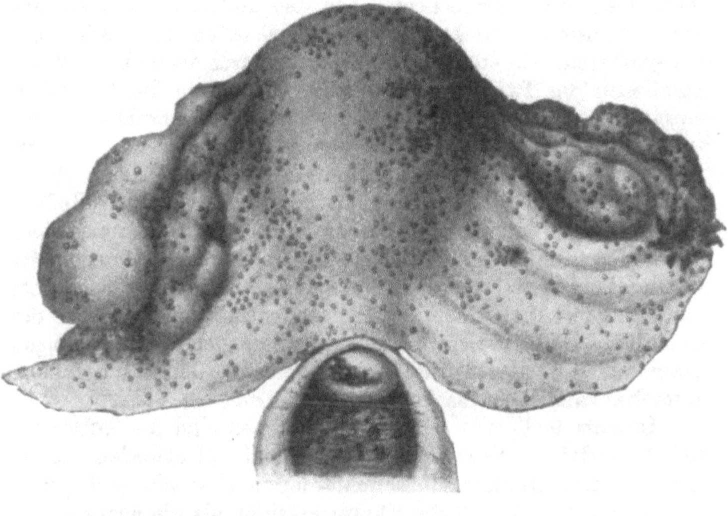

Fig. 146. **Genitaltuberkulose.** Aussaat in Vagina, auf Portio, auf Uterus, Tuben, Ovarien, Lig. latum; links Pyosalpinx.

kulose überhaupt verstorbenen Frauen, so stellt sich die Zahl der Genitaltuberkulosen auf 15—20%. — Im Kindes- und Greisenalter ist sie äußerst selten. Während beim Manne infolge inniger Beziehungen zwischen Genital- und Harnorganen Tuberkulose beider Systeme die Regel bildet, ist bei der Frau ein Zusammentreffen beider Erkrankungen eine Ausnahme. — Die Tuben werden bei weitem am häufigsten befallen; dann folgen Corpus uteri, Ovarien, Vagina, Cervix uteri, Vulva. Von allen chronischen Adnexerkrankungen sind durchschnittlich 6% tuberkulöser Natur. Die Angaben darüber schwanken; die Genauigkeit, mit welcher das zu Gebote stehende Material makroskopisch und mikroskopisch untersucht wird und die Häufigkeit der Tuberkulose überhaupt in einer Gegend beeinflussen die Häufigkeit. Dann wird in einer Großstadt mit ihrem großen Kontingent an gonorrhoischen Erkrankungen der Adnexe der Prozentsatz ein kleinerer sein als auf dem Lande.

Die Infektion kann auf dem Blutwege oder durch Übertritt der Bazillen vom Peritoneum auf die Tuben, Ovarien usw. erfolgen: deszendierende Form; oder aber die Bazillen finden ihren Weg durch die Scheide nach den inneren Genitalien: aszendierende Form. Letztere ist äußerst selten, aber doch sicher nachgewiesen. Es können die Bazillen durch unreinliche Manipulationen der Patientin selbst oder Anderer in die Genitalien eingebracht werden; tuberkulöses Sputum, tuberkulöser Eiter, tuberkelbazillenhaltiger Stuhl können das Material liefern. Sicher nachgewiesen, aber auch nur in wenigen Fällen, ist die Infektion durch das Sperma aus einem tuberkulösen Hoden; wahrscheinlich kann sogar ausnahmsweise das Sperma eines Tuberkulösen mit gesunden Genitalien infizieren. — Mangelhafte Entwickelung der Genitalien, besonders aber das Wochenbett prädisponieren bei tuberkulös Belasteten für die Infektion der Genitalien. Daß auf dem Boden vorausgegangener Entzündungen gonorrhoischer oder septischer Art leichter Genitaltuberkulose entstehe, kann nicht nachgewiesen werden.

In etwa 90% aller Genitaltuberkulosen sind die Tuben beteiligt, so daß Tubentuberkulose beinahe gleichbedeutend ist mit Genitaltuberkulose. Fast immer ist die Erkrankung doppelseitig, aber die eine Tube stärker ergriffen als die andere. Die Tuberkelknötchen entwickeln sich meist zunächst in der Schleimhaut, und zerstören diese; Muskularis und Peritonealüberzug leiden weniger. Der durch Zerfall und Verkäsung der Knötchen gebildete Eiter sammelt sich im Tubenrohr an und drängt sich als käsiger Pfropf aus dem Ostium abdominale heraus, wenn es offen bleibt. In etwa der Hälfte der Fälle — seltener als bei entzündlicher Salpingitis — kommt es zum Verschluß und zur Bildung eines Pyosalpinx. So lange dieser klein ist, zeichnet er sich durch unregelmäßig bucklige Form, dicke Wandungen und derbe Konsistenz aus. Häufig werden aber gerade tuberkulöse Tubensäcke recht groß und ihre Wandungen entsprechend dünn ausgezogen. Ihr Inhalt ist ein gelblich grauer Käsebrei; auf der Innenfläche sieht man hanfkorngroße graugelbe Knötchen. Nicht selten aber unterscheidet sich der Pyosalpinx in nichts von einem entzündlichen, und nur der Impfversuch mit dem Inhalt, sowie die mikroskopische Untersuchung der Wandung vermag den Tuberkelnachweis zu erbringen.

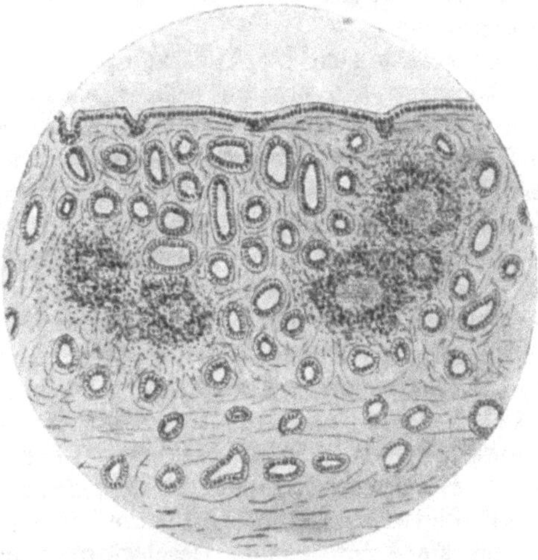

Fig. 147. **Tuberkulose der Uterusschleimhaut.**
Anhäufung epitheloider Elemente mit Riesenzellen, von kleinzelliger Infiltration umgeben, im Zentrum der miliaren Knötchen Zerfall und Verkäsung.

In etwa der Hälfte aller Fälle geht die Tuberkulose von der Tube auf den Uterus über. In ungefähr 10% findet man isolierte Tuberkulose des Uterus. Wenn auch für gewöhnlish ein ähnlicher Infektionsmodus anzunehmen ist wie bei Tuberkulose, so spielt hier auch die Plazentarinfektion eine Rolle. Bei Tuberkulose in der Schwangerschaft können nämlich Bazillen in die Plazenta verschleppt werden, dort in den Zotten und der Dezidua sich ansiedeln und nach der Geburt sitzenbleiben.

Fast immer beschränkt sie sich auf die Schleimhaut. Sie zeigt dann im Beginn zunächst kleinzellige Infiltration und

Knötchenbildung mit Riesenzellen (Fig. 147), ihr makroskopisches Aussehen kann dabei ganz harmlos erscheinen. Erst spät folgen Verkäsung und Zerfall Die befallenen Stellen erscheinen höckerig ulzeriert, mit bröckligen Massen bedeckt; es kann in vorgeschrittenen Fällen die ganze Schleimhaut so aussehen. Regelmäßig bildet der innere Muttermund eine Grenze nach unten; durch Obliteration desselben kann es zu Pyometrabildung kommen. — Nur selten wird auch die Muskularis angegriffen. — Ausnahmsweise setzt sich Tuberkulose auf einem Schleimpolypen an.

Auf das Ovarium geht die Tuberkulose viel seltener über als auf den Uterus. Am ehesten scheint sie sich auf einem Corpus luteum ansetzen zu können. In vielen Fällen kann sie nur mikroskopisch nachgewiesen werden. Meist beschränkt sie sich auf die Oberfläche; doch kann auch der ganze Eierstock durchsetzt sein und durch Verkäsung und Einschmelung ein Ovarialabszeß entstehen. — Man hat auch schon auf Kystadenomen und Dermoidzysten Tuberkulose gefunden.

An der Zervix kann Tuberkulose unter der Form papillärer Wucherungen ein Sarkom oder Epitheliom vortäuschen, oder Geschwüre bilden oder in Knötchenform wachsen (Fig. 146).

Tuberkulose der Vagina sitzt entweder hinter dem Scheideneingang oder im hinteren Scheidengewölbe; sie kommt häufiger im Kindesalter vor als die übrigen Formen der Genitaltuberkulose. Seltener zeigt sie sich unter dem Bilde kleiner Knötchen denn als konfluierende Geschwürchen mit scharfen Rändern und bröckligem Grund.

An der Vulva tritt die Tuberkulose in Geschwürsform auf, mitunter auch bei Kindern. Meist sitzen die Geschwüre auf der inneren Seite der großen Schamlippen, aber auch auf den Nymphen und der Klitoris; dabei kommt es zu Ödem und elephantiastischen Hypertrophien der Umgebung. Die Geschwüre können in die Tiefe fressen und selbst zu Fistelbildung Anlaß geben; sie sind schwer von Ulcus rodens (s. S. 67) oder Syphilis zu unterscheiden. —

Genitaltuberkulose macht in der Regel so wenig Symptome, daß die Trägerin dem Arzt gewöhnlich nicht wegen direkter Beschwerden, sondern wegen Blutarmut, Abmagerung, Menstruationsstörungen und häufig wegen Sterilität aufsucht. Wenn Schmerzen auftreten, so weichen sie regelmäßig einer zweckmäßigen Behandlung und zugleich hebt sich das Allgemeinbefinden.

Wo dies nicht der Fall ist, wo Abmagerung, Schweiße, hektisches Fieber trotzdem andauern, da spukt wohl regelmäßig ein anderer tuberkulöser Herd irgendwo im Körper herum.

Die Diagnose kann mit Gewißheit nur aus dem mikroskopischen Nachweis von Knötchen mit Riesenzellen oder von Bazillen gestellt werden. Dies gilt für die tuberkulösen Erkrankungen der Vulva und Vagina sowohl wie für diejenigen der höheren Abschnitte der Geschlechtsteile. Die klinische Diagnose ist recht unzuverlässig: tuberkulöse Exsudate oder tuberkulöse Adnexgeschwülste unterscheiden sich bei der Palpation in nichts von gonorrhoischen oder septischen. — Sitzen Tuberkel auf der Hinterfläche des Uterus und im Douglas, so gelingt es hie und da, sie per vaginam oder per rectum zu tasten; allein Karzinose kann einen ähnlichen Befund geben. — Auf die Blutuntersuchung, d. h. den Leukozytengehalt darf man nicht bauen, weil gar zu oft auf tuberkulösen Herden auch saprische und septische Keime sich ansiedeln. — Die Tuberkulinreaktion gibt auch keine verläßlichen Resultate. Einreiben aui die Haut (Pirquet) und Applikation auf die Konjunktiva geben nur örtliche Reaktion und häufig auch dann, wenn sicher Tuberkulose nicht vorhanden ist. Auch bei subkutaner Injektion kann die Temperatur ansteigen und lokale Schmerzhaftigkeit eintreten, obschon Tuberkulose sicher fehlt.

Bei der Häufigkeit des Überganges der Tuberkulose auf die Uterusschleimhaut kann in einer guten Zahl von Fällen eine Ausschabung mit nachfolgender mikroskopischer Untersuchung die Diagnose sichern. Allerdings muß eine Ausschabung sehr sorgfältig und schonend ausgeführt werden, um nicht Adhäsionen zu lösen und Eiterherde oder Pyosalpinxsäcke zu eröffnen. — Uterustuberkulose macht öfters atypische, stärkere Blutungen, die ohnedies eine Ausschabung nahelegen.

Stets muß auf Anamnese und Untersuchung des Gesamtkörpers großes Gewicht gelegt werden, indem durch vorausgegangene oder bestehende Tuberkulose anderer Organe die Diagnose eine Stütze erhält. —

Prognose. Auf die Genitalien beschränkte Tuberkulose kann ausheilen; ja klinische und anatomische Beobachtung lehrt uns, daß sie geradezu eine Neigung besitzt, in Heilung überzugehen. Kommt es nicht dazu, so zeigt sie allerdings einen äußerst chronischen Verlauf mit auffälligen Remissionen und Exazerbationen; allein gar keine Neigung in allgemeine tuberkulöse Peritonitis überzugehen und nur relativ selten werden Nachbarorgane mitergriffen und findet Durchbruch in Darm, Blase, Harnleiter statt. Aber selbst dann kommt es meist nicht zu jenen Zuständen höchster Erschöpfung und Abzehrung wie bei anderen Formen der Tuberkulose. Auch die Gefahr einer Ausbreitung auf lebenswichtige Organe oder einer miliaren Aussaat im ganzen Körper ist nicht groß. — Das Leben der Patientin ist demnach durch Genitaltuberkulose nicht stark gefährdet.

Therapie. Obwohl tuberkulöse Herde im Uterus und den Adnexen durch operative Entfernung dieser Organe ausgeschaltet werden können, so muß man doch mit der Operation möglichst zurückhaltend sein. Ein tuberkulöser Herd in den Genitalien darf nicht mit einer bösartigen Neubildung verglichen werden; er besitzt auch andern tuberkulösen Prozessen gegenüber eine gewisse Gutartigkeit. Die Beschwerden sind dabei fast immer unbedeutend oder weichen einer zweckentsprechenden Behandlung, die Gefahr eines Überganges auf die Nachbarschaft oder einer Verschleppung im Körper ist gering. — Anderseits ist die Operation ziemlich gefahrvoll wegen der meist ausgedehnten Verwachsungen mit Därmen und der damit verbundenen Aufwühlung des Prozesses. — Man unternehme die Operation also nur auf strenge Indikation, bei relativ gutem Kräftezustand und wenn Uterus und Adnexe noch ziemlich frei beweglich sind. — Bei der Operation beschränke man sich wo möglich, auf die Entfernung der Adnexe, weil die gleichzeitige Exstirpation des Uterus die Gefahr vergrößert und die Dauerresultate die gleichen bleiben. — Vorbedingung für die Operation ist, daß nirgendwo sonst im Körper ein florider tuberkulöser Herd bestehe.

Im übrigen soll Genitaltuberkulose gerade so behandelt werden wie andere Tuberkulosen, d. h. am besten im Sanatorium mittels Licht, Luft, Sonne, guter Ernährung, regelmäßig geordneter Lebensweise. Wo möglich, suche man eine jahrelange oder dauernde Übersiedelung in ein sonniges Klima im Süden oder auf Bergeshöhe durchzusetzen.

Wenn auch die Infektionsgefahr nur sehr klein ist, so erfordert doch die Prophylaxe, daß Männer mit tuberkulösen Genitalien, ja mit Tuberkulose überhaupt nicht heiraten, und wenn sie schon in Ehe leben, Konzeption vermeiden, ja sich des Koitus enthalten oder ihn nur mit Kondom ausüben. — Tuberkulös erkrankte Stellen der äußeren Genitalien oder der

Vagina werden mit dem scharfen Löffel ausgeschabt, mit Jodtinktur oder Chlorzink oder Ferrum candens geätzt, oder exzidiert und unter Jodoformverband behandelt. — Bei isolierter Erkrankung des Uterus hat die Abrasio, namentlich, wenn Blutungen auftreten, ihre Berechtigung. Es kann darauf völlige Heilung eintreten.

Anhang

Peritonitis tuberculosa

Die Tuberkeleruption auf dem Bauchfell kann drei verschiedene Bilder erzeugen. Entweder finden sich miliare Knötchen auf dem Peritoneum in Verbindung mit Aszites (tuberkulöser Aszites); oder das ganze Bauchfell ist dicht mit Tuberkeln besetzt, dadurch enorm verdickt und mit fibrinösen Schwarten bedeckt, während Aszites fast ganz fehlt (plastische Peritonitis); oder Gedärme und Netz sind durch breite, mit Tuberkeln besetzte Adhäsionen verlötet, an einzelnen Stellen sammelt sich zwischen den Verwachsungen klare oder getrübte, zuweilen blutige oder gar eitrige Flüssigkeit an, so daß ein oder mehrere zystische Tumoren vorgetäuscht werden (Hydrops saccatus). Bei primärer Genitaltuberkulose kann sich die Affektion auf das Beckenperitoneum beschränken; hie und da sieht man nur eine Aussaat von Knötchen auf dem Peritoneum des Uterus oder des Douglas (s. Fig. 146). — Sehr oft sind auch andere Organe, besonders Lunge oder Darm, infiziert.

Zuweilen macht Peritonitis tuberculosa äußerst geringe Symptome und beeinflußt das Allgemeinbefinden nur wenig. Andere Male freilich entwickelt sich unter Appetitlosigkeit, Brechreiz, Wechsel zwischen trägem und diarrhoischem Stuhl, Auftreibung und Schmerzhaftigkeit des Leibes, mäßigem Fieber allmählich eine sehr starke Abmagerung und Schwäche ein deutlicher Marasmus. —

Bei der Untersuchung findet man den Leib aufgetrieben. In den einen Fällen deutet die Dämpfung in den abschüssigen Partien auf Aszites; andere Male ist er nicht nachweisbar, die Tastung ergibt da und dort vermehrte Resistenz wie von Tumoren, doch gelingt es nicht, mit Deutlichkeit solche abzutasten und abzugrenzen; oft hat man das Gefühl, als spüre man verdickte Darmwandungen durch und bei der Perkussion bekommt man überall leicht gedämpfte Tympanie.

Bei. Hydrops saccatus ist der Befund gerade so, als ob man es mit einer durch Adhäsionen oder intraligamentären Sitz schwerbeweglichen weichen Zyste zu tun hätte. Nur die Untersuchung per rectum mit gleichzeitigem Herabziehen des Uterus mittels Kugelzange und genauer Abtastung seines Verhältnisses zu der Pseudozyste kann Aufklärung bringen. Hie und da gelingt es auch Knötchenbildung im Douglas zu fühlen oder eine gleichzeitige tuberkulöse Erkrankung des Uterus leitet auf den richtigen Weg. Häufig ist die Milz vergrößert. —

Wo die Diagnose zweifelhaft bleibt und Verschlimmerung des Zustandes eintritt, macht man den Bauchschnitt, der bei tuberkulöser Peritonitis zugleich heilende Wirkung besitzt. Die besten Aussichten für operative Ausheilung gibt der tuberkulöse Aszites, etwas geringere der Hydrops saccatus, bei welchem die abgekapselten Wasseransammlungen zu öffnen und entleeren sind, die schlechteste Prognose hat die Peritonitis mit bloß plastischem Exsudat. Deshalb ist bei dieser die Operation zu unterlassen; auch Lungentuberkulose, heftige Diarrhöen, die auf Mitbeteiligung der Darmwand schließen lassen, stark reduzierter Kräftezustand, höheres Fieber sind Kontraindikationen. — Durch Eröffnung des Douglas von der Scheide aus hat man ähnliche Erfolge erlebt, wie bei Laparotomie. — Es muß für die Beurteilung solcher Erfolge aber in Rechnung gezogen werden, daß bei jugendlichen Individuen sicher die Peritonitis tuberculosa in einem ziemlich hohen Prozentsatz der Fälle spontan ausheilt. — Als medikamentöse Behandlung wird empfohlen: täglich einmalige Einreibung des Abdomen mit grüner Seife, der Jodoform im Verhältnis von 1 : 20 zugesetzt ist und darauffolgende Prießnitzsche Einwickelung. —

Auch bei tuberkulöser Peritonitis wirkt vortrefflich die Licht-Luft-Sonnenkur, durchgeführt in einem Sanatorium, in Verbindung mit streng geregelter Ernährung und Lebensweise. Immer ist die Möglichkeit einer dauernden Übersiedlung in ein sonniges Klima ins Auge zu fassen.

XI

Die Gonorrhöe der weiblichen Geschlechtsteile

Annähernd ein Viertel aller genitalkranken Frauen leidet an Gonorrhöe. — Die Infektion findet bei Erwachsenen fast ausschließlich durch den geschlechtlichen Verkehr statt. Nur bei Kindern kommt Übertragung beim Zusammenschlafen mit Tripperkranken oder durch mit Trippergift verunreinigte Bettstücke, Lappen, Schwämme, Handtücher u. dgl. in Betracht. —

Der Gonokokkus bekundet für die Schleimhäute der Genitalien eine ausgesprochene Vorliebe; er bedarf zur Ansiedelung nicht einmal eines Epitheldefektes. Indessen scheinen an den verschiedenen Orifizien des Genitaltraktus gewisse abwehrende Kräfte zu bestehen, vor denen der Gonokokkus eine Zeitlang, manchmal für immer, Halt zu machen gezwungen ist und die er erst nach Einwirkung lädierender Einflüsse zu überschreiten vermag. So sehen wir, daß bei intaktem Hymen gewöhnlich die Infektion auf die äußeren Genitalien und die Harnröhre beschränkt bleibt. Hat die Ansteckung durch Immissio penis stattgefunden, so entsteht häufig zunächst neben Urethritis nur Zervikalkatarrh; erst im Laufe der Zeit und bei günstiger Gelegenheit wird auch die Uterinhöhle ergriffen. Mit ziemlich großer Wahrscheinlichkeit bleibt es dabei, insofern nicht schlechte Umstände, wie Erkältung, Überanstrengung, geschlechtliche Ausschweifung, rohe Untersuchung, Sondierung usw.„ namentlich Geburt oder Abort den Gonokokken den Weg in die Tuben öffnen. Es darf auch der Verschluß der Fimbrienenden der Tuben und die abkapselnde Adhäsionsbildung des Peritoneum zu diesen Schutzvorrichtungen gegen das Fortschreiten der Gonorrhöe gezählt werden. Weiter ist dafür gesorgt, daß die Gonokokken in geschlossenen Räumen, wie in den Tubensäcken, Ovarialabszessen, vereiterten Bartholinischen Drüsen, in der Regel bald zugrunde gehen. —

Die Mehrzahl der Gonokokken überlebt sich nach kurzer Zeit, die betroffene Schleimhaut stellt sich fast vollständig wieder her und vermag die beschränkte Anzahl Gonokokken, welche noch zurückgeblieben sind, in Schranken zu halten. Die Beschwerden schwinden, bis an einen etwas vermehrten Ausfluß, welcher die Wäsche gelb färbt: die Gonorrhöe ist latent geworden. —

Der Ehemann, welcher seine Frau infizierte, beherbergt einen ganz ähnlichen chronischen (latenten) Katarrh seiner Harnröhre, meist nur im hintersten Teile derselben oder in der Prostata. Vor Jahren hatte er einen Tripper, vielleicht mit Rezidiv, durchgemacht und war behandelt und „geheilt" worden; Symptome hatten sich nie wieder gezeigt; die leichte Verklebung des Orificium urethrae geniert ihn nicht und die feinen Tripperfäden, die jeweilen mit dem ersten Urinstrahl herausgeschwemmt werden, hat er nicht beachtet, oder sie sind als gonokokkenfrei erklärt worden. Die intakte Genitalschleimhaut seiner jungen Frau aber bildete ein feines Reagens auf Gonokokken: akute oder chronische Gonorrhöe war die Folge der erstmaligen oder doch der wiederholten Kohabitation. Möglich auch, daß geschlechtliche Überreizung in den Flitterwochen vorerst den alten Tripper des Mannes wieder angefacht hatte. — Welcher Arzt kennt nicht diese Geschichte! — Sehr viel seltener bringt der Mann einen floriden Tripper mit in die junge Ehe oder schleppt ihn gar in den älteren Haushalt hinein.

Daß in einer solchen „gonorrhoischen Ehe" der Gonokkokus schwierig auszurotten ist, versteht sich. Durch gegenseitige wiederholte Infektion und Reinfektion, oft verbunden mit an und für sich schädlichen geschlechtlichen Überreizungen oder direkten Verletzungen der Schleimhaut, wird das chronische oder subakute Stadium in die Länge gezogen und erfolgen Rezidive. Häufig kommt es jetzt bei der Frau in deutlichen Schüben zu Verschlimmerungen und zu den unten erwähnten Komplikationen. Indessen sehen wir auch hier in der Mehrzahl der Fälle eine Beschränkung der ergriffenen Bezirke auf die unteren Abschnitte des Genitalschlauches und mit der Zeit eine Art Anpassung der Schleimhaut, eine Abnahme der Virulenz und der Zahl der Gonokkoken, ein latentes Stadium, eintreten. Einschränkung des geschlechtlichen Verkehrs, noch besser Abstinenz eine längere Zeit hindurch und beiderseitige rationelle Lebensweise unter ärztlicher Aufsicht begünstigen den Eintritt dieses Stadiums der Indolenz. Jetzt wird der Gonokokkenaustausch zwischen beiden Ehegatten folgenlos ertragen. Doch wehe, wenn ein Dritter hinzukommt! er kann seinen Frevel mit einem akuten Tripper büßen. Freilich sind die Sekrete im chronischen Stadium zeitweise frei von Gonokokken, also nicht immer ansteckend. Exzesse in Baccho et Venere usw., Reizung der Schleimhaut durch ärztliche Eingriffe, Menstruation, Puerperium vermehren ihre Zahl und Virulenz wieder.

Pathologische Anatomie. Die Gonokokken bevorzugen das Zylinderepithel; doch nisten sie sich auch in weichem Plattenepithel, besonders bei jugendlichen Individuen, ein; verhornte Plattenepithelien verschmähen sie gewöhnlich. Sie dringen zwischen die Epithelzellen hinein und bis an den Papillarkörper vor. Das Gewebe wird jetzt stark hyperämisch und große Schwärme weißer Blutkörperchen durchsetzen das Epithellager, lockern es auf, heben es ab, durchbrechen es stellenweise. Dann rücken die Gonokokken auch in die oberflächlichen Lagen des Bindegewebes ein und rufen dort starke Rundzelleninfiltration und reichliche Eiterabsonderung hervor. Damit ist aber schon ihre Kraft gebrochen; haufenweise gehen sie zugrunde und von den Resten des Epithels aus beginnt Regeneration. Es handelt sich demnach um eine rasch ablaufende Zerstörung und ebenso rasche Wiederherstellung in den oberflächlichen Schichten der Schleimhaut. Nur ausnahmsweise dringen die Gonokokken in tiefere Gewebsschichten, z. B. in die Muskulatur des Uterus und der Tube, vor. Wichtig ist die Tatsache, daß sie das Peritoneum befallen und alle Erscheinungen der lokalisierten Peritonitis hervorrufen können, jedoch ohne stärkere Eiterung anzuregen; es bleibt bei Adhäsionsbildung.

Symptome und Verlauf. Von der Infektion bis zur sichtbar auftretenden Entzündung verstreichen kaum 3 Tage. Häufig klagen die Frauen zuerst über Wasserbrennen; ein eitriger Ausfluß stellt sich gewöhnlich erst nach 6 bis 8 Tagen ein. Manche Tripper machen bloß etwas vermehrte Absonderung und werden von indolenten oder unreinlichen Frauen gar nicht beachtet. — Der weitere Verlauf hängt ganz davon ab, ob der Prozeß auf die unteren Abschnitte des Genitalschlauches beschränkt bleibt, oder in den Uterus, namentlich aber die Tuben und die Bauchhöhle hinaufsteigt. Wodurch das Überschreiten des Uterus veranlaßt wird, ist nicht immer genau zu sagen. Erkältung, Überanstrengung, namentlich während der Menstruation, Exzesse, rohe Explorationen, Sondierung und andere intrauterine Eingriffe werden verantwortlich gemacht; am häufigsten aber geben Geburt oder Abortus die Veranlassung dazu. Gewiß können auch anatomische Verhältnisse dafür disponieren; bisher entgehen sie aber gänzlich unserer Kenntnis.

Die Erkrankungen der einzelnen Abschnitte des Urogenitalsystems gestalten sich wie folgt.

Urethritis gonorrhoica, Harnröhrentripper, macht beim Weibe nicht so deutliche Erscheinungen wie beim Manne. Sehr oft fehlt, auch wenn die Untersuchung eine hoch gerötete und gewulstete Schleimhaut ergibt, das charakteristische Brennen beim Urinlassen und der Harndrang ganz oder fast ganz. Andere Male klagen frisch Vermählte über Brennen beim Urinlassen, wenn durchaus keine Urethritis vorhanden, nur weil der Introitus vaginae infolge der Defloration etwas wund ist. Bei wirklicher Urethritis läßt sich im akuten Stadium ein Tröpfchen Eiter aus der Harnröhre herausstreichen. Schon nach wenigen Wochen gelingt es kaum mehr, ein wenig trübes Sekret auszupressen; denn in der Regel läuft das akute Stadium rasch ab. Erfolgt nicht völlige Ausheilung, so bleibt eine chronische Urethritis zurück, welche nun jahrelang andauern kann, ohne Beschwerden zu machen. Man findet dabei das Orifizium ein wenig klaffend, die Schleimhaut tritt mitunter, besonders bei Frauen, die geboren haben, etwas heraus und sieht gerötet aus; nicht selten bilden sich hochgerötete polypenartig aus dem Orifizium herausragende Schwellungen der Schleimhaut, sog. Karunkeln, von Linsen- bis klein Erbsengröße. Strikturbildung ist beim Weibe sehr selten. — Oft sitzt die Infektion auch in den paraurethralen Drüsen und Lakunen, haftet dort äußerst hartnäckig und gibt zu beständigen Rezidiven der Urethritis, Vaginitis usw. Anlaß. In seltenen Fällen entstehen Abszesse in der Harnröhrenwand oder dem umgebenden Gewebe. — Ziemlich oft kommt es zu Zystitis, ausnahmsweise auch zu Entzündung der Ureteren und des Nierenbeckens. — Im akuten Stadium ist neben Reinhaltung der äußeren Genitalien eine reizlose Diät und Anregung der Diurese durch häufiges Trinken eines Mineralwassers angezeigt. Hartnäckige chronische Urethritis, die auch oft der Ausgangspunkt von Rezidiven der Gonorrhöe in der Scheide usw. wird, behandelt man am besten lokal durch Bepinseln der Schleimhaut mit 2% Argentum nitricum-Lösung. Karunkeln werden mit der Schere abgetragen.

Bartholinitis. Am Introitus vaginae sind häufig die Bartholonischen Drüsen, besonders aber ihre Ausführungsgänge beteiligt. Kleine, ziemlich scharf begrenzte, hochrote Flecken nach außen und hinten von den Mündungen der Ausführungsgänge, also an der Basis der Nymphen und zwar an der Grenze des hinteren Drittels des Introitus vaginae kennzeichnen die Infektion der Ausführungsgänge; man nennt sie deshalb Maculae gonorrhoicae. Bei genauer Betrachtung zeigen sie eine granulierte Oberfläche; ausnahmsweise wuchern förmliche Granulome bis zu Haselnußgröße auf ihnen. — Nicht selten kommt es zu Abszeßbildung in den Ausführungsgängen oder zu Vereiterung der Drüsen selbst (s. S. 62).

Vaginitis ist bei Kindern häufig die Haupterscheinung gonorrhoischer Infektion (s. unten). Bei Erwachsenen ist die Scheidenschleimhaut meist nur gereizt durch das aus dem Muttermund ausfließende gonorrhoische Sekret. Doch kommen eigentliche gonorrhoische Vaginitiden auch bei Erwachsenen vor, und zwar hauptsächlich bei jugendlichen Individuen und dann wieder bei älteren Frauen, wenn die Schleimhaut und besonders ihr Epithel durch senile Involution atrophisch geworden ist. — Hochgradige Rötung, Schwellung, Eiterung, oftmals leicht blutende Erosionen kennzeichnen sie; dabei besteht ein Gefühl von Brennen im Leibe, hie und da auch Drang nach unten. In einigen Wochen nimmt die Entzündung ab, das Sekret wird spärlicher und mehr weißlich. Doch können auch hier einerseits akute Rezidive sich einstellen, anderseits kann eine chronische Vaginitis mit beständiger Eiterabsonderung, Rötung, Verdickung der Schleimhaut mit starker Schwellung der Papillen der Therapie ungemein hartnäckigen Widerstand leisten (s. S. 107).

Die Vulvo-vaginitis kleiner Mädchen ist fast immer gonorrhoischer Natur. Es kommt ja vor, daß Oxyuren, vielleicht auch Bacterium coli, Vulvitis erzeugt oder Masturbation, Kratzen mit Fingernägeln, unreine Wäsche zu Rötung des Introitus mit vermehrter Absonderung führen. Doch sind solche Entzündungen nie hochgradig und heilen rasch nach Beseitigung der Ursache. Wenn reiner Eiter die Falten der Vulva ausfüllt und verklebt, wenn aus der Hymenalöffnung Eitertropfen herausquellen, wenn die Schleimhaut hochrot und ödematös geschwellt aussieht oder gar Erosionen zeigt, so handelt es sich fast stets um gonorrhoische Infektion. „Im akuten Stadium ist der Nachweis der Gonokokken leicht, später gelingt er nur mit Mühe. — Heftige Vaginitis mit Erosionsbildung kann Verengerung und Verschluß des Introitus zur Folge haben. Während man früher der Meinung war, daß gonorrhoische Katarrhe bei Kindern nur auf Vulva und Vagina beschränkt bleiben, werden jetzt auch höher oben sitzende Atresien, selbst solche in der Tube, ebenso gelegentliche Beckeneiterungen, falls Tuberkulose ausgeschlossen werden kann, auf Gonorrhöe im Kindesalter zurückgeführt. — Die Affektion heilt meist schwer aus; monate- und jahrelang bleibt ein Ausfluß bestehen, welcher bald mehr, bald weniger eitrig ist und auch bezüglich der Stärke wechselt. — Tägliche Waschungen mit leicht antispetischen Lösungen; wenn dies nicht genügt, Auspinselungen der Scheide mit schwachen Lösungen von Höllenstein oder Protargol oder Argentein usw., bilden die Behandlung. Weniger schmerzhaft noch sind Spülungen oder Instillationen mittels dünner biegsamer Katheter oder das Einlegen feiner Gelatinestäbchen mit Jodoform oder anderen Medikamenten. —

Endometritis cervicalis. Ein Lieblingsaufenthalt der Gonokokken bei Erwachsenen ist die Zervikalschleimhaut. Sie erzeugen Endometritis cervicalis mit Rötung, Schwellung, vermehrter Absonderung, oft Erosionsbildung. Der abgehende zähe Schleim kann ganz klar oder graulich getrübt oder eitriggelb aussehen. Mit der Zeit tritt auch Verdickung der ganzen Zervix hinzu. Öfters ist ein dumpfes Schmerzgefühl im Unterleibe auf solchen Zervixtripper zurückzuführen; meist jedoch bildet das einzige Symptom, solange Komplikationen fehlen, vermehrter, oft ätzender Ausfluß.

Metro-Endometritis. Durch Gonorrhöe erzeugte Metro-Endometritis macht im akuten Stadium heftige krampfartige Schmerzen, verstärkte Menstruation, öfters Fieber und Prostration. Bei der Untersuchung ist der Uterus sehr empfindlich, etwas geschwollen. Dieses akute Stadium geht rasch vorüber; es tritt nach Wochen völlige Heilung ein oder es entsteht chronische Metro-Endometritis (s. diese).

Salpingitis, Oophoritis, Perimetritis. Bei Übertritt der Infektion auf die Tuben zeigen sich erst recht die ominösen

Folgen des Trippers in ihrer ganzen Schwere. Gewöhnlich werden beide Tuben zugleich oder kurz nacheinander ergriffen. Die Salpingitis (s S. 249) kann akut einsetzen, besonders gerne bei der Menstruation. Heftige Schmerzen und Fieberregungen unter sehr starker Mitbeteiligung des Allgemeinbefindens begleiten sie. Häufig tritt der Übergang der Entzündung auf die Tuben aber nur schleichend ein und langsam entwickelt sich das Krankheitsbild der chronischen Salpingitis und meist auch der Oophoritis und Pelveoperitonitis (s. diese).

Proktitis als Folge von Tripperinfektion ist selten; sie kann erfolgen durch unreine Klistieransätze, Thermometer, Päderastie usw.

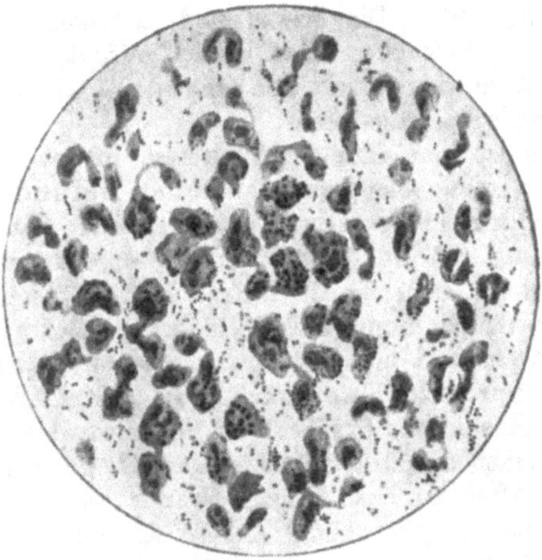

Fig. 148. **Gonokokken im Vaginalsekret.**

Diagnose der Tripperinfektion. Einwandfrei wird die Erkennung der Gonorrhöe nur durch den Nachweis der Gonokokken. In akuten Fällen gelingt er auch anstandslos. — Verdächtiges Sekret wird auf einem Deckgläschen in dünner Schichte verrieben und nach völliger Austrocknung über der Flamme mit alkalischer Methylenblaulösung gefärbt, dann abgewaschen und wieder getrocknet. Unter einer Immersionslinse sieht man nun die tiefblau gefärbten bohnenförmigen Gonokokken zu Häufchen innerhalb des Protoplasma der Eiterzellen und in kleinen Häufchen außerhalb desselben liegen (Fig. 146); sie entfärben sich nach dem Gramschen Verfahren. — Bei chronischem Katarrh sucht man häufig ganz umsonst nach Gonokokken, wenn auch sicher Gonorrhöe vorliegt. Andere Male verursachen andere Keime, welche mit der Zeit immer mehr überwuchern und oft kaum von Gonokokken zu unterscheiden sind, Verlegenheiten; denn eine spezifische Färbung und Gestalt ist ihnen nicht eigen. Im Zweifelsfall kann die Gramsche Methode entscheiden: Dünn bestrichene Gläschen bringt man $^1/_2$—1 Minute in konzentriertes wässeriges Anilin-Gentiana-Violett, hierauf ebenso lang in Jod-Jodkali-Lösung (1 : 2 : 300 aq) und entfärbt nach Abtrocknung in absolutem Alkohol vollständig, färbt mit Bismarckbraun nach, bis das Präparat bräunlich aussieht. Die Kerne und Gonokokken sind jetzt leicht braun, Eiterkokken stark violett gefärbt. — Das Kulturverfahren ist zu kompliziert und langwierig, als daß es für die tägliche Praxis in Frage käme.

Deshalb ist man darauf angewiesen, in der Mehrzahl der Fälle die Diagnose aus dem klinischen Befunde, zusammen mit der Anamnese, eventuell dem Verlaufe, zu stellen. — Eitriger Ausfluß aus der Harnröhre, aus den Ausführungsgängen der Bartholinischen Drüsen, vielleicht gleichzeitige Vaginitis, dann dicker, gelber Schleimpfropf aus dem Muttermund heraushängend, ferner Adnextumoren entzündlicher Art, Tubarsäcke bei Ausschluß von Tuberkulose und Sepsis, rezidivierende Perimetritis — alle diese Befunde machen einzeln für sich schon den gonorrhoischen Ursprung der Affektion fast sicher. Frauen, welche wegen Sterilität konsultieren, geben häufig an, der Ausfluß sei seit der Verheiratung stärker oder deutlich gelb, zeitweise brennend geworden; es sei wiederholt Harndrang und -brennen aufgetreten; es habe einmal kurz nach der Verehelichung ein frühzeitiger Abortus stattgefunden, der Ehemann laboriere auch mitunter an Urinbeschwerden. Von Frauen, welche geboren haben, vernimmt man über Augenentzündung ihrer Neugeborenen, Fieber und Unterleibsentzündung im Spätwochenbett; die Beschwerden haben von da ihren Ursprung genommen. — Es bleiben aber trotzdem noch zahlreiche Fälle, wo alle anamnestischen Anhaltspunkte fehlen und der klinische Befund ebensowohl nicht gonorrhoischen Ursprungs sein kann, so z. B. bei vermehrtem klarem oder nur leicht getrübtem Ausfluß aus dem Muttermund und Mangel aller entzündlichen Erscheinungen. Im Zweifelsfalle kann die Befragung und Untersuchung des Ehemanns entscheiden.

Prognose. Es ist von praktischer Wichtigkeit, die schwerere Form der Gonorrhöe, wobei die höher gelegenen Abschnitte des Genitalapparates beteiligt sind, von der Gonorrhöe der unteren Geschlechtsabschnitte, welche als leichtere Form zu bezeichnen ist, abzutrennen. Ob der innere Muttermund oder erst das Ostium tubae die Grenze bilde, mit deren Überschreitung die schwerere Form beginne, ist noch eine offene Frage. In der Mehrzahl der Fälle bleibt es bei leichterer Erkrankung: die belästigenden Katarrhsymptome gehen einige Wochen nach der Infektion zurück; es kann vollständige Heilung eintreten, in der Regel jedoch bleibt jahrelang ein leichter von vielen Frauen gar nicht beachteter Katarrh des unteren Genitalschlauches bestehen, dessen Infektiosität, wenn auch in vermindertem Grade, anhält. Durch zeitweises Aufflammen des Prozesses schließt er die Gefahr der Ausbreitung nach oben und des Überganges in die schwerere Form in sich. Die Fortpflanzungsfähigkeit ist dabei im ganzen herabgesetzt; doch werden unzählige Frauen mit gonorrhoischen Affektionen schwanger und gebären normal; den besten Beweis dafür bildet die Ophthalmoblenorrhoea neonatorum. — Aber gerade an Geburt oder Abort schließt sich gerne eine Verschlimmerung des Prozesses, eine Ausbreitung auf die oberen Geschlechtswege, an. Die Gonokokken finden nämlich in den Lochien des Uterus einen sehr geeigneten, sie belebenden Nährboden. Ob dies der einzige Grund ist, weshalb sie jetzt so leicht in die Tuben eindringen, ist fraglich. — Durch die schwere Form wird die Gesundheit, ja das Leben gefährdet und die Fortpflanzungsfähigkeit fast mit Sicherheit vernichtet. Sicher kann aber auch eine gonorrhoische Endometritis, selbst eine Salpingitis, solange keine Sackbildung eingetreten ist, bei zweckmäßigem Verhalten ausheilen und nach vielen Jahren die Konzeptionsfähigkeit wiedergewonnen werden. — Daß Uterusgonorrhöe häufig zu Abortus Anlaß gebe, wird von manchen Seiten bestritten.

Die Gonorrhöe ist auch beim Weibe als ernste Krankheit aufzufassen und die Prognose nicht mit Sicherheit zu stellen.

Therapie. Ist die Infektion erfolgt, so begünstigen eine Ausheilung und verhüten die Weiterverbreitung am ehesten geregelte, einfache Lebensführung, Vermeidung aller Exzesse, Schutz vor Erkältung, wenn möglich, sexuelle Abstinenz. Von Wichtigkeit ist auch die Reinhaltung der Genitalien durch regelmäßige Waschungen mittels reinen Wassers oder leicht antiseptischer Lösungen; dabei soll jedoch die Anwendung von Schwämmen verpönt sein. Bei Ausfluß aus der Scheide kommen Scheidenspülungen hinzu, weniger um zu desinfizieren, als um das Sekret vorweg herauszuschwemmen, damit es nicht eindicke, Borken bilde, Geschwüre veranlasse, Mischinfektion begünstige. Bei starker eitriger Vaginitis führt oftmals eine einzige gründliche Seifenwasser-Desinfektion mit antiseptischer Nachspülung der Vulva und Vagina zum Schwinden aller Reizerscheinungen. — Sobald die Infektion auf Uterus und besonders Tuben übergegangen ist, sind lokale Eingriffe fast stets vom Übel. Am besten ist es dann gleich bei den ersten Symptomen die Affektion als ernst aufzufassen und hinzustellen, mehrwöchige Bettruhe mit Prießnitzschen Umschlägen bei reizloser Diät und Sorge für regelmäßige Stuhlentleerung zu verordnen. Scheidenspülungen sind auch jetzt noch wohl angebracht, müssen aber mit großer Sorgfalt ausgeführt werden. Die chronischen Stadien werden nach den Grundsätzen behandelt, welche in den Kapiteln über Vulvitis, Vaginitis, Metro-Endometritis, Salpingitis, Oophoritis, Perimetritis aufgestellt sind.

Wie schon wiederholt betont wurde, tritt der eheliche Verkehr der Besserung und Ausheilung der gonorrhoischen Leiden hinderlich in den Weg, nicht bloß deshalb, weil dabei stets neue Gonokokken nachgeschoben werden, sondern auch weil geschlechtliche Aufregung schlechten Einfluß ausübt. Recht oft möchte man darum wünschen, daß die kranke Frau nicht in der Ehe lebte. Wohl nur aus solchen Wünschen, nicht als Strafe für den Ehemann, ist der ins Deutsche Bürgerliche Gesetzbuch aufgenommene Paragraph erwachsen, wonach die mit in die Ehe gebrachte Gonorrhöe Grund zur Anfechtung und Auflösung der Ehe abgibt. Denn fast regelmäßig ist der Mann ahnungslos in die Ehe getreten; waren doch seit seiner Gonorrhöe schon viele Jahre verflossen, ohne daß die geringste Erscheinung ihn auf das Fortbestehen eines infektiösen Katarrhes aufmerksam gemacht hätte und war er doch s. Z. von einem Spezialisten behandelt, für geheilt erklärt und ihm der Eintritt in die Ehe erlaubt worden; das Harnröhrensekret hatte sich als durchaus gonokokkenfrei, mithin „harmlos" erwiesen. Man muß die Verzweiflung solcher Ehemänner mit angesehen haben, wenn man ihnen die Ursache des Leidens ihrer Frau eröffnet und sie sich ihrer Schuld bewußt werden, um die Schärfe dieses Paragraphen zu verstehen.

Die Prophylaxe der weiblichen Gonorrhöe in der Ehe erheischt einerseits Verhütung der Infektionsgefahr, anderseits Ausheilung nach erfolgter Infektion beim Manne. Daß die Giftquelle hauptsächlich in der Prostitution zu suchen ist, wissen wir alle; ebensogut aber auch, daß diese noch auf lange Zeit hinaus nicht auszurotten ist. Bestmögliche Lösung der Prostitutionsfrage ist also für die Prophylaxe der auschlaggebende Faktor. Im weiteren darf man auch Fortschritte in der Behandlung und Ausheilung des männlichen Trippers erwarten.

XII

Die Mißbildungen der Geschlechtsteile

Nur solche, welche bei Erwachsenen zur Beobachtung kommen können, sollen berücksichtigt werden.

I

Mißbildungen der äußeren Geschlechtsteile

Mangel des Dammes: Scheide und Mastdarm münden gemeinsam nach außen. — Durch Spaltung des Septum und quere Vernähung (Lawson Tait) kann geholfen werden. —

Atresia ani vaginalis s. anus praeternaturalis vaginalis: Der Mastdarm mündet in die Scheide, mitunter auch ins Vestibulum (A. a. vestibularis); es fehlt natürlich After und Damm. Mitunter ist der After durch eine Grube angedeutet. Inkontinenz ist nicht notwendig damit verbunden; bei enger Einmündung des Mastdarms in die Scheide können durch Kotstauung sogar ileusartige Erscheinungen eintreten; einige Male wurde dadurch ein Geburtshindernis gesetzt. — Man kann von der Aftergegend aus sich bis zum Mastdarm durcharbeiten, diesen von der Scheide ablösen, die Scheidenwunde schließen und den herabgezogenen Mastdarm in dem neu geschaffenen After einnähen. —

Hypospadie: Blasenmündung und Scheide sind mangelhaft von einander getrennt; die Harnröhre ist kaum angedeutet oder sie fehlt völlig; die Blase mündet direkt ins Vestibulum. In der Regel besteht Inkontinenz, welche durch operative Bildung einer Harnröhre beseitigt werden kann.

Epispadie: Es fehlt die vordere Wand der Harnröhre ganz oder teilweise; meist ist Spaltbecken und Ektopie der Blase dabei. — Plastische Operation. —

Hermaphroditismus: Das Individuum trägt männliche und weibliche Keimdrüsen i. e. Testikel und Ovarium. Es ist kein einziger sicherer Fall dieser Art beobachtet worden. Stets handelte es sich um Individuen, welche nur eine Art von Geschlechtsdrüsen trugen, aber die übrigen Genitalien ganz oder teilweise vom anderen Geschlechte hatten: Pseudohermaphroditismus. Männer, bei welchen die Brüste stark entwickelt, die Skrotalhälften wie Schamlippen geöffnet sind, der Penis Verkümmerung zeigt und Hypospadie besteht, sind männliche Pseudohermaphroditen. — Pseudohermaphroditismus femininus besteht bei Frauen, die atrophische Mammae, penisartig ausgewachsene Clitoris und verwachsene Schamlippen haben.

Die Entscheidung ob Mann oder Weib kann recht schwierig sein. Neugebauer hat 79 Fälle von Geschlechtsirrtum gesammelt; 50 davon waren mit Personen des gleichen Geschlechtes verheiratet. Es handelt sich viel häufiger um Männer als um Frauen. Einen Beweis für männliches Geschlecht liefert der Nachweis von Sperma (wenn nicht kurz vorher mit einem wirklichen Manne verkehrt worden war). Menstruation ist schon vorgetäuscht worden durch Blutung bei Kohabitationsversuchen. Die sexuelle Erregung ist ganz unzuverlässig, denn sie kann auch durch Vortäuschung des anderen Geschlechtes auftreten.

II

Mißbildungen des Genitalkanals

Der Genitalschlauch entsteht aus den Müllerschen Gängen. Diese bilden sich in zwei, beiderseits der Wirbelsäule herablaufenden Falten, welche auch die Urnieren und Keimdrüsen enthalten. Auf der Höhe der Zwerchfellanlage trichterartig sich einstülpend, wachsen die Müllerschen Gänge in der ganzen Länge der Falten nach unten dem Schwanzende zu, bis sie die Kloake erreicht haben, also zu Ausführungsgängen aus der Leibeshöhle an die Außenwelt geworden sind. Anfänglich bilden sie nur Epithelrohre; erst nachträglich legt sich eine dicke Schicht von Bindegewebe und Muskularis um sie. — Dort, wo sie abbiegen, um scharf konvergierend in den engen Beckenkanal einzutreten, verwachsen mit ihnen die in die Leistenkanäle tretenden Ligg. rotunda. — In der engen Beckenhöhle liegen die Müllerschen Gänge so nahe zusammengedrängt, daß sie zu einem unpaaren Rohr, dem Gebärmutterhals-Scheiden-Kanal, verschmelzen (Fig. 149 a). Jetzt legt sich dem Epithelrohr die Muskelwand auf (Fig. 149 b). Nach dieser Vereinigung weitet sich der dreieckige Raum oberhalb derselben bis hinauf zum Abgange der Ligg. rotunda zum Gebärmutterkörper aus, indem seine obere Wand sich hebt und zum Fundus wölbt. Zugleich erweitert sich die Scheide, während das untere Ende des stark verdickten Gebärmutterhalses als Scheiden-

a b

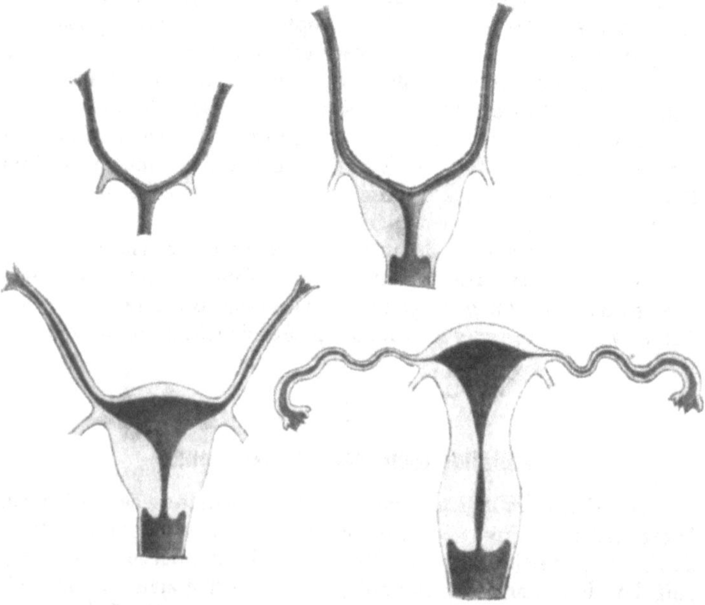

c d

Fig. 149. Die embryonale Entwicklung des Genitalkanals.

teil sich in sie einstülpt (Fig. 149 c). — Zuletzt lösen sich die Müllerschen Gänge in ihrem obern Verlaufe von ihren Unterlagen ab und drehen sich um ihren uterinen Ansatz derart, daß sie horizontal verlaufen und definitiv zu den Tuben werden. (Fig. 149 d).

Die Mißbildungen erklären sich aus völligem oder teilweisem Fehlen oder mangelhafter Entwicklung eines oder beider Müllerschen Gänge, ausgebliebener oder ungenügender Verschmelzung und unvollständiger Rückbildung der sie trennenden Wandung.

1. Mißbildungen des Uterus

Mangel des Uterus. Er ist anatomisch nicht nachgewiesen, in allen Fällen war der Uterus durch einige Muskelzüge angedeutet.

Uterus rudimentarius (Fig. 150). Der Uterus ist nur als kleines solides oder mit winziger Höhle versehenes Organ

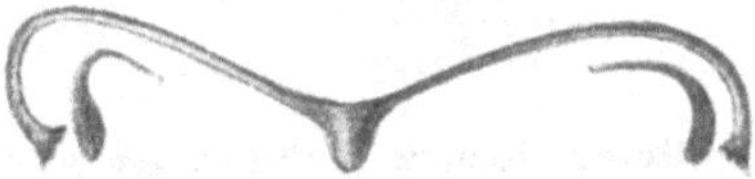

Fig. 150. **Uterus rudimentarius.**

vorhanden; seine Tuben und Ligg. lata sind verkümmert; die Ovarien klein, doch meistens funktionsfähig; die Scheide fehlt teilweise oder ganz; die äußeren Genitalien können völlig normal, Becken und Brüste gut entwickelt, das sexuelle Empfinden in Ordnung sein.

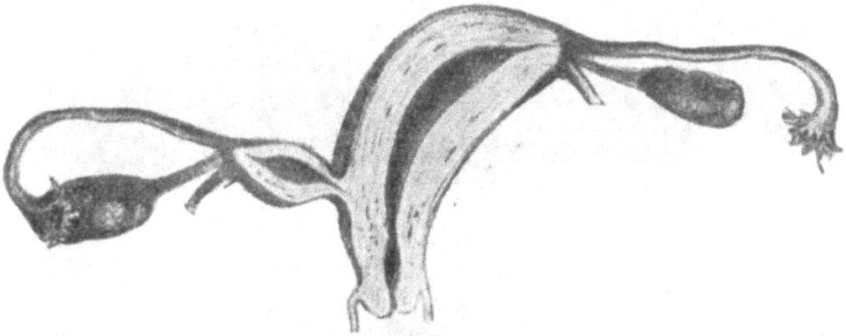

Fig. 151. **Uterus unicornis** (Halbgebärmutter) mit rudimentärem Nebenhorn.

Uterus unicornis (Halbuterus). Nur ein Müller'scher Gang hat sich entwickelt; der andere kann ganz fehlen, meist ist er aber doch rudimentär entwickelt (Uterus unicornis mit rudimentärem Nebenhorn, Fig. 151). Das Organ ist schlank, nach oben seitlich abgebogen geht es in die Tube über. Die

Ovarien sind normal, die Portio klein, die Scheide eng. Menstruation und Fortpflanzungsvorgänge können sich ganz richtig abspielen. — Das rudimentäre Nebenhorn ist entweder nur ein solider Strang oder ein Hohlorgan; durch einen soliden oder

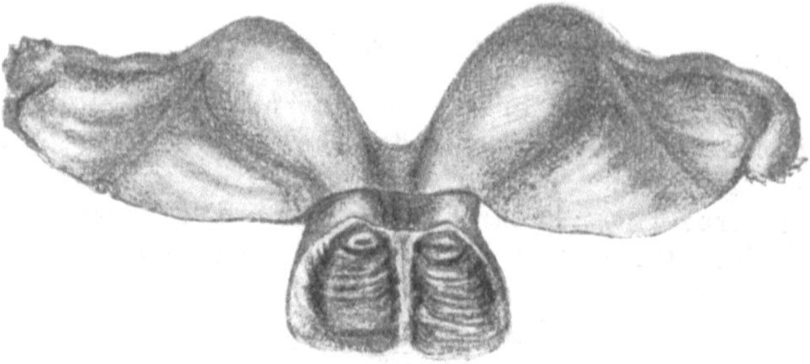

Fig. 152. **Uterus duplex s. didelphys s. bipartitus.** Beide Müller'sche Gänge sind zu gesonderter Entwickelung gelangt, es bestehen also zwei Halbgebärmütter, welche in getrennte Scheiden münden.

perforierten Gang steht es mit der Gegend des inneren Muttermundes in Verbindung. Es trägt seine eigene Tube und am Abgang derselben sein Lig. rotundum. Ein befruchtetes Eichen kann sich in ihm niederlassen; der Verlauf der Schwangerschaft ist dann wie bei Tubargravidität.

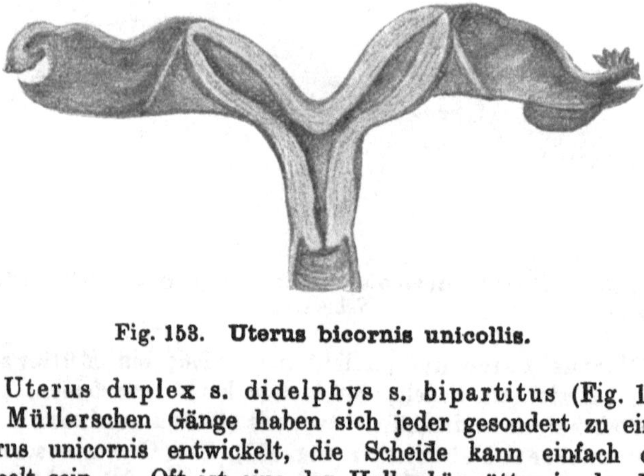

Fig. 153. **Uterus bicornis unicollis.**

Uterus duplex s. didelphys s. bipartitus (Fig. 152). Die Müllerschen Gänge haben sich jeder gesondert zu einem Uterus unicornis entwickelt, die Scheide kann einfach oder doppelt sein. — Oft ist eine der Halbgebärmütter in der Entwicklung zurückgeblieben oder zurückgebildet oder nicht ausgehöhlt.

Uterus bicornis. Die Müllerschen Gänge haben sich richtig verschmolzen; es kam aber nicht zur Hebung des

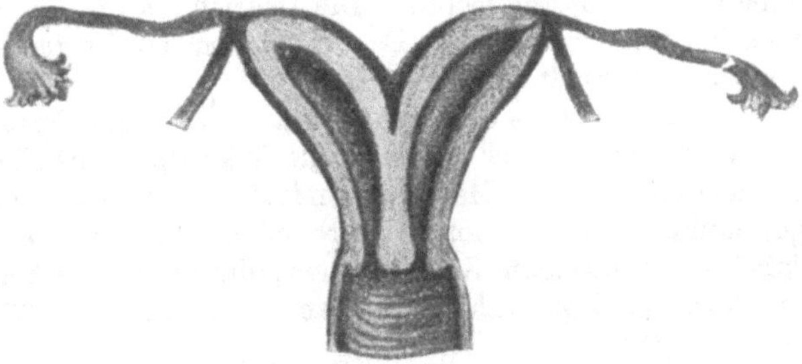

Fig. 154. **Uterus bicornis bicollis.**

Fundus und zur Bildung des unpaaren Uteruskörpers. — Ist das Collum einfach, so spricht man von Uterus bicornis unicollis (Fig. 153); bestehen zwei getrennte Zervikalkanäle, von Uterus bicornis bicollis (Fig. 154). Ist der Fundus nur unvollkommen gehoben, so zeigt sich der Uterus oben eingedellt (Uterus arcuatus) oder flach (Uterus incudiformis).

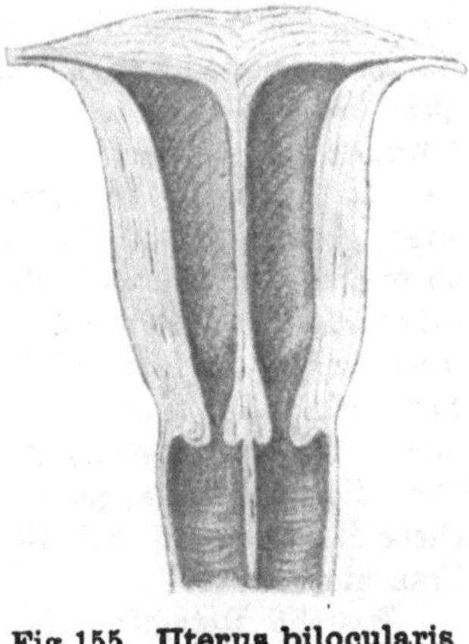

Fig. 155. **Uterus bilocularis oder septus cum vagina septa.**

Legen sich bei Uterus bicornis die beiden Hörner so innig aneinander, daß sie als Ganzes erscheinen, so entsteht ein Uterus septus oder bilocularis (Fig. 155). Die Scheidewand kann teilweise oder ganz zur Resorption kommen. Häufig ist nur noch eine Andeutung an ein Septum vorhanden. Die Scheide kann einfach, oder teilweise bezw. ganz gedoppelt sein. Die Geschlechtsfunktionen können in beiden oder nur in einer Hälfte normal vorhanden sein oder auch fehlen.

Uterus foetalis und infantilis sind Folge eines ungenügenden Pubertätwachstums. Der Uterus behält fötale Form (Fig. 49), d. h. Zervix ist groß und massig, Corpus nur halb so groß wie er und dünnwandig. Sind Plicae palmatae nur im Zervix vorhanden, so spricht man von Uterus infantilis; reichen sie bis zum Fundus, von Uterus foetalis. Die Ovarien sind rudimentär, Menstruation fehlt meist ganz. Das Wachstum des Uterus kann kaum mehr nachgeholt werden.

Uterus atrophicus s. Hypoplasia uteri. Die Form des Uterus ist normal; aber er ist klein, die Trägerin ist häufig ein chlorotisches Mädchen, die Menstruation fehlt oder ist sehr schwach und gewöhnlich mit Dymenorrhöe verbunden. Stärkung des Allgemeinbefindens, rationalle Sexualhygiene, oftmals die Ehe können ihn zu normaler Entwicklung bringen. — S. auch S. 133 bei Anteflexio uteri.

2. Mißbildungen der Scheide

Teilweiser oder vollständiger Mangel der Scheide: Bei normal entwickelter, nur etwas verkümmerter Vulva findet man zwischen den gespreizten Schamlippen den Introitus durch eine rötliche, weiche, wenig gespannte Membran verschlossen. Bei Mastdarmuntersuchung fehlt die Scheide; die Blase liegt dicht dem Rectum an. Ausnahmsweise kann der Uterus mit Adnexen normal entwickelt sein; Regel ist jedoch, daß er nur als Rudiment vorhanden ist. — Es kann die Scheide in ihrer ganzen Länge fehlen; am häufigsten mangelt nur die obere Hälfte, während die untere durch einen kurzen engen Blindsack dargestellt ist. Es wird für den Coitus dieser Recessus oder die allmählich erweiterte Harnröhre benutzt. — Natürlich staut sich bei normal entwickelten, inneren Genitalien von der Pubertätzeit an das Menstrualblut. Funktionieren bloß die Eierstöcke, so treten nur Molimina menstrualia auf. Diese Beschwerden und die Hindernisse beim Coitus führen die Frau zum Arzte.

Besteht Retention des Menstrualblutes, so inzidiere man vom Damme aus, arbeite sich stumpf zu dem Blutsacke hinauf, um ihn aufzuschneiden und womöglich durch Vernähung seiner Schnittränder mit der äußeren Haut eine Scheide zu bilden. Besteht keine Verhaltung des Menstruationsblutes, ist die Portio vaginalis klein, so gelingt es sehr schwer, bis zu ihr zu gelangen und oft muß der Versuch aufgegeben werden. Aber auch wenn man sie erreicht und findet, so ist es fast unmöglich, in dem Bindegewebe eine Scheide zu bilden, die nicht wiederum vernarbt. Deshalb wird man bei großen Beschwerden am besten mit der Kastration sich begnügen. Es ist schon gelungen, aus der Fascia lata oder aus Tierdarm eine Scheide zu bilden.

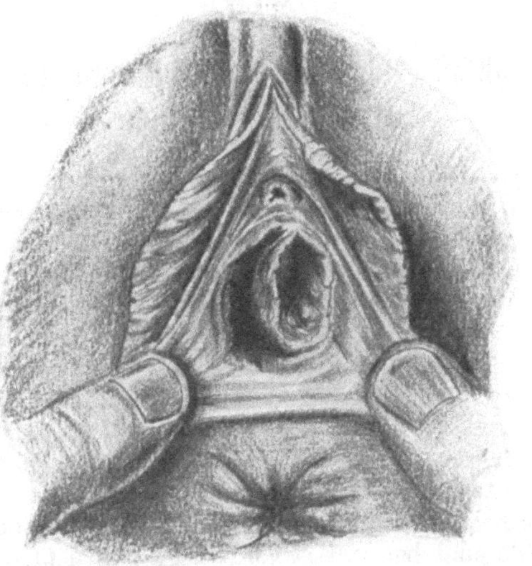

Fig. 156. **Verdoppelung der Scheide.**
Das linkseitige Scheidenrohr ist besser entwickelt; das rechtseitige Lumen legt sich ihm als haldmondförmige Spalte an (Kelly).

Verdoppelung der Scheide, wie sie häufig bei Verdoppelung des Uterus (s. oben) vorkommt, ist in der Regel bei genauer Betrachtung des Introitus leicht zu erkennen. Fig. 156 zeigt einen derartigen Fall. Gewöhnlich hat sich das eine Scheidenrohr auf Kosten des andern etwas besser entwickelt, was am Introitus dadurch zum Ausdruck gelangt, daß das Lumen des verkümmerten Rohres sich als halbmondförmige Spalte um das Hauptrohr legt.

XIII

Der Verschluß des Geschlechtskanals (Gynatresia) und seine Folgen

Die Gynatresien sind nach den neueren Anschauungen zum größten Teil erworben, nur selten angeboren. Ätiologisch spielt der gonorrhoische Katarrh eine große Rolle beim Zustandekommen von Verklebungen und Verwachsungen. Daneben sind es destruktive Prozesse in der Scheide, wie sie akute Infektionskrankheiten begleiten, Traumen im späteren Alter, Lazerationen und Narbenbildungen nach Geburten oder Operationen, Ätzungen mit Glüheisen und stark wirkenden Mitteln, welche zu Atresie führen können.

Wo auch der Verschluß sitze, stets wird er Retention des Menstrualblutes und der Sekrete zur Folge haben. Regelmäßig treten Erscheinungen deshalb erst mit der Pubertät auf; nur wenige Fälle sind bekannt geworden, wo vor Eintritt der Menstruation Schleimretention hinter dem Verschlusse sich fand.

Bei Atresia hymenalis sammelt sich das Menstrualblut hinter dem verschlossenen Hymen an, es bildet sich Hämatokolpos (Fig. 157). Mit jeder Menstruation kommt etwas mehr Blut hinzu; erst nach mehreren Monaten oder gar Jahren ist die Ansammlung so beträchtlich geworden, daß heftigere Symptome entstehen. Zuerst zeigen sich nur wehenartige Molimina menstrualia, mit der Zeit aber dauernde Schmerzen im Leib, denen sich Urin- und Stuhlbeschwerden zugesellen. — Bei der Untersuchung findet man den Hymen kuppelartig vorgebaucht, gespannt, blaurot durchscheinend, ohne Öffnung. Durch den Mastdarm ist ein prallelastischer Tumor, welcher das Becken fast ganz ausfüllt, zu tasten, oben sitzt ihm der kleine harte Uterus auf. — Mit der Zeit öffnet sich nach Verstreichen der Portio auch der Zervikalkanal und zuletzt geht der ganze Uterus in dem Sacke auf. — Der Hämatokolpos kann den Hymen durchbrechen und darauf

Spontanheilung eintreten. Das ausfließende Blut ist teerartig, durch Beimengung von Schleim fadenziehend; die roten Blut-

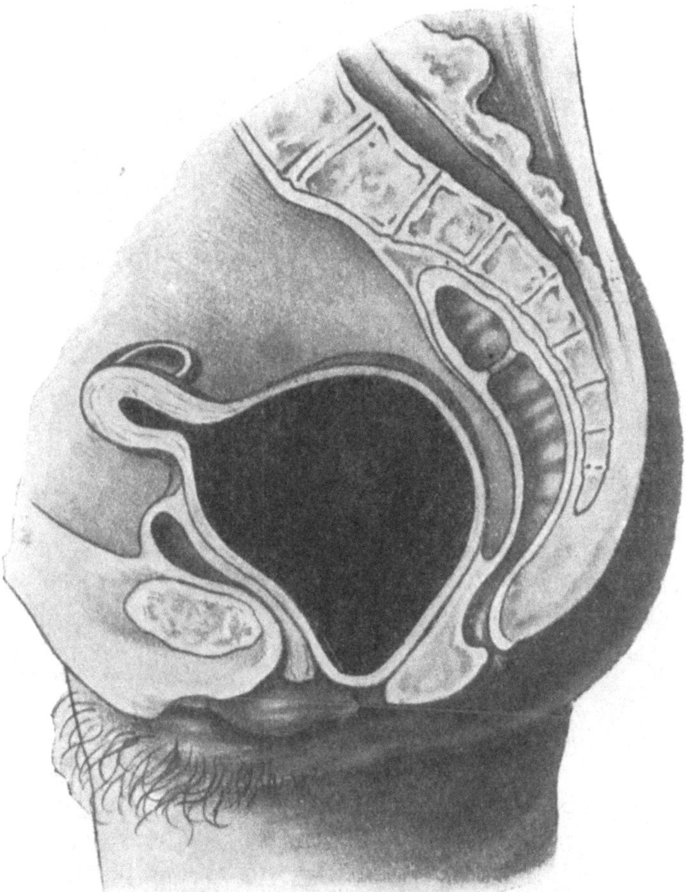

Fig. 157. **Hämatokolpos,** beginnende **Hämatometra** und **Hämatosalpinx** bei Hymenalverschluß.

körperchen zeigen zackige Schrumpfung. — Zu Vereiterung oder Verjauchung kommt es in der Regel nur nach spontaner oder operativer Eröffnung ohne vollkommenen Abfluß.

Bei Atresia vaginalis bildet sich ebenfalls zunächst Hämatokolpos. Je höher oben der Verschluß sitzt, je kleiner also

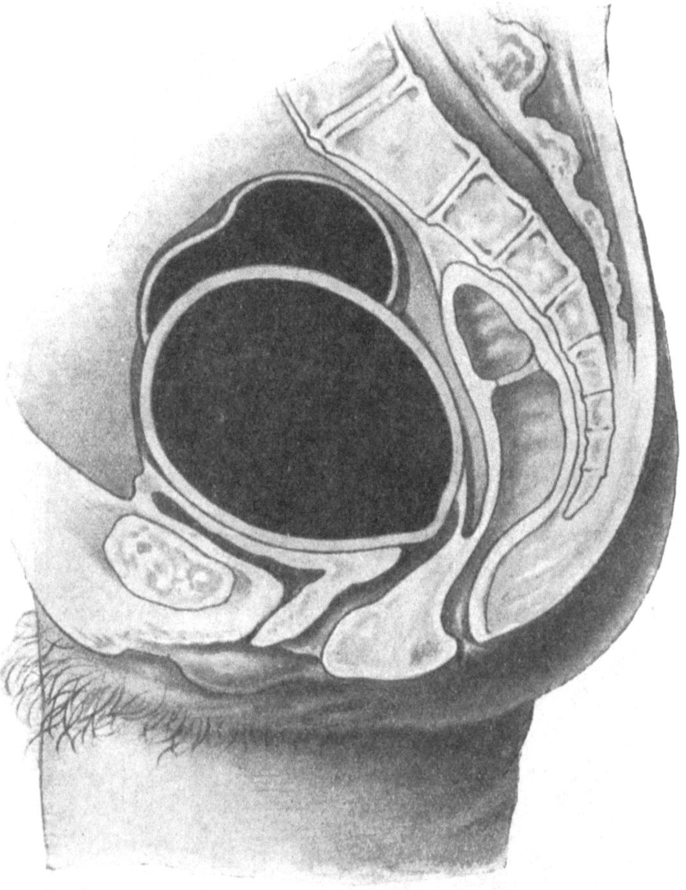

Fig. 158. **Hämatometra und Hämatosalpinx** bei Verschluß des äußeren Muttermundes.

der zu Gebote stehende Abschnitt der Scheide ist, um so bälder wird der Zervikalkanal und allmählich auch der Uterus dilatiert, um so früher treten im allgemeinen auch Schmerzen auf.

Bei Atresia uterina durch Verwachsung des Muttermundes, oder infolge Mangels der Scheide bildet sich, falls der Uterus menstruiert, Hämatometra (Fig. 158). Zervix und Corpus, bei Verschluß am inneren Muttermund nur das Corpus, werden durch das Menstrualblut zu einem großen, prallen, kugeligen Tumor ausgedehnt. Seine Wandungen sind meist stark hypertrophisch, mitunter aber auch durch die Dehnung sehr verdünnt, so daß Durchbruch nach der Scheide oder in die Bauchhöhle oder in den Darm erfolgen kann. —

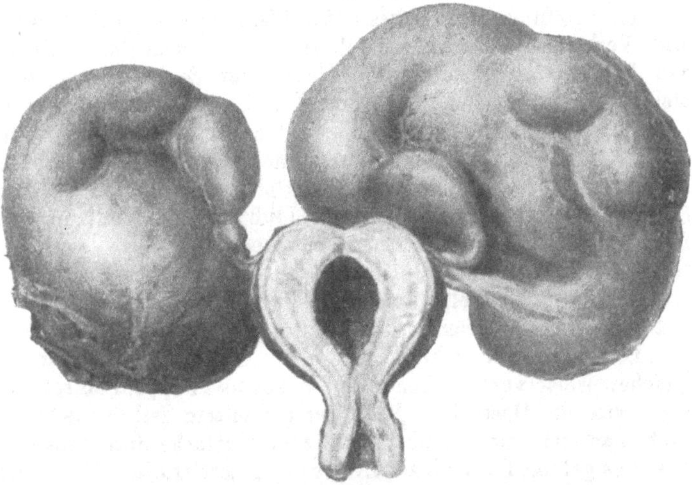

Fig. 159. **Hämatometra und doppelseitige Hämatosalpinx** bei narbigem Verschluß des inneren Muttermundes (Züricher Frauenklinik).

Im Begleit von Hämatokolpos und Hämatometra bildet sich oft Blutansammlung in einer oder beiden Tuben i. e. Hämatosalpinx und zwar um so eher, je höher oben der Verschluß sitzt. Vielleicht hatte die nämliche, entzündliche Affektion, welche zu Atresie der Scheide oder des Uterus führte, auch Verschluß der Fimbrienenden der Tuben verursacht. Das sich ansammelnde Blut ist entweder vom Uterus übergeflossen, oder es stammt — dies ist wohl häufiger — aus der mit-menstruierenden Tubenschleimhaut. Die Tuben werden allmählich zu großen, gewundenen Geschwülsten ausgedehnt (Fig. 159), welche wie andere Tubensäcke häufig dem Uterus seitlich anliegen und dort Verwachsungen eingehen. Sie platzen mitunter, selten spontan, viel häufiger infolge mechanischer Insulte, z. B. derber Untersuchung, am leichtesten aber gelegentlich einer Entleerung der Hämatometra: durch die Verkleinerung des Uterus erleiden ihre Adhäsionen Zerrung und dabei entsteht Perforation. Häufig sieht man darnach tödliche Peritonitis. Gerade dieser Umstand macht die Hämatometra zu einem sehr gefährlichen Leiden.

Die Behandlung dieser Blutgeschwülste besteht in ausgiebiger Eröffnung des Sackes unter Wahrung strengster Asepsis und Verhütung abermaligen Verschlusses. Man lasse dabei den Inhalt langsam abfließen, damit der Sackwandung Zeit bleibt sich zusammenzuziehen und dadurch Lufteintritt zu verhindern. Jedes Drücken von oben ist zu unterlassen, einerseits um die Aspiration von Luft zu vermeiden, anderseits um das Platzen einer begleitenden Hämatosalpinx zu verhüten. — Bei Hämatokolpos mit hymenalem Verschluß wird das Zentrum des Hymen inzidiert und die Öffnung mit einer Kornzange erweitert. Nach Abfluß des Blutes tupft man aus und stopft die ganze Höhle mit Jodoformgaze voll. Zuletzt trägt man den Hymen ab und umsäumt die Wundränder.

Bei Scheidenverschluß nahe dem Introitus geht man in gleicher Weise vor. Je höher der Verschluß sitzt, um so schwieriger wird die Operation. Fehlt gar der untere Teil der Scheide, muß man sich zuerst mühsam bis zum Blutsacke durcharbeiten, bevor es gelingt ihn zu inzidieren, so erfordert es die größte Sorgfalt, das künstlich angelegte Vaginalrohr offen zu erhalten. Man versucht die Inzisionsränder herunterzuziehen und mit den äußeren Genitalien zu vernähen. Ist dies nicht möglich, so gelingt es vielleicht auf andere Weise den Wundkanal zu überhäuten (mit Faszie oder Tierdarm). Ist alle Mühe umsonst, tritt immer wieder Narbenverschluß und Retention ein, so bleibt nur die Kastration übrig. — Bei gänzlichem Mangel der Scheide ist es von vornherein besser, die Exstirpation der Hämatrometra samt den Ovarien durch Bauchschnitt vorzunehmen.

Eine Hämatometra bei offener Scheide wird mit Messer oder Trokar angestochen, nach dem Abflusse des Blutes die Öffnung möglichst stark erweitert und ihre Ränder umsäumt.

Hie und da beobachtet man im klimakterischen Alter einen Verschluß oder doch eine sehr starke Verengerung des Muttermundes; es wird dann das Schleimhautsekret im Uterus retiniert und bildet sich eine Hydrometra mit schleimigem oder serösem Inhalte. Noch häufiger ist in solchem Falle die Absonderung fast rein eitrig und entsteht eine Pyometra. (Verschluß des Muttermundes durch Karzinom s. Fig. 109.) — Eröffnung und Erweiterung des Muttermundes und Sorge für beständigen Abfluß beseitigt die Retention bald.

Hämatokolpos und Hämatometra lateralis

Wenn bei Verdoppelung des Genitalkanals nur auf einer Seite Atresie besteht, so sammelt sich das Menstrualblut in der betreffenden Hälfte an; man spricht in solchem Falle von Häma-

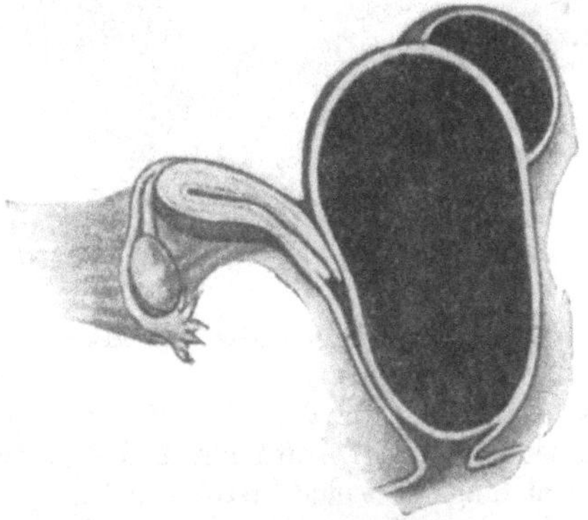

Fig. 160. **Hämatokolpos und Hämatometra lateralis mit Hämatosalpinx.**

tokolpos bezw. Hämatometra lateralis. Sitz des Verschlusses und dementsprechend auch Art der Retentionsgeschwulst zeigen die gleichen Varietäten wie bei Atresie des einfachen Genitalschlauches. Als besondere Art kommt noch hinzu die Hämatometra im verschlossenen Nebenhorn bei Uterus unicornis.

Die offene Seite menstruiert; die Schmerzen, welche die Retention in der anderen Hälfte verursacht, werden deshalb leicht mißdeutet. Es kann auch der Fall eintreten, daß beide Seiten zu verschiedenen Zeiten menstruieren und die Retentionsbeschwerden als Mittelschmerz imponieren.

Ein Hämatokolpos lateralis (Fig. 160) bildet einen der Scheide seitlich anliegenden, hoch ins Becken hinaufreichenden, prall-elastischen Tumor, welcher am Introitus bläulich durchschimmert und sich vorwölbt. Je höher die Retentionsgeschwulst liegt (Fig. 161), um so schwieriger wird die Diagnose. Tuben- und Eierstockstumoren kommen in Frage; oft wird erst eine Probepunktion durch den charakteristisch beschaffenen Inhalt Sicherheit bringen.

Häufiger als ein einfacher perforiert ein seitlicher Hämatokolpos und zwar durch die meist dünne Scheidewand nach der

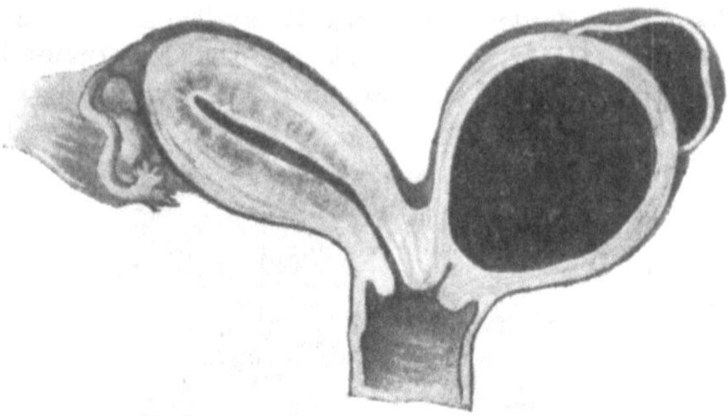

Fig. 161. **Hämatometra, lateralis mit Hämatosalpinx.**

offenen Hälfte des Genitalkanals. Darauf kann Spontanheilung eintreten; oft jedoch erfolgt Infektion und Zersetzung des Inhaltes und bleibt lange Zeit eine Fistel bestehen. — Hämatosalpinx mit der Gefahr ihrer Ruptur kommt auch hier vor.

Die Behandlung hat sich an die gleichen Grundsätze zu halten wie bei einfacher Retention. Bei Hämatometra im rudimentären Nebenhorn ist dieses samt seiner Tube zu exstirpieren.

Register

E

F

I

K

L

M

N

O

P

R

S

T

W

Z